U0350885

女人啊，你的幸福在哪里？

焦大明 著

中国文史出版社

图书在版编目（CIP）数据

女人啊，你的幸福在哪里？ / 焦大明著. -- 北京
中国文史出版社，2012.10
　ISBN 978-7-5034-3617-8

　Ⅰ．①女… Ⅱ．①焦… Ⅲ．①女性－保健－基本知识
Ⅳ．①R173

中国版本图书馆CIP数据核字（2012）第258932号

责任编辑：李晓薇

出版发行：中国文史出版社
网　　址：www.wenshipress.com
社　　址：北京市西城区太平桥大街23号　邮编：100811
电　　话：010-66173572　66168268　66192736（发行部）
传　　真：010-66192703
印　　装：北京庆全新光印刷有限公司
经　　销：全国新华书店
开　　本：750×1020　1/16
印　　张：13.75
版　　次：2012年10月北京第1版
印　　次：2012年10月第1次印刷
定　　价：49.00元

目 录

自　序

冰心说：这个世界如果没有了女人，就会少了十分之五的真，十分之六的善，十分之七的美。女人是这世间最美丽的一道风景，她是可爱的女儿，温柔的妻子，伟大的母亲。她付出柔情，奉献爱心，孕育生命；她温润如水，坚韧如藤，优雅如月。

对于女性，任何的赞美和褒扬都不过分。可是在现代社会，女性因为承载了比以往更重的压力和责任，在身体健康和心理健康方面，也面对着更大的风险和挑战。

作为一位养生专家，我对女性健康的关注由来已久，并且渐生忧虑。现代社会的女性，不仅要照顾家庭，而且也要像男人一样在社会上辛苦工作，压力和责任变得重大，这对她们的身体健康是一大考验。女人在生命的各个阶段都有哪些易发疾病，这些健康问题是怎么产生的？女人应该怎样保养自己的身体，调节自己的情志，才能适应现代社会这个新环境？如果身体出现不适的症状，哪些情况是需要立即就医治疗的，而哪些情况又是可以通过饮食调节慢慢恢复健康的？

很多女性朋友忙于工作，对身体上已经出现的不健康讯号没有足够重视，直到生病了才去医院，将本可避免的重病拖到无法治愈的地步，无数悲剧的故事就此上演。

还有很多女性朋友虽然认识到了保养身体的重要性，却对自己的体质没有清醒的认识，不懂自己身体出现问题的原因，也不清楚什么样的食物会对自己的身体产生什么样的影响。甚至会出现本来身体就有某种疾病，却还在大量食用对这种疾病有推动作用的食物，致使自己的病情越来越严重，甚至造成无法挽回的恶果。

很多妈妈不知道女儿正处于身体生长的哪个阶段，不懂得孩子是何种体质应该怎样保养，过量给孩子食用滋腻的食品，导致孩子出现健康问题……

在社会环境方面，如今的市面上充斥着各式各样的女性保养品，琳琅满目，让人目不暇接。这些保养品有能够美容养颜的，有补血养气的，有塑身健体的，看起来功能全面，却让有良知的内行人看得担忧。因为每个人的体质都是不同的，怎能如此轻率地购买、服用这些产品？对于这些所谓的保养品，如果不加选择地服用，就可能引起严重的后果，导致疾病。对于那些身体已经处于亚健康状态的人，胡乱服用这些补品甚至会导致癌症！

作为一位养生专家，更是因为作为一位母亲的儿子、妻子的丈夫、女儿的父亲，对于女性健康的焦虑让我再也无法沉默。我慎重地写出这本书，是希望用多年积累的经验来帮助女性朋友读懂、认清自己的身体，明白自己的体质，知晓科学、安全、有效、平衡的保养方法；让她们学会应该如何照顾自己的女儿或母亲；也让女性朋友知道自己正处于人生的哪个阶段，以及怎样针对这一阶段来有效地预防疾病，保持健康。

贯穿本书的一个观点，就是"未病先防，既病防变"八个字。这也是我一贯坚持的观点。书中大量引用的药膳食谱、偏方都是我们经过实践验证、确实灵验有效的，绝对安全，而且没有副作用。

衷心地希望每一位读到本书的女性朋友都能重视书中提到的养身方法，把身体上不健康的讯号消除在萌芽状态；也希望每一位读到本书的男性朋友，都能把这本书介绍给你关心爱护的女性亲友。关爱女性健康，事关我们整个社会生活的和谐、美好！

最后，祝愿天下所有的女性朋友都能健康，美丽，长寿！

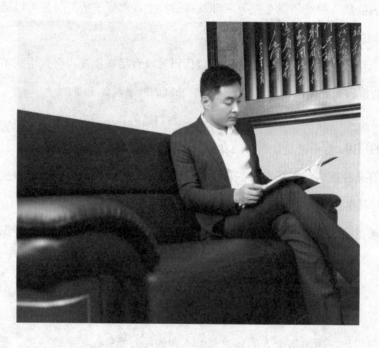

作者简介：
焦大明

中华中医药协会会员

亚健康咨询师

康复理疗师

中医养生调理专家

中医特色诊疗专家

经络保健高级讲师

针灸骨伤专业药剂师

主治医师

中华摸骨诊疗传承人

第一章 了解女人

（一）"阴"，女人的自然属性

中医学非常重视人体本身的统一性、完整性及其与自然界的相互关系。中医认为人体是一个有机的整体，构成人体的各个组成部分在结构上不可分割，在功能上相互协调、互为补充，在病理上则相互影响。并且人体与自然界也是密不可分的。自然界的变化随时影响人体，人类在能动地适应自然和改造自然的过程中维持着正常的生命活动。

中医理论体系以古代中国自然哲学思想为基础。古代哲学跟中医有很多思想是互相渗透、密切联系的。

阴阳，这属于中国古代哲学范畴。古人认为万事万物都有相反相成的矛盾的两方面，分别可以归纳为阴和阳。古人创造出阴阳的概念，并用阴阳二气的消长来解释事物的运动变化。

比如：山之南为阳，山之北为阴；水之北为阳，水之南为阴；叶之正面为阳，叶之背面为阴；天为阳，地为阴；男为阳，女为阴。"阳"和"阴"是同等并列、相辅相成的关系，并无高下之分。说女性在自然属性中属于"阴"，与男性的"阳"性相对，只是作为参照，并不是贬低女性的意思。

在古人看来，阴是女人的属性，同大地一样，女人也自然地具有孕育的功能。把女性比作大地，可见女性的重要地位。尽管在生理上，女性一般比男性要娇小，不像男性那么强壮，但是在繁衍下一代方面，女性负担着妊娠、分娩和喂哺婴儿等等复杂的任务，角色更为重要，责任也更为重大。因此，女性保养身体不仅对自己有益，也是为家庭、为下一代负责。

在古罗马时期，人们崇尚健美、强壮的体魄，因此也格外重视女性的身体素质，因为只有健康强壮的母亲才能孕育出同样健康强壮的下一代。据说在古罗马，母亲们为儿子挑选结婚对象时，都是悄悄地去女浴池里观察，体型健美的少女格外受到青睐。这样的选择都是为了能让家族的下一代更强壮、更健康。

中国妇联近年来提出了一个口号是："关爱女童就是关心民族的未来。"奥地利的"关爱女孩协会"有一个著名的提问：如果一个家庭有一儿一女，但只有一笔教育经费，你投给谁？他们的答案是：投给女孩！因为教育了一个男孩，你只教育了一个个体；而教育了一个女孩，你就是教育了一个家庭，教育了一个民族，教育了一个国家。想想现在的女孩就是将来的妻子和母亲，如果我们给女孩子足够的关注和教育，那么女孩子就会在爱的阳光下幸福地长大，而成为祖国明天高素质的女性，这样的女性才是将来社会进步的保证。

同理，关注女性健康，就是在关注家庭的和谐，社会的和谐，同样是在关注我们民族的未来。我记得有一句名言说：摇动摇篮的手，摇动着历史的车轮。想想看，哪个人不是由女人孕育、诞生和哺育的？爱迪生假如没有一个因材施教的母亲，我们很难享受到他的诸多发明给人类带来的巨大享受；比尔·盖茨如果没有一个开明的母亲，我们同样很难享受到 WINDOWS 带给信息产业的便利。女人培养了无数的天才和领袖，也养育了普通的民众。不管是左右着历史进展和世界命运的伟人，还是默默无闻的平凡之辈，他们的身上无一不留下女人的影响。这双摇动摇篮的手，不仅承担着社会责任，充当着"半边天"的角色，而且是一个家庭永远的核心和支柱。社会是由家庭构成的，有了稳定的家庭，才能有健全的社会。因此，我们应该格外重视女性的健康，女人有了健康的身体，家庭才能幸福，社会才能和谐，我们的国家才会越来越进步！

（二）女人的生理特点和心理特点

在生理上，一般来说，男性的骨骼比女性更粗大、更长，骨质也更重。女性没有男性那样结实的肌肉，女性的平均身高和体重都低于男性，并且在体力、耐力上也比不过男人。在以男权为中心的封建社会，女性因此被看做男性的附属品。女人的生命力被扼杀。为了把女性禁锢在家，成为男性的附庸，封建的男权社会以女性的温顺、柔弱为美德，女性被养在深闺，大门不出二门不迈，身体素质更是得不到锻炼和发展。

但是不管经受怎样的打压，女性还是在很多方面具有比男性更为优越的身体条件。在生命力上，女性比男性更有"韧劲"，更耐饥耐饿。人类历史上有很多次大饥荒，幸存下来的女性都多于男性。有学者认为这是由于女性的身体里脂肪的比重更大造成的。

科学家也发现人类大脑中负责语言的区域，女性大过男性 17%，这意味着女性比男性更具有语言天赋。在小孩子刚开始学说话时这一点表现得非常明显，小女孩学会说话比男孩要早。在青春期，女孩言语能力的发展快于男孩，在包括接受性和创造性言语任务及需要高水平言语能力的任务上，女孩的得分均高于男孩。

女性大脑中处理嗅觉的区域要大于男性大脑中的同等区域，因此女性对气味的感受更灵敏。女性比男性更为敏感，"疼痛点"低于男性，同样的刺痛测试，可能对男性来说毫无感觉，而女性却会把疼痛放到很大。但是女性对于疼痛的忍耐力却高于男性，生孩子的时候，她们能忍受这世界上最猛烈的阵痛。

在视觉上，男性的 X 基因让他们在色谱感觉上有了一些缺憾。女性比男性更能分辨细微的色差。男性得色盲的几率大于女性，而女性有 40% 的机会比男性看到更广的色谱。

女性的荷尔蒙比男性分泌得多，泪腺也比男性的发达。在遇到压力的时候，女人大哭一场是很好的释怀方式，有人说这也是女人比男人更长寿的原因。

而在心理上，女性比男性更为细腻。这意味着女性在照顾家庭成员时比男性更为周到体贴。女性的思维方式倾向于发散式思维，思考问题更为全面，更会照顾别人的感受。很多研究者认为，男性的行为模式相比女性，天然地带有更多进攻性和侵略性。因此，有个诙谐的说法称，随着时代的进步，应该让更多的女性成为国家领导人，这样世界和平就更有保障了。

在现代社会，两性之间的地位是平等的，像过去社会里的那种分工也渐渐开始消解。一些学者、专家认为不应再以"坚强"、"温柔"这类简单的词语来给男女两性下定义，女人也可以很坚强，男人的温柔也要得到鼓励。实际上，现在很多人之所以能够成功，就是因为在他们身上既有男人敢闯敢干的冲劲儿，又有女人心思细腻敏锐的特点。

我们在这里详细叙述女性的生理和心理特点，主要还是希望女性能客观地了解自己，然后针对这些概况来看看，应该如何做，才能让自己活得更健康，更开心。

美国的一位叫做约翰·格雷的心理学博士曾经提到：女性最大的挑战，即"在满足别人的需求后，同时仍然能保有自我"。男性则不同，男性最大的困难在于克服自我中心导向。

也就是说，女性经常是为别人而付出的。无论传统或现代女性，通通是为别人而付出。很多女人终身是在为先生、为家庭、为小孩、为公婆，或为兄弟姐妹付出；总之，都是在关心别人。因而，如何仍能保存自我，便成为最大的挑战。

所以，作为女性，一定要时刻记住关爱自己。不要只顾别人，也要时常审视一下自己：我的身体还健康吗？我的心理是否是平和、安适的？我今天有没有做一件让自己开心的事？……常问问自己这些问题，让自己为自己而活。

现代女性无须再刻意压制自己的想法，不要再给自己施加压力，要勇于表现自己，活得真实。而女孩子的家长也不要再拿过去的"文静"、"端庄"等标准来要求自己的孩子，应该鼓励孩子全面发展，勇敢地发现、展示自己的真实个性。

（三）两性之间的体质差异

随着时代的进步，女性开始参与社会生活的各个方面。很多女干部、女企业家、女运动员或者女教授，取得了比男性更伟大的成就，于是，女权运动也随之获得了空前的发展。不过，我们主张性别平等，是反对赋予男女两性不同的价值，我们追求的也不是形式上的均等，而是机会平等。提倡性别平等主义，决不能否认生理差异。

《红楼梦》中的贾宝玉认为，女儿是水做的骨肉，尊贵清净，最为娇嫩。他见了女孩儿，便觉香远益清，心情愉悦。即便是对待家里的丫鬟，他也善加爱护，亲自为她们调制胭脂香粉，变着法儿要汤要水给她们保养身体。他把自己这种怜香惜玉的行为称为"作养脂粉"。贴身丫鬟生病，他更是亲视汤药，关怀备至，尽心尽力。

晴雯是宝玉身边得意之人，有一次受风寒感冒了，鼻塞声重，懒怠动弹。下人们请了位大夫来，那人诊了一回脉，说："小姐的症是外感内滞，近日时气不好，竟算是个小伤寒。幸亏小姐素日饮食有限，风寒也不大，不过是血气原弱，偶尔沾带了些，吃两剂药疏散疏散就好了。"

宝玉终是不放心，一看药方，见上面前有紫苏、桔梗、防风、荆芥等药，后又有枳实、麻黄，便顿足急道："该死，该死，他拿着女孩儿们也像我们一样的治，如何使得！凭他有什么内滞，这枳实、麻黄如何禁得。"

宝玉平日旁学杂收，虽是博而不精，于医理也略有所知。一看方子就觉发散太过，对于身体娇弱的年轻女孩儿不合适。

枳实、麻黄都是中药材，发散行气，药性峻猛，攻破力强，所以被称为"虎狼药"。枳实"破积有雷厉风行之势，泻痰有冲墙倒壁之威"，长于破气行痰，以通痞塞。既是通气行塞，难免损伤真气，所以多用于实邪较重的症候，一般不宜多用常用。麻黄属于辛温解表药，发散风寒、发汗解表，适用于伤寒而无汗的表实证，而禁用于表虚自汗及肺虚喘咳者。以前在江南地区用得不多，因人皆以为药力太大不适于南方人体质。方中紫苏、桔梗、防风、荆芥等也都属行气宣滞、发汗解表之药物，药力较大。

因而，宝玉忙不迭地让人打发了这个医生，又请了相熟的王太医来，诊过脉后，说的病症与前相仿，只是方上果然没有了枳实、麻黄，倒有当归、陈皮、白芍等养血行气之药，分量较先也减轻了些。

王太医用药就更好地发挥了辨证施治，因人而异，既结合病症，还考虑到了病人体质、生活习性等因素。当然，太医开药一般比较谨慎，习惯轻易不下猛药，如清代御医陈莲舫，以用药轻灵著称，不尚峻烈。常在贾府行走的王太医用药习惯应该亦是如此，下的药量也较轻。宝玉看了，也赞道"这才是女孩儿们的药，倒有当归、陈皮、白芍等，虽然疏散，也不可太过。旧年我病了，却是伤寒内里饮食停滞，他瞧了，还说我经不起麻黄、石膏、枳实等狼虎药。"在他心里，女孩子正如才开的白海棠，如何经得起这些虎狼之剂呢？

像贾宝玉、王太医这样的人，能够正确认识男女两性在生理结构、体质属性上有差异，正因如此，他们才懂得给女性对症下药，懂得如何照料女性才是正确的。

不仅是中医，西医也承认，由于男性和女性生理结构上的差异，药物的疗效往往不同。近日，美国乔治敦大学医学中心奥菲·索丁博士和萨拉·张博士，以及美国国立卫生研究院的洛克维尔博士在《生物医学和生物技术杂志》上刊登了一篇论文，专门讲述不同的药物是如何带给男女两性不同影响的。

比如，吸入剂对男性疗效稍好。女性肺活量比男性小，使得她们使用病毒唑气雾剂、环孢素气雾剂等吸入型药物时，吸收率较低。

抗抑郁药，女性较好。男性胃液的酸度比女性略高，这使得女性在服用偏碱性药物时，如抗抑郁药时，更容易吸收。同时，女性胃肠排空食物的时间也要比男性长，使得药物吸收获得了更长的时间。

止痛药，女性用得多。女性的痛觉更敏感，她们往往需要稍大剂量的止痛药，才能获得和男性一样的止痛效果。

铁剂，女性更易吸收。研究发现，青春期前女性服铁剂后，45%能进入红细胞发挥作用，男性仅为35%。

抗凝剂，男性效果较快。很多药物在体内需要和蛋白质结合才能有效发挥作用，而男性通常体型高大，肌肉含量较多，对这类药物的效果较好。例如抗凝剂、氨基糖甙类、溶栓药等。

脂溶性药物，女性吸收好。成年女性体内脂肪含量平均为16.5千克，男性为13.5千克。因此，女性服用脂溶性药物后，生物利用度更高。

抗组胺药副作用，女性多见。药物发挥作用还离不开肝酶。女性服用扑尔敏等抗组胺药后更容易出现犯困、嗜睡等副作用，可能就与她们缺乏某种酶而使药物代谢变慢有关。

不良反应，女性多于男性。有研究者曾对美国食品和药品管理局不良反应报告系统中，1997年1月至2000年12月期间的数据进行分析，在因出现不良反应被召回的10种药品报告中，80%为女性。

了解女人的自然属性，懂得女人的生理、心理特点，承认两性之间存在差异，这是我们保养自己、关爱自己的第一步。

第二章 二十四节气对女性身体的影响

（一）二十四节气对人体的影响

古人云：春种，夏长，秋收，冬藏。人体也是随着这个规律进行的。所以，人的起居应遵守这个法则。

二十四节气与人体健康的关系密切，主要表现在以下几个方面：

1. 二十四节气影响人体的精神活动

我国古代医学名著《黄帝内经》里有一篇专门讨论四时气候变化对人体精神活动的影响，即《素问·四气调神大论篇》第二。对于此篇，《黄帝内经直解》指出："四气调神者，随春夏秋冬四时之气，调肝、心、脾、肺、肾五脏之神志也"。著名医学家吴鹤皋也说："言顺于四时之气，调摄精神，亦上医治未病也"，所以篇名叫"四气调神"。这里的"四气"，即春、夏、秋、冬四时气候；"神"，指人们的精神意志。四时气候变化，是外在环境的一个主要方面，精神活动，则是人体内脏气活动的主宰，内在脏气与外在环境间取得统一协调，才能保证身体健康。

2. 二十四节气影响人体的气血活动

我国中医认为，外界气候变化对人体气血的影响也是显著的，如《内经素问·八正神明论》里说："天温日明，则人血淖液而卫气浮，故血易泻，气易行；天寒日阴，则人血凝泣而卫气沉。"意思是说，在天热时则气血畅通易行，天寒时则气血凝滞沉涩。

《内经素问·脉要精微论》里还说：四时的脉象，春脉浮而滑利，好像鱼儿游在水波之中；夏脉则在皮肤之上，脉象盛满如同万物茂盛繁荣；秋脉则在皮肤之下，好像蛰虫将要伏藏的样子；冬脉则沉伏在骨，犹如蛰虫藏伏得很固密，又如冬季人们避寒深居室内。

以上充分说明了自然界气候的变化对人体气血经脉的影响是显著的。若气候的变化超出了人体适应的范围，则会使气血的运行发生障碍。如《黄帝内经》里说："经脉流行不止，环周不休。寒气入经而稽迟，泣而不行，客于脉外则血少，客于脉中则气不通，故卒然而痛。"这里的泣而不行，就是寒邪侵袭于脉外，使血脉流行不畅；若寒邪侵入脉中，则血病影响及气，脉气不能畅通，就要突然发生疼痛。

3. 二十四节气与人体的五脏活动密切相关

在《内经素问·金匮真言论》里曾明确提出"五脏应四时，各有收受乎？"的问题，即五脏和自然界四时阴阳相应，各有影响。在《内经素问·六节脏象论》里则具体地说："心者，生之本……为阳中之太阳，通于夏气；肺者，气之本……为阳中之太阳，通于秋气；肾者……为阴中之少阴，通于冬气；肝者，罢极之本……为阳中之少阳，通于春气……"此外在《黄帝经》里还有肝主春、心主夏、脾主长夏、肺主秋、肾主冬的明文记载。

事实上，四时气候对五脏的影响是非常明显的。就拿夏季来说，夏季是人体新陈代谢最为活跃的时期，尤其是室外活动特别多，而且活动量也相对增大，再加上夏天昼长夜短，天气特别炎热，故睡眠时间也较其他季节少一些。这样，就使得体内的能量消耗很多，血液循环加快，汗出亦多。因此，在夏季，心脏的负担特别重，如果不注意加强对心脏功能的保健，很容易使其受到损害。由此可见，中医提出"心主夏"的观点是正确的。

这里需要说明的是，在我国古代，对一年季节的划分，一向有四季和五季两种方法，因人体有五脏，故常用五脏与五季相配合来说明人体五脏的季节变化。

4.二十四节气影响人体的水液代谢

关于这一点，早在《黄帝内经》中，就有过论述，如《内经灵枢·五癃津液》别篇里说："天暑衣厚则腠理开，故汗出……天寒则腠理闭，水湿不行，水下留于膀胱，则为溺与气。"意思是说，在春夏之季，气血容易趋向于表，表现为皮肤松弛，疏泄多汗等；而秋冬阳气收藏，气血容易趋向于里，表现为皮肤致密，少汗多溺等，以维持和调节人与自然的统一。

（二）女性在每个节气应该注意的养生方法

立春

立春位居二十四节气之首。过了"立春"，气候变暖，万物复苏，欣欣向荣，小草树木开始萌芽，春季从此就开始了。白天渐长，气温、日照、降水也趋于上升和增多。

立春时节的养生方法

春季养生要顺应春天阳气生发、万物始生的特点，逐渐从"秋冬养阴"过渡到"春夏养阳"，注意保护阳气，着眼于一个"生"字。

按自然界属性，春属木，与肝相应。（这是五行学说，以五行特性来说明五脏的生理活动特点，如肝喜调达，有疏泄的功能，木有生发的特性，故以肝属"木"。）

肝主抒发，在志为怒，恶抑郁而喜调达。肝，对女性来说尤为重要。肝气淤滞可能引发一些肿瘤疾病，肝血不调达可能导致女性月经紊乱和一些妇科疾病，肝气不畅达还可能导致身体的肥胖，尤其是女性胯部的肥胖。

因此，在春季精神养生方面，女性朋友们应注意保护阳气，要力戒暴怒，更忌情怀忧郁，做到心胸开阔，乐观向上，保持心境恬愉的好心态。同时要充分利用、珍惜春季大自然"发陈"之时，借阳气上升，万物萌生，人体新陈代谢旺盛之机，通过适当的调摄，使春阳之气得以宣达，代谢机能得以正常运行。

饮食调养方面要考虑春季阳气初生，宜食辛甘发散之品，不宜食酸收之味。起居宜夜卧早起；多参加室外活动，使自己的精神情志与大自然相适应，力求身心和谐，精力充沛。

1.立春要养肝

（1）立春养肝要多喝水

初春寒冷干燥易缺水，多喝水可补充体液，增强血液循环，促进新陈代谢，多喝水还可促进腺体，尤其是消化腺和胰液、胆汁的分泌，以利消化、吸收和废物的排除，减少代谢产物和毒素对肝脏的损害。

（2）早起早睡以养肝

《黄帝内经》说："春三月，此谓发陈，天地俱生，万物以荣，夜卧早起，广步于庭，被发缓形，以使志生，生而勿杀，予而勿夺，赏而勿罚，此春气之应，养生之道也。逆之则伤肝……"意思是说立春开始后自然界生机勃勃，万物欣欣向荣，这时人们应当顺应自然界生机勃发之景，早睡早起，早晨去散散步，放松形体，使情志随着春天生发之气而不可违背它，这就是适应春天的养生方法。违背了这种方法，就会损伤肝，这是因为春天生养的基础。因此，春季以舒畅身体，调达情志为养生方法。

（3）肝火旺要饮食清淡，多吃绿色食品

春季肝火过旺容易肝胃不和，所以春天人容易上火，出现舌红苔黄、口苦咽干、口唇生疮、牙龈肿痛等，因此饮食宜清淡，忌油（油炸食品）腻、生冷及刺激性食物。可适当配吃些清解里热、滋养肝脏、补脾润肺的食物，如枇杷、梨、薏苡仁。要多吃绿色食品。吃绿色食品能养肝，这个我们一般的老百姓也都知道。像荠菜、菠菜、芹菜、菊花苗、莴笋这些应季蔬菜，可以多吃一些。

比如菊皇茶，由菊花、枸杞子、莲子心、胖大海、陈皮、甘草组成，根据中医理论，菊花、枸杞子可以滋补肝肾、养肝明目，用于两目干涩、头昏眼花，菊花又可以疏风清热；胖大海、甘草又可以清宣肺气、清肠通便，用于肺气闭郁、痰热咳嗽、声音嘶哑、热结便秘等；陈皮为脾肺二经的气分药，可以理气调中、燥湿化痰；莲子心又可以清心安神。所以春天常饮菊皇茶可以达到滋养肝脏、补脾润肺、清解里热的作用。

2. 多甜少酸补益脾胃

春季进补还应多吃些甜味食物，少吃酸味食物。

甘味食物能滋补脾胃，但要注意的是，这里的"甘味"除了指食物的口感有点甜外，更重要的是要有补益脾胃的作用。在这类食物中，首推山药和大枣。山药味甘性平、健脾益气，经常食用可提高机体的免疫力，平时容易出现多汗、反复感冒的气虚患者在春季更应该格外注意适度增加山药的摄入量。

俗话说"日食五枣，长生不老"，大枣不仅对脾脏有益处，还能补气养血，尤其适合女性在春天多食用。龙眼玉竹排骨汤——由百合、山药、龙眼、莲子、薏仁、玉竹、茨实、蜜枣组成；山药枸杞水鸭汤——由百合、山药、龙眼、枸杞子、陈皮组成，都是药食两用的甘味食材组成，能够补脾益肺，滋补肝肾，并能滋阴养颜。

3. 辛甘之品助春阳

中医认为，春季为人体五脏之一的肝脏当令之时，宜适当食用辛温升散的食品，而生冷粘杂之物则应少食，以免伤害脾胃。

唐朝的《千金方》里有一句话叫做"二三月易食韭"，就是说葱、生姜、韭菜、香菜这类性温味辛的食物对于人体春季阳气生发很有好处，在疏散风寒的同时，又能抑杀潮湿环境下孳生的病菌。但是同时要注意，香菜对于女性来说是压气的东西，在春季吃太多的话就会导致脾虚。因此吃香菜要适量，以防把肝气压住，反而让肝的调达作用无法发挥好，引发女性的春困现象。

"春困"使人身体疲乏，精神不振，应多吃红黄色和深绿色的蔬菜，如胡萝卜、南瓜、番茄、青椒、芹菜等，对恢复精力有益。芹菜在春季吃很好，但是也要注意适量。为什么呢？因为芹菜同时又有降血压的功效，如果是血压低的女性朋友就不能多吃。所以，食补虽好，一定要分清各人的体质。

4. 对霉变食物格外当心

春季气温逐渐升高后，细菌、病毒等微生物也开始繁殖，活力增强，容易侵犯人体而致病，胃及十二指肠溃疡等疾病易在春天发作，所以在饮食上应摄取足够的维生素和矿物质。塔菜、芥蓝、西兰花等新鲜蔬菜和柑橘、柠檬等水果（水果食品），富含维生素C，具有抗病毒作用；胡萝卜、菠菜等黄绿色蔬菜，富含维生素A，具有保护和增强上呼吸道黏膜和呼吸器官上皮细胞的功能，从而可抵抗各种致病因素侵袭。对冬季腌制的酸菜、咸菜、发芽的土豆、四季豆、霉变甘蔗等这类容易滋生细菌病毒的食品要格外当心。

5. 防止疾病传染

春季养生的另一方面，就是要防病保健。特别是初春，天气由寒转暖，各种致病的细菌、病毒随之生长繁殖。温热毒邪开始活动，现代医学所说的流感、流脑、麻疹、猩红热、肺炎也多有发生和流行。为避免春季疾病的发生，在预防措施中，首先要消灭传染源；二要常开窗，使室内空气流通，保持空气清新；三要加强锻炼，提高机体的防御能力。此外，注意口鼻保健，阻断温邪上受首先犯肺之路。

6. 不要急着减衣服

春季气候变化较大，天气乍寒乍暖，由于人体膝理开始变得疏松，对寒邪的抵抗能力有所减弱。所以，初春时节特别是生活在北方地区的人不宜顿去棉服，年老体弱者换装尤宜审慎，不可骤减。《千金要方》主张春时衣着宜"下厚上薄"，《老老恒言》亦云："春冻半泮，下体宁过于暖，上体无妨略减，所以养阳之生气"。春天在起居方面，人体气血亦如自然界一样，需舒展畅达，这就要求我们夜卧早起，免冠披发，松缓衣带，舒展形体，多参加室外活动，克服倦懒思眠状态，使自己的精神情志与大自然相适应，力求身心和谐，精力充沛。

立春的易发疾病及调理方法

春天立春之后肝旺脾虚症状很明显怎么办。春意渐浓，有时还来一点薄雾，轻锁城市。然而，对于上班族来说，早上9～10点很难熬，因为这个时间特别想睡觉，春困这个问题也会越来越明显。如何消除昏昏欲睡不开窍的窘状，专家表示，脾虚湿盛多点祛湿健脾，而肝阳上亢则清肝泻火，食疗加运动，消除春困不留情。

1. 温暖潮湿更易春困

春困是较为普遍的现象，俗话说："春困秋乏冬打盹"，一整年都有让人昏昏欲睡的时段。不过春困自然就带有春季独特的季节特点了。春季主生发，万物生长。从立春之后，人体内阳气开始升发，到了夏季，阳气达到鼎盛，而秋季是收敛，冬天则藏精、藏阳气。

为什么春天就让人昏昏欲睡，不得清醒呢？"这主要就是在这个季节转换的阶段，人体从藏转为发，血气增长。如果本身气血两旺的人，自然能适应这一转变，没什么感觉，但如果本身血气不足，那么就容易出现春困的症状，这主要源于体内阳气跟不上外界阳气升发的步伐"。

在广东地区的居民更是容易春困，因为一到春天便是梅雨季节，尤其是岭南地区，海洋季风吹过来，让这一带潮湿多雨，空气中水分多，相对湿度大，所以人体也容易出现湿热的迹象。水湿困脾，体内阳气不能升发，这有些类似于大脑缺氧，所以人才会易困倦。

更细一点讲，阳气一天中也分"生、长、壮、老、已"五个阶段，而上午9～10点是阳气升发的时刻，而此时由于水湿困脾，打破了原本的阴阳平衡状态，所以，这一个小时对于水湿困脾的人来说很难熬。

2. 脾虚湿盛肝火旺不可当春困

阳能化湿，就好比太阳出来，湿气就散了。因此阳气重的人，气血旺盛、精力充沛、面色红润、反应敏捷，这类人体内不会有湿，一般不太会发生春困。但是有两类人就特别容易发生春困。

第一种：脾虚

这一类就相对比较麻烦，主要表现为乏力、困倦、头重、头晕，有的甚至会有恶心、食欲减退等。一般舌苔较厚腻、舌质淡，可以看到齿印。脾虚不能运化水湿，而水湿反过来又加重脾虚的症状，外湿加内湿，内外相和，就加重了春困的症状。

第二种：肝火旺

在春季宜疏肝，而如果平时肝火偏旺，比如有易急躁、心慌、失眠、头晕、头痛等症状，在这个时候也容易因为体虚引起的困乏。

值得注意的是，对于肝胆湿热、肝火亢盛高血压患者来说，特别容易引发心脑血管疾病。专家提醒，有高血压的患者，出现精神不振、懒言少语、头晕、乏力、四肢沉重等症状，就不要仅仅以为是春困了，有可能就是中风。

健脾祛湿饮食调理

春困原本也只是身体的生理反应，如果情况不算太糟糕的话，可以先用饮食调理。专家针对不同的情况，各有偏重。

（1）脾虚：可用瘦肉、猪骨，任选北芪、党参、白芍、茯苓等药材煲汤饮用，此药膳以健脾为主。

（2）祛湿：昏昏欲睡不开窍、困倦身重，可以用藿香、豆蔻、薏米、芡实、扁豆、赤小豆等煲汤饮用，此药膳则以化湿为主。

（3）肝火旺：清肝泻火的食物，可食用冬瓜、大白菜、白萝卜、凉瓜等。

除了饮食，第二招就是运动。名中医王清海说："春三月，地气上升、天气下降，此时人的阳气渐渐趋于表皮，处于升发之势，最合适外出踏青，汲取天地之精华，适应春天生长之气。"

这个季节，越懒得动越困顿，越睡会越困，懒觉不利于阳气升发，因此，为了适应气候转变，在起居上应晚睡早起，经常到室外、树林中去散步、踏青，与自然融为一体。

3. 春季上火要调养

春天人们普遍会犯的一个病就是上火，但是在中医中，上火也是有不同的地方的；不同的上火方式，去火的方式也是不同的。

心火：中医认为心是君主之官，是人体的主宰，而心火则是温暖全身的主要热量内源。如果心火太旺，便会出现心烦、心悸、失眠、口舌生疮、小便赤黄等症状。常用黄连、莲子心等药物清心泻火。

肝火：古人云："暴怒伤肝，五志化火"，有些人心胸狭窄，沉郁寡欢，遇事心烦易怒，从而导致肝郁气滞而肝火上炎。表现为头痛、头晕、面红耳赤、口苦咽干、胸闷胁疼。中医常用龙胆草、夏枯草等药调治，可获良效。

胃火：由于饮食不节、嗜酒、过食肥甘辛辣厚味，形成"食积"，生热化"火"，以致胃火炽盛。症状为胃部灼热疼痛、口干口臭、腹痛便秘、牙龈肿痛等。多以山楂、生石膏、铁树叶等药物泻胃火。

肺火：或因气候骤然变化，身体不能适应；或由于劳倦过度，消耗了超量的体内阴液，从而引发肺火亢奋。这在老年群体中是比较多见的。其表现主要是呼吸气粗、高热烦渴、咳吐黄稠痰，甚至痰中带血。中医多用黄芩、桑白皮、甘草等药物清肺火。

所以，由于"上火"的虚实不同，部位不同，脏腑不同，经络不同等还需具体辨证，所以正确的"降火"最好是请中医看看辨证，特别是女性朋友更不要乱用"降火"的寒性凉性药物，以免治一经损一经。

吃辣不上火就靠它们

辣可以激发我们的食欲，当然吃多了就会上火。下面教你怎么搭配食物吃就不会上火。

吃辣菜，主食最好选粗粮，因为其膳食纤维含量丰富，可预防由肠胃燥热引起的便秘。玉米或白薯就是不错的选择。此外，薏米也可去燥，若辅以百合熬粥，功效更明显。

再次，要多喝水或汤。吃辣容易引起咽喉干燥、嘴唇干裂等症状。此时，要注意补充水分。喝碗青菜或番茄蛋汤，可起到生津润燥的效果。吃辣时，喝杯酸奶或牛奶，不仅可以解辣，同时还有清热作用。

最后，爱吃辣的人，餐后宜多吃酸味水果。酸味的水果含鞣酸、纤维素等物质，能刺激消化液分泌、加速肠胃蠕动、帮助吃辣的人滋阴润燥。吃点苹果、梨、石榴、香蕉，或吃些山楂、葡萄、柚子，都有去火的作用。

此外，烹调时用鲜辣椒代替干辣椒调味，可减少上火。因为，鲜辣椒经过高温烹炒，辣味会有所减轻。如果菜中已经放了辣椒，就别再放花椒、大料、桂皮等的热性调料，否则"热上加热"，更容易上火。

甜食都上火

一直以来，年轻女性都是购买零食的主力军。有调查显示，她们最关注的是味道，而从品种上说，软糖、润喉糖等糖果类是最受欢迎的。

不可否认，甜甜的味道总能让人感到一种幸福。想必这也是很多女孩对甜食欲罢不能的原因之一。然而，太甜了却不是件好事，除了可能引起肥胖、龋齿外，还有可能让你上火。

中医讲："甘能补虚"，所以甜味食品对身体的补益作用是值得肯定的。但中医也认为，"过补容易生热助邪"，所以在用"甘"补"虚"的时候，容易出现机体的功能失调，轻则导致上火，重则引发其他疾病，如口鼻流血，或口舌生疮，或目赤多眵，或脘腹胀满、食欲不佳等。

在很多的零食中，为了增加口感，都会放入甜味剂，一旦吃多，自然会因甜上火。此外，这些干果、糖果类的小东西产生的热量也不低。如果吃多了，热量超标，上火的可能性是比较大的。

受孩子欢迎的果冻，也是导致上火的祸首。果冻以水果为原料，本身就有点甜，再加上人为添加的甜味剂，容易伤脾胃，引起上火等。此外，像巧克力这样的零食，也因为太甜，不适合多吃，特别是有食积、湿滞、痰多咳嗽、感冒发热等症状的人不宜吃。

春季养生得当是不会有上火的烦恼，而我们在平时的生活中也要注意自己的饮食和作息，做一个春季无火的健康人。

分清体质吃水果

立春空气干燥，女性朋友很自然地会想要吃水果。注意，吃水果也要看个人体质。

中医一般把人的体质分为热性体质和寒性体质。热性体质包括阴虚性体质和湿热性体质。属于热性体质者，多形体消瘦，精神易激动，小便短少或黄，大便干燥或秘结，畏热喜凉，五心烦热或日晡微热，喜食冷物或冷饮。

寒性体质者则是不常喝水不会觉得口渴，常觉得精神虚弱且容易疲劳，脸色苍白、唇色淡，怕冷、怕吹风、手脚冰冷，喜欢喝热饮、吃热食、常腹泻、常小便且颜色淡，月经常迟来，血块多，舌头颜色为淡红色。

如果你是热性体质，春季可以吃些寒性的水果，像山楂、柿子等。但如果你是寒性体质的话，这时就不要再吃反季的水果了，桂圆、荔枝要少吃。因为这些水果会让你上火，反而让肝气抒发得太过，阳气过盛，导致眼干、眼涩，引发睡眠问题。

春季护肤，吃水果的确很重要，所以下面为大家介绍9种具有保湿功效的水果，请根据各人的体质来选择适合自己的水果。

1. 柿子

果味甘涩、性寒，入肺、脾、胃、大肠经，清热润肺，好好享受吧。

2. 柑橘

柑橘类温和的个性让它在这个秋天成为水果之王，虽然现在每个季节都能找到柑橘，但秋天成熟的才是最多吸收天地精华的良品。它的好处不用多说，单单是想到它的清新味道，就够除燥，提神醒脑的了。

3. 甘蔗

归肺、胃经，味甘而性凉的青皮甘蔗是清肺热的最佳食品之一。除了丰富的糖分和水分外，还含有大量对人体新陈代谢非常有益的维生素等物质，在南方人们习惯用它来煲制各种糖水，清甜并带有花香味的汁水让秋天美好起来。

4. 荸荠

且不管荸荠是水果还是蔬菜的争论结果到底如何，我们只关心它给我们带来什么样的健康。清肺热和解毒就是它最大的功效，而清脆多汁的时令荸荠不论是入菜，还是做甜品都一样受欢迎。

5. 石榴

石榴身上有着浓浓的异域风情，性温、味甘酸涩的它入肺、肾、大肠经，生津止渴，收敛固涩，是适合保养身体的好食材。况且石榴不同于其他水果的地方在于，它需要我们用心地去对待那一颗颗珊瑚红的果实，让这一刻充满了童心。

6. 葡萄

葡萄补气养血，健脾养胃，营养价值高，清甜的味道很让人喜欢，而且一直以果实累累的样子成为了吉祥的象征。秋天的葡萄虽然糖分含量高，但却是容易被人体吸收的葡萄糖，适当食用不会造成太大的负担。此外，葡萄籽成分近期频频在各大顶级品牌的护肤品中出现，它的抗氧化性和保养功效可见一斑。

7. 苹果

苹果营养丰富，是一种广泛使用的天然美容水果。苹果中所含的大量水分和各种保湿因子对皮肤有保湿作用，维生素 C 能抑制皮肤中黑色素的沉着，常食苹果可淡化面部雀斑及黄褐斑。另外，苹果中所含的丰富果酸成分可以使毛孔通畅，有祛痘作用。

8. 猕猴桃

猕猴桃含有丰富的维生素 C 和维生素 E，不仅能美白肌肤，还能提高肌肤的抗氧化能力，在有效增白皮肤，消除雀斑和暗疮的同时增强皮肤的抗衰老能力。此外猕猴桃还含有大量的可溶性纤维和矿物质，对肌肤健康很有好处。

9. 香蕉

香蕉既是一种美味的四季果，更是能改善肌肤毛病的好帮手，全因香蕉由内至外都有着非常丰富的营养，香蕉的果肉具有降低胆固醇的作用，最神奇的是蕉皮素还可抑制真菌和细菌，治疗皮肤瘙痒症，常吃香蕉更可滋润肌肤，防止肌肤干燥。

立春适宜吃的食物

立春饮食调养应从享受清爽绿色蔬菜的初春阳气出发，进而达到调养体质的目的。饮食调养方面要考虑春季阳气初生，宜食辛甘发散之品，不宜食酸收之味。《素问·藏气法时论》说："肝主春，……肝苦急，急食甘以缓之，……肝欲散，急食辛以散之，用辛补之，酸泻之"。在五脏与五味的关系中，酸味入肝，具收敛之性，不利于阳气的生发和肝气的疏泄，饮食调养要投其脏腑所好，即"违其性故苦，遂其性故欲。欲者，是本脏之神所好也，即补也。苦者是本脏之神所恶也，即泻也。"明确了这种关系，就能有目的地选择一些柔肝养肝、疏肝力理气的草药和食品，草药如枸杞、郁金、丹参、元胡等，食品选择辛温发散的大枣、豆豉、葱、香菜、花生等灵活地进行配方选膳。辛甘的蔬菜有助于春阳及护阳，这些蔬菜有葱、芫荽、红枣及花生等，至于胡萝卜、花菜、白菜及青椒等新鲜蔬菜，也有提升阳气之效，不妨适时补充一下。立春时不宜多食酸收的食物，如橙子、橘、柚、杏、木瓜、枇杷、山楂、橄榄、柠檬、石榴、乌梅等，在五脏与五味的关系中，酸味入肝，具收敛之性，不利于阳气的生发和肝气的疏泄。

冬季的时候，不少市民喜欢吃狗肉、羊肉来暖身子，但是立春之后，天气回暖，气候干燥，容易上火，而狗肉、羊肉是温热性食物，春季多吃的话很容易与气候"撞车"。中医的解释是，春季阳气初升，天气由寒转暖，万物萌发生机，人体阳气得以升发，肝脏得以疏泄，气血趋向体表，人体新陈代谢最为活跃。而人体肠胃经过冬季的长期进补和正月的肥甘美食，积滞较重，因此不宜再吃油腻辛辣之物，以免助阳外泄。

"咬春"是指在立春这天吃一些春季的新鲜蔬菜，一般是北方生吃水红萝卜、南方生吃生菜，同时也包括吃春饼。春饼是以麦面烙制或蒸制的薄饼，多以豆芽、韭黄或韭菜、粉丝、鸡蛋等炒成的合菜作馅儿包着食用。萝卜、韭黄、韭菜皆为辛味食物，有辛甘发散的功效，有利于升发和保护阳气。春季应肝，主升发疏泄，而辛味食物恰好有此作用。

故立春养生应多吃辛温发散的食物，如大枣、豆豉、葱、香菜、花生、虾仁等。此外，萝卜还可与粳米煮粥食或烙制萝卜丝饼，有理气、助消化、补脾胃、祛风寒、祛痰、解毒等多方面功效。

立春养生药膳食谱

1. 春饼

春饼又叫荷叶饼、薄饼，是一种烙得很薄的面饼。是中国的传统美食。它的材料简单，制作方便，口感柔韧耐嚼，吃法也有很多种，卷包配菜、作为主食单吃、炒饼都可以。下面就为您介绍春饼的做法。

制作材料：

（1）面粉250克，开水120克，冷水50～60克，植物油少许。

（2）配菜根据个人喜好随意，如葱丝、炒肉丝、炒豆芽、黄瓜丝等。

制作过程：

饼胚：

（1）将面粉加入开水搅拌成散面团状，分次加入冷水，用手揉成软硬适中的光滑面团，盖上保鲜膜放在室温下静置30分钟。

（2）将醒好的面团取出切下一块，撒干面粉稍微揉一下，搓成长条，用刀分成约15克重的小面块。将小面块压成小面饼，在面饼上刷一层油备用。

（3）取两个小面块，将刷油的面对合叠在一起。用擀面杖将面团擀成一张直径约为15厘米的薄饼。

烙饼：

（1）加热平底锅，然后放入擀好的生饼胚，中火烙制。

（2）饼胚中间有气泡鼓起时，说明一面已经快熟了，翻面烙另外一面，两面都稍微有些淡淡的黄色就算烙好了。

（3）取出烙好的饼，轻轻一分就可以分成两张薄饼。将烙好的饼叠放在一起，上面加盖一个潮湿的干净纱布，这样既可以保温，又可以增加饼的湿度，使饼更加柔韧可口。

（4）拿出一张烙好的薄饼，放上自己喜爱的配菜，卷在一起就可以开吃了。

小贴士：

小面块刷油要均匀，否则烙好以后两张饼有粘连；因为饼比较薄，加热时一定要用中火，不熟练的话，可以多翻几次面，不要烤焦；烙好的饼一定要加盖湿布，增加水分。配菜宜选用比较爽脆的菜品，不宜有太多菜汤；一顿没有吃光的饼可以切成细丝，像炒面一样做成炒饼吃，味道也很好。

2. 首乌肝片

配料：首乌液20毫升，鲜猪肝250克，水发木耳25克，青菜叶少许，绍酒、醋、盐、淀粉、鲜汤、酱油、葱、姜、蒜、油适量。

做法：

（1）首乌煎汤浓缩，取20毫升药液备用，猪肝剔筋洗净切片，葱、姜、蒜洗净，葱姜切丝，蒜切片，青菜洗净控干。

（2）将猪肝片放入首乌汁内浸蘸（取一半首乌汁），加少许食盐，放适量淀粉搅拌均匀，另把剩余的首乌汁、酱油、绍酒、醋、湿淀粉和鲜汤兑成滋汁。

（3）炒锅置大火上烧热入油，待油热放入拌好的猪肝片滑透，用漏勺淋取余油，锅内剩少量油，下入蒜片、姜末略煸出香味下猪肝、水发木耳，爆炒数分钟，将青菜叶入锅翻炒数次，八成熟时倒入滋汁炒拌均匀，出锅前把葱丝下锅，翻炒即下，起锅即成。

功效：补肝肾，益精血，乌发明目。（首乌即能保肝，又可降脂、降压；木耳有通利血脉之效，无病常吃也能健身益寿。）

3. 虾仁韭菜

配料：虾仁30克，韭菜250克，鸡蛋1个，食盐、酱油、淀粉、植物油、麻油各适量。

做法：

（1）虾仁洗净水发胀，约20分钟后捞出淋干水分待用；韭菜择洗干净，切3厘米长段备用。

（2）鸡蛋打破盛入碗内，搅拌均匀加入淀粉、麻油调成蛋糊，把虾仁倒入拌匀待用。

（3）炒锅烧热倒入植物油，待油热后下虾仁翻炒，蛋糊凝住虾仁后放入韭菜同炒，待韭菜炒熟，放食盐、淋麻油，搅拌均匀起锅即可。

功效：补肾阳、固肾气、通乳汁。（韭菜含用大量粗纤维，能刺激肠壁，增强蠕动，故这道菜益可作习惯性便秘患者之膳食。）

4. 珍珠三鲜汤

配料：鸡肉脯50克，豌豆50克，西红柿1个，鸡蛋清1个，牛奶25克，淀粉25克，料酒、食盐、味精、高汤、麻油适量。

做法：

（1）鸡肉剔筋洗净剁成细泥；5 克淀粉用牛奶搅拌；鸡蛋打开去黄留清；把这三样放在一个碗内，搅成鸡泥待用。

（2）西红柿洗净开水滚烫去皮，切成小丁；豌豆洗净备用。

（3）炒锅放在大火上倒入高汤，放盐、料酒烧开后，下豌豆、西红柿丁，等再次烧开后改小火，把鸡肉泥用筷子或小勺拨成珍珠大圆形小丸子，下入锅内，再把火开大。待汤煮沸，入水淀粉，烧开后将味精、麻油入锅即成。

功效：温中益气，补精填髓，清热除烦。

雨水

雨水是 24 节气中的第 2 个节气。每年的 2 月 19 日前后，太阳黄经达 330 度时，是二十四节气的雨水。此时，气温回升、冰雪融化、降水增多，故取名为雨水。雨水节气一般从 2 月 18 日或 19 日开始，到 3 月 4 日或 5 日结束。雨水和谷雨、小雪、大雪一样，都是反映降水现象的节气。

《月令七十二候集解》："正月中，天一生水。春始属木，然生木者必水也，故立春后继之雨水。且东风既解冻，则散而为雨矣。"意思是说，雨水节气前后，万物开始萌动，春天就要到了。如在《逸周书》中就有雨水节后"鸿雁来"、"草木萌动"等物候记载。

我国古代将雨水分为三候："一候獭祭鱼；二候鸿雁来；三候草木萌动。"此节气，水獭开始捕鱼了，将鱼摆在岸边如同先祭后食的样子；五天过后，大雁开始从南方飞回北方；再过五天，在"润物细无声"的春雨中，草木随地中阳气的上腾而开始抽出嫩芽。从此，大地渐渐开始呈现出一派欣欣向荣的景象。

雨水时节的养生方法

在雨水节气，冬天的寒冷过去以后，天气开始转暖，湿度逐渐升高，但冷空气活动仍较频繁，所以早晚仍然较冷。冬天储存在地下水中的能量开始上升，肝气也开始生发。人体相应的就是阳气开始浮动，但这会导致一些人的身体根基不稳，中焦空虚，小儿多会表现出体虚的病症。因此，我们应根据"春夏养阳"的养生原则，既要注意春季阳气生发的特点，扶助阳气，又要避免伤及脾胃。

中医认为，脾胃为"后天之本"，"气血生化之源"，脾胃的强弱是决定人之寿夭的重要因素。脾（胃）属土，土性敦厚，有生化万物的特性；脾又有消化水谷，运送精微，营养五脏六腑、四肢百骸的功效，气血、津液等都化生于脾胃。脾胃健旺，化源充足，脏腑功能才能强盛。脾胃又是气机升降运动的枢纽，脾胃协调，可促进和调节机体新陈代谢，保证生命活动的协调平衡。如果肝木疏泄太过，则脾胃因之而气虚；若肝气郁结太甚，则脾胃因之而气滞。两者都是肝木克脾土。所以，春季养生中既要注意春季阳气生发的特点，扶助阳气，又要避免伤及脾胃。

古代著名医家李东垣提出："脾胃伤则元气衰，元气衰则人折寿。"具体来说，我们养生保健应注意以下几点。

第一，雨水节气天气较凉，要注意根据气温添减衣服。同时，不要过多的吃寒冷的食物或喝凉茶，可适当吃些较温些的甜食，以养脾胃，避免脾胃受凉。正如唐代药王孙思邈说："春日宜省酸增甘，以养脾气。"

第二，不要做过于激烈的体育运动。

雨水时节春寒料峭，特别是北方，仍然较为寒冷，因此，不宜于做过于激烈的运动，以便让肝气慢慢和缓地上升，避免因为体内能量（中气）消耗太过而失去对肝气的控制，导致肝气一下子往外跑得太多而出现发热、上火等症状。可做些散步、打太极拳等较轻松的运动。

第三，必要的饮食调节。

早晚较冷，风邪渐增，常见口舌干燥现象，为此，我们宜多吃新鲜蔬菜、水果，以补充人体水分，少食油腻之品。可多食大枣、山药、莲子、韭菜、菠菜等。北方人食疗多以粥为好，可做成莲子粥、山药粥、红枣粥等。此季节我们应少吃羊肉等温热之品。

第四，精神上应注意清心寡欲，不妄劳作，以养元气。

春季养脾健脾很重要。养脾就要静心，以精神的调摄为主。首先应心平气和，使肝气不横逆，使脾胃安宁，让脾胃的运化功能正常，以达到健脾的目的。其次应静心养气，既不会扰乱心血，也不会损耗心气，使心气充和，进而滋养脾脏，养脾得以健胃。对于春天的天气多变，一定要保持心境的平和，只有情志相适，加上饮食的调养，健脾的功效才会非常显著。

第五，雨水时节可以适当给自己做按摩。

1. 疏肝气推搓两肋

年初工作比较繁忙，对于压力较大的工薪阶层而言，难免会有肝气郁结的时候。怎么办呢？试试疏肝的运动——推搓两肋法。即双手按腋下，顺肋骨间隙推搓至胸前两手接触时返回，来回推搓 30 次。以双肋部位有温热感为佳。

2. 活肾水暖暖腰部

中医养生讲究天人相应，到了雨水的节气，也应该注重肾水（中医认为肾主水）的调养。只有活动的"水"，才更有利于健康。怎么通过运动来健肾呢？中医认为，腰为肾之府，要护肾千万别忘了护腰。大家有空的时候，先将两手对搓至手心热后，分别放在腰部两侧，手掌贴着皮肤，上下按摩腰部，直到有温热感为止，每次约 200 下左右。呼气时，加做缩肛运动，吸气时放松，反复进行 30 次左右，都能起到健肾的效果。

第六，艾灸养生。

春季是阳长阴消的开始，所以应该养阳。春天万物生发，肝气内应，养生之道在于以养肝为主。由于春天人体容易肝气过旺，所以灸疗的原则是疏泄肝气，以免过旺之肝横逆犯胃，造成胃痛胃胀腹泻便秘等一系列肝脾不调的症状。疏泄肝气首取章门、太冲等穴。健补脾胃一般会选足三里、中脘、天枢等穴。不仅增强体质，对女性还有瘦身美容的功效。

雨水的易发疾病及调理方法

随着雨水节气的到来，春雨绵绵的序幕也即将拉开。但若雨水过多，湿气过盛，不仅浑身会有沉重感，还会出现食欲不振、消化不良、腹泻等症状。这一时期要加强对脾胃的养护，健脾祛湿。

1. 防"倒春寒"招病

尽管已经过了立春，但湿暖的天气很容易招来感冒、头痛、鼻炎等疾病。这些常见的春寒病对患有高血压、心脏病的人威胁极大。它可使高血压病人发生脑中风，诱发心绞痛或心肌梗死。

气象医学家解释，暖冬气候使得大地水分蒸发快，气候变得异常干燥，人体容易出现口干舌燥、嗓子疼、流鼻血、眼发涩、皮肤干燥和发痒等症状，加之干燥的气候会大大削弱人体上呼吸道的防御功能，从而诱发各种呼吸道疾病，如流感、肺炎、哮喘等。忽冷忽热的气候还易使儿童遭受"倒春寒"之苦，感染百日咳、麻疹、猩红热等疾病。

这个星期将迎来雨水节气。养生专家提醒，雨水期间要注意"倒春寒"现象。雨水之后空气中水分增加，导致气温不仅偏低，而且寒中有湿。这种湿寒的气候对人体内脏和关节有一定的影响。因此，市民应该注意身体保健，避免在这个时候招病。

需要提醒的是，市民不要过早减去外衣，应多捂一段时间，以缓慢调整身体的阴阳平衡，适应新的气候条件。由于春气涌动，身体偏热的人容易出汗，这时候脱衣服容易着凉，不减衣服闷热难受。养生专家建议，体热的市民出门在外可多带一件轻便的衣服，避免着凉。"因为春季体热外泄，湿寒交换于内，容易伤骨关节致病。尤其是一些年轻人，自恃身体好，却不知道这些疾病会一直潜伏体内，年老时聚积爆发。"

2.防"偏头风"症

对于年老体弱者，春季不宜用冷水。按中国五行学说，水对应肾，肾主骨。尽管养生道上有种说法，称常年用冷水洗脸可以起到保健的作用。但在雨水时节，年老体弱者若用冷水洗脸、洗手，湿寒很容易侵入关节，加之没有充足的阳气驱寒于外，湿寒滞留在手上，就容易酸痛，重则变形，湿寒滞留在头上就容易出现疼痛等症状。

另外，在春季时期，湿冷犹存，洗头后应该及时用风筒吹干。否则，水湿留于发际再变凉，很容易使湿寒聚于头，由表及里深入颅内，导致头痛。尤其是洗完头就赶着出去，毛发未干又被冷风吹过，很容易出现"偏头风"的症状。

3.暖湿天气注意脾胃气滞

首先平时应尽量喝温水。一些人在春季容易出现所谓的上火症状，不宜轻易饮用凉茶，以免导致虚火更甚。另外，注意食物清洁与保鲜，避免出现腹泻等问题。这时候不可以盲目进补，避免助阳外泄，肝木生发太过，克伤脾土，同时避免因肥甘厚味滋腻脾胃，肝郁脾虚，脾失健运，造成水湿不化、聚湿生痰、助长湿滞，导致一系列的脾胃问题。

4.防止上火

雨水时节正值初春，气候转暖，又风大物燥，常会出现皮肤、口舌干燥和嘴唇干裂等现象，这是"上火"的表现。为防止"上火"，应多吃新鲜蔬菜、多汁水果以补充水分。由于春季为万物生发之始，阳气发越之季，应少食油腻之物，以免助阳外泄。具体来说，雨水时节应少吃酸味，多吃甜味，以养脾脏之气，可食韭菜、香椿、百合、茼蒿、山药、芋头、藕、萝卜、甘蔗等，同时少吃生冷黏杂食物，以防伤及脾胃。

"上火"期间应少吃或不吃辛辣的食物，不喝酒，多鱼少肉，特别是要少吃牛羊肉及火锅等。此外，还要做到生活有规律，注意劳逸结合，切忌熬夜。

看了上文相信大家都知道了春季雨水养生应该吃什么了，另外造成"上火"的原因有很多，多由于饮食起居不当引起，一般分为外感之火和内生之火两种。外感之火主要与自然界的气候变化相关，如春天干燥，属于温热的气候，这种条件下人体就容易上火。内生之火则主要与人们在日常生活中的饮食结构、消化代谢功能、体质及情绪变化等密切相关。

雨水适宜吃的食物

中医认为春属木，与肝相应，自然界和人体的阳气在春季都是刚刚发生，应该吃些辛味发散、利于阳气生发和肝气疏泄的食物，而不宜吃酸味收涩、阻碍阳气生发和肝气疏泄的食物；同时肝脏春旺，容易损伤脾胃，又宜吃些味甘甜、补脾胃的食物。如《素问·脏气法时论》说："肝欲散，急食辛以散之"；元代丘处机《颐生集》说："（春之时）饮食之味，宜减酸增甘以养脾气。"所以，春季饮食应少吃酸味，多吃甜味，以养脾脏。可选择韭菜、香椿、百合、豌豆苗、茼蒿、荠菜、春笋、山药、藕、芋头、萝卜、荸荠、甘蔗等。

雨水时节气候转暖，但又风多物燥，常常会出现口舌干燥、嘴唇干裂等现象，因此应该多吃新鲜蔬菜、多汁水果以补充人体水分。蔬菜和水果还能促进肝气生发，引导人体气血从里向外调动，与春天阳气生发、万物始生的特点相适应。唐代孙思邈《孙真人摄养论》明确提出正月的饮食要求："正月肾气受病，肺脏气微。宜减咸酸增辛味，助肾补肺，安养胃气。"这就是说正月里肾脏虚弱容易得病，肺脏功能也比较弱，因此要注意助肾补肺、安养胃气。

由于春季为万物生发的开始，阳气发越的季节，应少食油腻之物，以免助阳外泄。

食物以平性为宜。"倒春寒"容易使人内脏郁热，因此不宜吃燥热食物"火上浇油"。郁热使人"贪凉"，过于食凉，又会"同气相求"使湿寒伤及脏腑，引起胃寒、胃凉、腹泻之类的失衡症状。所以，饮食保持中庸，吃热饭热菜，慎吃辣椒、白酒等性温、性热的食物为宜。北方干燥多喝粥，南方气温湿冷炖汤养脾胃。绿叶菜疏肝理气要适度吃，对初春出现的上火、便秘也有帮助。

1. 豆苗

豆苗，俗称豌豆藤。豆苗作为食品，早在李时珍的《本草纲目》中就有记载："豌豆种出西湖，今北土甚多，九月下种，苗生柔弱如蔓，有须，叶似蒺藜叶，两两相对，嫩时可食。"豆苗是豌豆萌发出 2～4 个子叶时的幼苗，鲜嫩清香，最适宜做汤。

豆苗的营养价值与豌豆大致相同。在豌豆荚和豆苗的嫩叶中富含维生素 C 和能分解体内亚硝胺的酶，具有抗癌防癌的作用。豆苗所含的止杈酸、赤霉素和植物凝素等物质，具有抗菌消炎、增强新陈代谢的功能。豆苗中含有较为丰富的纤维素，可以防止便秘，有清肠作用。豆苗还含有极多的钙质、维生素B、C和胡萝卜素。

中医认为，豆苗性凉微寒，具清热作用，春天吃可清热祛火，还助于使皮肤光滑柔软。另外，豆苗还有利于消除水肿。

豆苗的吃法很多，下面向大家推荐一道豆苗蘑菇汤。基本材料就是豆苗、口蘑、金针菇等。在事先炖好的鸡汤或高汤（白水亦可）中放两片姜，加入口蘑。水开后，加入金针菇，煮3分钟，再放入豆苗，加少许盐，注意不要盖盖子，水再开后关火，点入香油出锅即可。

2. 荠菜

荠菜在我国被食用的历史已有几千年，《诗经》中已有"谁谓荼苦，其甘如荠"的诗句，说明西周时人们就已经食用荠菜了。自古以来，荠菜都是人们非常喜爱的一种野菜。我国很多地方有阴历三月初三吃荠菜煮鸡蛋的习俗，有的人还在这天采集大量的荠菜晒干，留着经常煮水服用。有的从三月春分荠菜刚吐出嫩叶时，就开始采摘当菜吃，说是此菜能治百病，对身体很有益处，称它为"护生草"。所以民谚说："三月初三，荠菜当灵丹。"

荠菜是这样一种普通易得而又味美、对人又十分有益的蔬菜，因此与历代贫苦人民和贫穷文士结下了不解之缘，留下了不朽的名句。杜甫有"墙阴老春荠"。北宋范仲淹早年贫寒，常以荠菜为食，他在《荠赋》中写道："陶家瓮内，腌成碧绿青黄，揹入口中，嚼生宫商角徵。"苏东坡用荠菜、萝卜和米制成著名的"东坡羹"。南宋陆游晚年对荠菜更是嗜之若命，有诗为证："惟荠天所赐，青青被陵冈，珍美屏盐酪，耿介凌雪霜。"

荠菜的营养价值很高，含蛋白质、脂肪、碳水化合物、钙、磷、铁、胡萝卜素、维生素B1、维生素B2、烟酸、维生素C，还含有黄酮苷、胆碱、乙酰胆碱等。荠菜含丰富的维生素C和胡萝卜素，有助于增强机体的免疫功能。还能降低血压、健胃消食，治疗胃痉挛、胃溃疡、痢疾、肠炎等病。

中医认为，荠菜性味甘平，药用价值很高，具有明目、清凉、解热、利尿、治痢等功效，用于治疗痢疾、水肿、淋病、乳糜尿、吐血、便血、崩漏、月经过多、目赤肿痛等。《名医别录》载"主利肝气，和中"。《日用本草》载"凉肝明目"。《本草纲目》载"明目，益胃"。

荠菜可以凉拌食用，方法是：锅里大火烧开，放盐放点油，把菜焯透后过凉水，软了就好，别过火。要是菜多，分几次焯。可以直接整棵或者整根叶片拌，也可以切开拌。拌的时候加点色拉油、蒜末、白醋、白胡椒粉、盐、糖等即可食用。

惊蛰

惊蛰为春季的第三个节气。这个时节已经进入仲春，是桃花红、李花白、鸟儿高飞的时节。《月令七十二候集解》解释："万物出于震，震为雷，故曰惊蛰。"大体意思是惊蛰时节天气转暖，春雷初响，惊醒了蛰伏在泥土中冬眠的各种昆虫。惊蛰是反映自然物候现象的一个节气，但真正使冬眠动物苏醒出土的，并不是隆隆的雷声，而是气温回升到一定程度时地中的温度。

惊蛰时节的养生方法

《黄帝内经》曰："春三月，此谓发陈。天地俱生，万物以荣。夜卧早行，广步于庭，披发缓行，以便生志。"其意是，春季万物复苏，应该早睡早起，散步缓行，可以使精神愉悦、身体健康。这概括了惊蛰养生在起居方面的基点要点。

惊蛰时节人体的肝阳之气渐升，阴血相对不足，养生应顺乎阳气的升发、万物始生的特点，使自身的精神、情志、气血也如春日一样舒展畅达，生机盎然。惊蛰养生应以清肝养胃为主。从饮食方面来看，惊蛰时节饮食起居应顺肝之性，助益脾气，令五脏和平。宜多吃富含植物蛋白质、维生素的清淡食物，少食动物脂肪类食物。可多食鸭血、菠菜、芦荟、水萝卜、苦瓜、木耳菜、芹菜、油菜、山药、莲子、银耳等食物。

惊蛰的易发疾病及调理方法

1. 预防肝病

惊蛰过后万物复苏，是春暖花开的季节，同时却也是各种病毒和细菌活跃的季节。惊蛰时节人体的肝阳之气渐升，阴血相对不足，养生应顺乎阳气的升发、万物始生的特点，使自身的精神、情志、气血也如春日一样舒展畅达，生机盎然。对于北方气温较低、早晚温差大的地区要注意保暖。春季与肝相应，如养生不当，则可伤肝。现代流行病学调查，春天属肝病高发季节，应注意养肝、保肝。此外，诸如流感、流脑、水痘、带状疱疹、流行性出血热等在这一节气都易流行爆发，因此要严防此类疾病。

2. 小心着凉

雷惊天地龙蛇蛰，雨足郊原草木柔。按照一般的气候规律，惊蛰前后天气已开始转暖，并渐有春雷出现，雨水渐多，平均气温能达到16℃～18℃。但气候变化较大，乍暖还寒，且早晚与中午的温差很大，此节气冷暖变幻无常，因而"春捂"尤为重要，不宜过早脱去御寒的衣物。感冒不是在寒冷时容易染上的，往往是在气温上升或出汗时脱去过多的衣服，突然着凉时染上的。

3. 怎样对付"春困"

春天，人们常感到困乏无力、昏沉欲睡，早晨醒来也较迟，民间称之为"春困"，这是人体生理功能随季节变化而出现的一种正常的生理现象。春回大地，天气渐暖，人体皮肤的血管和毛孔也逐渐舒张，需要的血液供应增多，汗腺分泌也增多。但由于人体内血液的总量是相对稳定的，供应外周的血量增多，供给大脑的血液就会相对减少，所以出现"春困"。初春阳气渐生，气候日趋暖和，但北方阴寒未尽，冷空气较强，气候变化大。所以，为了抵御渐退的寒气，人们又提出"春捂"。这在惊蛰期间尤为突出。

惊蛰适宜吃的食物

惊蛰时节人体的肝阳之气渐升，阴血相对不足，养生应顺乎阳气的升发、万物始生的特点，使自身的精神、情志、气血也如春日一样舒展畅达，生机盎然。饮食起居应顺肝之性，助益脾气，令五脏和平。春季与肝相应，如养生不当则可伤肝。元代著名道家丘处机在《摄身消息论》中说："当春之时，食味宜减酸益甘，以养脾气……"饮食上主要是以"春夏养阳"为总体原则，适当多进食能升发阳气的食物和蔬菜，如韭菜、菠菜、荠菜等。有些地方的人们喜爱以菊花的嫩苗（也称为"菊花脑"）炒菜和煎汤，对高血压头昏或肝火偏盛食之尤宜，可起到降血压、清肝明目的效果。另外宜多吃富含植物蛋白质、维生素的清淡食物，少食动物脂肪类食物。鸭血性平，营养丰富，养肝血、治贫血，是保肝的最佳食品之一；菠菜具有滋阴润燥、舒肝养血的作用。鸭血菠菜汤可养护肝脏、疏理肝气。新鲜水果蔬菜中，水萝卜（红皮萝卜）、苦瓜、木耳菜、芹菜、油菜等，可以清热泻火；山药、莲子、银耳等，可以扶正祛邪、滋阴补肾、健脾和胃。

惊蛰前后要多吃甘甜的碱性食物，像大枣、山药、马铃薯等甘甜食物及富含钠、钙、镁、钾等碱性蔬菜和水果，如冬瓜、番茄、黄瓜、萝卜、茄子、菠菜、苹果、香蕉、草莓、柿子、葡萄以及豆类、奶制品等，坚持春季"省酸增甘"的饮食原则，以健脾益胃，增进健康。

春回大地，乍暖还寒，气候比较干燥，很轻易智慧使人口干舌燥、外感咳嗽。生梨性寒味甘，有润肺止咳、滋阴清热的功效。民间素有惊蛰吃梨的习俗，所以，梨非常适合在这个季节食用。

惊蛰养生药膳食谱

1. 蒸梨

原料：水晶梨 1 个，川贝母 2 克，陈皮 2 克，冰糖 10 克，糯米 15 克。

制作方法：

（1）把梨从蒂下 1/3 处切下当盖，并挖去梨心，川贝母研成细粉，陈皮切丝，糯米蒸熟，冰糖打成屑。

（2）把糯米饭、冰糖、川贝粉、陈皮丝装入水晶梨内，加入清水在蒸杯内；把盛梨的蒸杯放在武火上蒸 45 分钟即成。

2. 山楂梨汁

原料：梨 1 个，山楂 10 个，白糖适量。

制作方法：

山楂去核洗净，放入碗中待用；梨去皮、去核并切成小块，与山楂一起榨成汁倒入杯中；将白糖放入山楂、梨汁中，搅拌均匀后即可饮用。

3. 酥梨奶羹

原料：梨 1 个，牛奶 200 毫升，米粉 10 克，白糖适量。

制作方法：

梨去皮、去核并切成小块，加少量清水煮软，白糖调味；兑入温热牛奶、米粉中，混匀即成。

春分

春分是二十四节气中的第四个节气，是春季六个节气中的第四个。在每年的阳历三月二十一日前后，太阳黄经 0°，斗指卯位（正东方向）。

春分是一年四季中阴阳平衡，昼夜均等、寒温各半的时期。所谓"春分者，阴阳相半也，故昼夜均而寒暑平。"老百姓说"春分春分，昼夜平分"就是这个道理。

春分时期，我国南北气温都升到 0℃以上，万物进入春生阶段，正是"春飞桃杏开，蝶舞蜜蜂来"，农村开始忙碌，小麦已进入返青阶段。

春分时节的养生方法

古言云："春分者，阴阳相半也，故昼夜均而寒暑平"。中医认为在春分时节正是调

女人啊，你的幸福在哪里？

理体内阴阳平衡，协调机体功能的重要时机，因此我们要注意餐饮，把握好养生的好时机。

不过，当人体新陈代谢不协调时，体内会出现某些元素的不平衡状态，致使早衰和疾病的发生。尤其在春分时节，此时人体的血液和激素活动正处于高峰期，但春天多变的气候又会使体内失衡，诱发一系列疾病。为此，专家建议，科学合理的膳食，有助于在春分时节调理机体平衡阴阳。

一是注意养肝排毒。传统中医理论认为，春应于肝、夏应于心、长夏应于脾、秋应于肺、冬应于肾。春季是肝病的高发季节，需要注意养肝，协调肝的阴阳平衡。甘味食物能补肝益肾，如枸杞、核桃、花生、大枣、桂圆等。而酒会伤肝，春季更不宜饮酒。泡点菊花茶、薄荷水能起到清除肝热的作用，或是饮用电解质丰富的饮料。

二是食物的阴阳互补。食物分寒、热、温、凉、平五种属性。如在烹调鱼、虾、蟹等寒性食物时，需要添加葱、姜、酒、醋类温性调料，以防止菜肴性寒偏凉；又如在食用韭菜、大蒜、木瓜等助阳类菜肴，配上蛋类等滋阴食材，达到阴阳互补之目的。

三是多吃时令菜。两千多年前的孔子就告诫我们"不时，不食"，就是说，不是这个季节的菜果就不吃。时令菜也是"运气菜"。食物一要讲究"气"，一要讲究"味"。因为食物和药物都是由气味组成的，而药物、食物的气味只有在当令时，即生长成熟符合节气的食物，才能得天地之精气。每个季节都有符合其气候条件而生长的时令菜，得天地之精气，营养价值高。吃有养阳功效的韭菜，可增强人体脾胃之气；豆芽、豆苗、莴苣等食材，有助于活化身体生长机能；而食用桑葚、樱桃、草莓等营养丰富的晚春水果，则能润肺生津，滋补养肝。

当然，除了注意膳食外，养生的关键还是提高自身免疫力。在思想上要保持轻松愉快、乐观向上的精神状态。在起居方面要坚持适当锻炼，保持正常睡眠时间。注意补充水分和电解质，以促进血液系统循环帮助维持机体平衡，达到养生的最佳效果。

四是给肠胃放假。人们的肠胃也需要休息。饭食吃进肚里，除肠胃之外，人体多个脏腑都要为之忙碌，就连大脑都要为之退让三分，首先要保证气血满足肠胃的需要，这就是饮食后会发生大脑昏昏然的原因所在。

如果每周都能让肠胃有一个休息日，便可以有效地帮助我们排出体内积存的毒素。在双休日只吃早晚两餐，或以稀粥、水果、蜜糖水代替一顿正餐的方法来减轻肠胃负荷。

1. 易五更晨泻

第一，春分本来应是阴阳平衡的时期，但阳虚之体，阳弱不能与阴平衡，于是阳虚的本质更易显露出来，所以常发生五更泻又叫鸡鸣泻，特点是餐泄，就是完谷不化的腹泄。

第二，舌苔白，脉沉而弱，怕冷，腰以下发凉者可吃附子理中丸或金匮肾气丸，以温中扶阳。平时可常用干姜炖汤或吃干姜炖鸡汤。

2. 易腹痛腹泻

第一，因春天风大，中医认为风木克脾土，平素脾虚舌苔白好拉肚子的，更易出现腹痛腹泻，其特点是腹痛明显。

第二，养生的办法是大风天，少到户外受风，可在医生指导下服用理中丸。

第三，春分前后，要防止受凉。女性朋友尤其要注意，不要迫不及待地换上清凉的衣服，因为春寒还没有过去，要注意保暖。

第四，做菜多用干姜，因为干姜能温中。

3. 易感冒、流涕

春分时期风多、风大，易感冒流涕，养生要多到户外锻炼身体，增强免疫力。

4. 养好精神，防止春困

春分节气前后，天气转暖，很多人时常会感到困倦，也就是我们常说的春困。春困是不可避免，但影响工作效率，尤其是开车的朋友们更要注意行车安全，提防春困。那么春分怎样解春困呢？

第一，缓解春困不能靠睡。

天气暖洋洋，人也变得懒洋洋。春困就像传染病，让大家忍不住哈欠连天。其实春困不是病，它是人体生理机能随自然季节变化而发生相应调节的一种生理现象。冬天，人体为了防止热量散发，皮肤和微细血管处于紧张收缩状态，维持机体的生理恒温和中枢神经系统兴奋信息增多，人的大脑比较清醒。而春天，气温适中，皮肤和微细血管处于舒张的状态，体表血液供应量增加，流入大脑的血液就相应减少，于是出现昏昏欲睡的春困现象。

缓解春困仅靠多睡是不行的，锻炼可以大大加快脑处理信息的反应速度，有效地防止春困。春天最好多在阳光充足、绿化好的地方活动，多做些深呼吸，给大脑提供新鲜充足的氧气，使人心情舒畅，精神振奋，消除困倦。

第二，有氧运动别太激烈。

消除春困最好是采用有氧运动，如慢跑、普拉提、瑜伽、太极拳等锻炼形式。这些运动能加快人体的新陈代谢，增强免疫力，增加机体和脑部供氧。例如普拉提能锻炼普通有氧运动难以锻炼到的身体部位。久坐造成的肩痛、腰酸或是肌肉不适等问题，都可以通过普拉提来改善。

春天乍暖还寒，进行有氧运动时强度不宜太大。可以选择每周 3 次进行快步走，每次 30 分钟，步频控制在每分钟 60 ～ 80 步。此外，再结合瑜伽、普拉提、太极拳，起到活动关节、放松肌肉、缓解身心疲劳的作用。

第三，办公室里多做头部按摩。

办公室里空气不流通，工作久了很容易犯困。办公室运动的秘诀，在于选择简单、轻松、短时间可以达到很好放松效果的运动。可以做做全身伸展，以提升专注力，每天半小时。

此外，适当的头部按摩也能起到很好的醒脑作用。将手指合拢，指尖轻轻按在太阳穴上，以顺时针方向转 6 次，再以逆时针方向转 6 次。

将双手并放在额头上，以排列整齐的手指指腹，从眉心中线开始按压，到额头中线、头顶中线、头顶中央和枕后发际凹陷处（风池穴），重复做 6 次。

将双手并放在额头上，以排列整齐的手指指腹，从眉心中线开始轻轻向两侧按压，一直到达太阳穴，重复做 6 次。

以双手四指指腹，从后脑枕骨开始，用轻而深的向上螺旋动作按摩头皮，逐渐往上走，一直按摩完整个头皮。感觉头皮已经放松，消除紧张感即可。

将两手盖住两耳，手指放在脑后，左右两手的手指要尽量靠拢，接着用四指像弹钢琴一样弹打后脑勺，心里默数 36 下。

最后，做"梳发"动作。方法是将双手十指微屈，由前额发际将头发梳往脑后，一面梳理头发一面摩擦头皮，重复此动作至少 10 次。

5. 注意非感染性疾病

从立春节气到清明节气前后是草木生长萌芽期，人体血液也正处于旺盛时期，激素水平也处于相对高峰期，此时易发常见的非感染性疾病有高血压、月经失调、痔疮及过敏性疾病等。在此节气的饮食调养，应当根据自己的实际情况选择能够保持机体功能协调平衡的膳食，禁忌偏热、偏寒、偏升、偏降的饮食误区，如在烹调鱼、虾、蟹等寒性食物时，其原则必佐以葱、姜、酒、醋类温性调料，以防止本菜肴性寒偏凉，食后有损脾胃而引起脘腹不舒之弊；又如在食用韭菜、大蒜、木瓜等助阳类菜肴时常配以蛋类滋阴之品，以达到阴阳互补之目的。在思想上要保持轻松愉快，乐观向上的精神状态。在起居方面要坚持适当锻炼、定时睡眠、定量用餐，有目的地进行调养，方可达到养生的最佳效果。

春分适宜吃的食物

1. 大蒜

大蒜有杀菌的作用，那就让你有脚癣的脚也吃一点吧。用一瓣大蒜在受脚癣影响的区域涂抹。大蒜中的活性化学成分所起的作用，相当于有效的抗真菌剂。它可能终止了脚癣等普通真菌的影响范围的进一步扩大。将蒜泥和小苏打混合，涂抹在脚趾中间和脚底，也有助于预防脚癣。

2. 燕麦

人体皮肤的问题有好多是因为缺乏维生素B，比如湿疹、脚气、皮肤干燥、脱发等问题。所以，建议您不妨在洗澡时，往洗澡水里加点燕麦，来个燕麦浴。

在洗澡的时候，可以通过热燕麦澡水，与皮肤部位的接触，让维生素和燕麦中包含的特殊的抗炎物质（燕麦蒽酰胺）作用在皮肤上，具有营养和止痒作用。

洗燕麦浴的方法是，用一块细棉布或者粗棉布包两勺燕麦片（超市里买的纯燕麦即可），在洗澡时，把小包裹放在洗澡水里。同时，还可以点两滴橄榄油，也能用来缓解皮肤干燥、瘙痒和湿疹的症状。

3. 橄榄油

医生总说，耳屎不能老随便掏，那怎么办呢？给耳朵吃点橄榄油吧。每天向耳内滴4次（每次几小滴）橄榄油，能软化耳垢。它的效果跟你能在药店购买到的治疗耳垢的药物一样。

4. 小苏打水

如果您是爱出汗的体质，身上老有很浓的体味，那么您可以给皮肤喝点小苏打水。你可以在腋窝或脚上喷一茶匙小苏打水，因为它是一种天然防汗药，能减少一天内人体排出的汗液总量。

5. 绿茶

看了一天电脑的眼睛总是酸涩难忍，这时，让我们给眼睛"敬"杯茶吧。具体做法是，将冷却的湿绿茶袋裹在纸巾中，敷在紧闭的双眼上，这样有助于缓解眼部疲劳和由冷空气引起的眼睛发痒。因为绿茶中的丹宁酸有助于缓解眼睛发痒，而绿茶里的抗氧化物质和活性物质有助加速眼部血液循环。

6. 春笋

被誉为"素食第一品"的春笋作为美味佳肴，自古以来备受人们喜爱。文人墨客和美食家对它赞叹不已，有"尝鲜无不道春笋"之说。春笋笋体肥厚，美味爽口，营养丰富，可荤可素。

春笋做法不同，风味也各异，炒、炖、煮、煨皆成佳肴。地方名菜春笋均占一席之地，如上海的"枸杞春笋"，南京的"春笋白拌鸡"，浙江的"南肉春笋"。不过，北方很难吃到新鲜的春笋，如果是福尔马林里泡过的就算了吧。

7. 蜂蜜

中医认为，蜂蜜味甘，入脾胃二经，能补中益气、润肠通便。春季气候多变，天气乍寒还暖，人就容易感冒。由于蜂蜜含有多种矿物质、维生素，还有清肺解毒的功能，故能增强人体免疫力，是春季最理想的滋补品。因此，在春季，如果每天能饮用 1～2 匙蜂蜜，以一杯温开水冲服或加牛奶服用，对身体有滋补的作用。

8. 韭菜

春天气候冷暖不一，需要保养阳气，而韭菜最宜人体阳气。韭菜含有挥发油、蛋白质、脂肪和多种维生素等营养成分，有健胃、提神、强肾等功效。春韭为韭菜中的佼佼者，味道尤为鲜美。其根白如玉，叶绿似翠，清香馥郁。

春韭吃法多样，既可佐肉、蛋、虾、墨鱼等，又可做蒸包水饺的馅料。炒绿豆芽或豆腐干时加些春韭，格外芳香可口。

9. 菠菜

菠菜是一年四季都有的蔬菜，但以春季为佳，而不是赵本山和宋丹丹说的"秋菠"。"春菠"根红叶绿，鲜嫩异常，最为可口。

春季上市的菠菜，对解毒、防春燥颇有益处。中医也认为菠菜性甘凉，能养血、止血、敛阴、润燥。因菠菜含草酸较多，有碍钙和铁的吸收，吃菠菜时宜先用沸水烫软，捞出再炒。

清明

清明，夏历二十四节气之一。在春分之后，谷雨之前。《历书》："春分后十五日，斗指丁，为清明，时万物皆洁齐而清明，盖时当（气温上升，中国南部雾气少，北部风沙消失，空气通透性好）因此得名。"

清明时节的养生方法

1. 坚持锻炼

春天，万木吐翠，空气清新，正是采纳自然之气养阳的好时机，而"动"为养阳最重要的一环。如散步、慢跑、做操、打球等，或到近郊、风景区去春游。不仅能畅达心胸、怡情养性，还能使气血通畅、郁滞疏散，提高心肺功能，强体防病。

2. 注意养肝

"春夏养阳，秋冬养阴"。五行学说中，肝属木，与春相应，主升发，喜畅达疏泄而恶抑郁。所以，养肝首要一条是调理情志。现代医学研究表明，不良的情绪易导致肝气郁滞不畅，使神经内分泌系统功能紊乱，免疫功能下降，容易引发精神病、肝病、心脑血管病、感染性疾病。因此，春天应注意情志养生，保持乐观开朗的情绪。

3. 顺应气候

春季乍暖还寒，气候多变，要保暖防寒，不使阳气受遏。"春捂秋冻"就是顺应气候的养生保健经验。因为春季气候变化无常，忽冷忽热，加上人们穿着冬衣捂了一冬，代谢功能较弱，不能迅速调节体温。如果衣着单薄，稍有疏忽就易感染疾病，危及健康。建议患有高血压、心脏病的中老年人，更应注意防寒保暖，以预防中风、心肌梗死等病的发生。

清明的易发疾病及调理方法

1. 高血压病和呼吸系统疾病的高发期

清明养生之道，在清明之际体内肝气最旺盛，如果肝气过旺，则会对脾胃产生不良影响，妨碍食物正常消化吸收，同时还会造成情绪失调、气血运行不畅，从而引发各种疾病。因而这段时间是高血压病和呼吸系统疾病的高发期，需要大家对其重视起来。

2. 不要贪吃冷食

清明节又称"寒食节"。清明时期饮食方面，有些地方还保留着清明禁火吃冷食的习惯。但是，有一部分人群是不适合吃冷食的。在清明时节，凡是耗损或阻碍阳气的情况都应该予以避免。"阳气"升发是指脾胃的运动收缩，因而人在春季的食欲通常比较好，不过要注意饮食适度，保护脾胃的正常功能。清明时节饮食宜温，多进食蔬菜水果，尤其是韭菜等时令蔬菜。地瓜、白菜、萝卜、芋头等食品温胃祛湿，也适宜多吃。另外，清明节气中，不宜进食笋、鸡等，可多吃些护肝养肺的食品，例如荠菜、菠菜、山药，对身体有好处。

女人啊，你的幸福在哪里？

3. 运动量过大会引发疾病

清明节踏青时，不宜做运动量太大的活动。较少活动的人群，做运动需要量力而行，不应过大。老年人活动时心率控制在 105 次 / 分钟以内，呼吸控制在 24 次 / 分钟以内，中青年因人而异适当放宽。患有心脏病、高血压、急慢性支气管炎、肺气肿、肾炎、贫血、肺结核、发热、急性感染以及处于结石活动期的病人，都不要逞强登山。

4. 注意调节情绪

清明节是踏青扫墓、追悼先人、悲痛伤感的祭祀节日。在凭吊先人的同时，应该注意自己的健康。清明节是对亲人寄托哀思的传统节日，是一次宣泄哀伤的机会，有利于消除不良情绪，同时也利于心理健康。但是在这段时期，对于失去至亲的人，清明节很容易触景伤情，容易产生不良情绪。特别是老年人在扫墓时，很容易产生负面情绪。大家悲伤、抑郁的情绪，不宜持续得过久。这段时期是心肌梗死、中风等疾病高发期。有此类疾病的患者不宜过度伤心，要注意情绪的调节，需要找亲人、朋友陪伴，缓解负面情绪的影响。

清明适宜吃的食物

《千金方》载，春季饮食宜"省酸增甘，以养脾气"。中医认为，脾胃是后天之本，人体气血化生之源，脾胃之气健壮，人可延年益寿。而春天是肝旺之时，多食酸性食物会使肝火偏亢，损伤脾胃。应多吃一些性味甘平，且富含蛋白质、维生素和矿物质的食物，如瘦肉、禽蛋、牛奶、蜂蜜、豆制品、新鲜蔬菜、水果等，有利于发寒散邪，扶助阳气。

谷雨

谷雨，顾名思义，播谷降雨，谷雨是"雨生百谷"的意思，每年 4 月 20 日或 21 日太阳到达黄经 30°时为谷雨。《月令七十二候集解》对"谷雨"的解释是："三月中，自雨水后，土膏脉动，今又雨其谷于水也。雨读作去声，如雨我公田之雨。盖谷以此时播种，自上而下也。"

关于谷雨节的来历，据《淮南子》记载，仓颉造字，是一件惊天动地的大事，黄帝于春末夏初发布诏令，宣布仓颉造字成功，并号召天下臣民共习之。这一天，下了一场不平常的雨，落下无数的谷米，后人因此把这天定名谷雨，成为二十四节气中的一个。

谷雨时雨水增多，大大有利于谷类农作物的生长，谷雨是春天最后一个节气，天气逐渐转暖，加上这时田中的秧苗初插、作物新种，最需要雨水的滋润，有"春雨贵如油"一说。古代称此时"雨生百谷"，更说明谷雨节气在农业方面的重要性。

谷雨时节的养生方法

"清明断雪，谷雨断霜"，谷雨节气前后，各地气温开始回升，很多地区都进入了夏季，降雨增多，空气湿气大，天气变化莫测。谷雨也就成了季节交替的一个重要时节，也是养生的重要季节，很多人都会在季节交替的时候生病，我们应遵循自然节气变化，针对气候特点进行谷雨养生。那么谷雨时节怎样养生呢？

1."谷雨"养生要防潮

谷雨后，各地降雨增多，空气中的湿度逐渐加大，此时养生要顺应自然环境的变化，通过人体自身的调节使内环境（人体内部的生理环境）与外环境（外界自然环境）的变化相适应，保持人体各脏腑功能的正常。

要注意的是，这一时期气温虽然开始转暖，但早晚仍较凉，早出晚归者要注意增减衣服，避免受寒感冒。过敏体质的人这个季节应防花粉症及过敏性鼻炎、过敏性哮喘等。特别要注意避免与过敏源接触，减少户外活动。在饮食上减少高蛋白质、高热量食物的摄入，出现过敏反应及时到医院就诊。

2."谷雨"饮食要科学

健康人群这个季节适宜的膳食有：参蒸鳝段、菊花鳝鱼等，具有祛风湿、舒筋骨、温补气血的功效；草菇豆腐羹、生地鸭蛋汤具有滋阴养胃、降压降脂、抗菌消炎、清热解毒、养血润燥的功效。

此时阳气渐长，阴气渐消，要早睡早起，不要过度出汗，以调养脏气。另外，由于谷雨时节雨水较多，要防湿邪侵入人体，出现肩颈痛、关节疼痛、脘腹胀满、不欲饮食等病症。

3.精神养生：保持开朗

由于季节的变化，尤其是进入春秋两季的时候，出现精神障碍或有精神疾患的病人发病率都会有或多或少的变化，其中躁狂症和精神分裂症就是春季容易出现的精神问题。所以，在情志、运动方面需如清明节养生一样，保持心情舒畅、心胸宽广，听音乐、钓鱼、春游、太极拳、散步等都能陶冶性情，切忌遇事忧愁焦虑，甚至动肝火，注意劳逸结合，尽量减少外部的精神刺激。

4.运动养生：柔和适量

在运动上，要讲究适当，选择动作柔和的锻炼方式，如太极拳、瑜伽等；避免参加带有竞赛性的活动，以免情绪激动；避免做负重性活动，以免引起屏气，导致血压升高等。可以多到空气清新之处，比如公园，广场，树林，山坡等地慢走，打拳，做操。坚持加强体育锻炼，提高身体的新陈代谢，增加出汗量，运用物理方法排除体内的湿热之气，以与外界达到平衡。

5. 保健小窍门："降压养生三式"

"降压养生三式"是以瑜伽动作结合降压三穴来达到降压、通络的效果，且具有双向调节的效果，血压不高的人可以祛肝火、调情绪，具体方法是：

第一式：推任开泉。身体自然直立，双腿分开一肩宽，膝盖稍微弯曲，保持微蹲的状态；双手合十在胸前，掌跟顶住胸骨沿着身体正中线的任脉交替上下推动。从胸骨推到肚脐，反复 50～100 次；然后双手交叠在肚脐上，抬脚跟 30～50 次。这一式可以打通任脉和脚底的涌泉穴，引气血下行，起到平心静气的效果。

第二式：敲通三阴。坐下来，双腿弯曲，脚心相对，膝盖向两侧打开；双手握拳轻敲内踝骨向上四横指的三阴交穴，由轻到重敲 100 次。

第三式：左右通关。躺下来，首先向左边侧躺，身体蜷曲；右手打开放在右侧的地面上，同时向右扭转脊椎，力度不要太大，适可而止，呼吸 5 次；再换另一侧做同样的练习。接下来，四肢平展，把双手交叠放在肚脐处，按逆时针、顺时针方向揉小腹各 36 圈；最后，双手放在脐下四指的关元穴上做几遍腹式呼吸。

6. 饮食养生：益肝补肾

此时，肝脏气伏，心气逐渐旺盛，脾气也处于旺盛时期，正是身体补益的大好时机，但不能像冬天一样进补，应当食用一些益肝补肾的食物，以顺应阴阳的变化，为安然度过盛夏打下基础。

谷雨的易发疾病及调理方法

专家提醒，三四月份天气忽冷忽热，是心血管疾病高发期，而这个时节也是谷雨来临之际，所以专家提醒，由于谷雨是心血管疾病高发期，大家千万别忽视血管健康。

那么谷雨怎样养生预防心血管疾病呢？

1. 养血管：多吃两个果

很多人因为血脂高或怕胖，坚决不吃脂肪、不摄入胆固醇，而这却是导致血管营养供应不足的主要原因。胆固醇跟我们亦敌亦友，血管是人体的水渠，胆固醇担负着维护渠道——血管壁的重要使命。

每天吃几个大杏仁对养护血管很有帮助。坚果的脂肪含量为 44% ～ 70%，但大部分都是不饱和脂肪酸，有利于提高血液中"好"胆固醇（高密度脂蛋白胆固醇），降低"坏"胆固醇（低密度脂蛋白胆固醇），对防治冠心病、动脉粥样硬化等有作用。《中国居民膳食指南》（2007 版）建议每周吃 50 克坚果，这样算来，每天只吃几颗，可别贪嘴哦！

春季水果丰富，味甜水分足，也是血管的润滑剂。橙子等柑橘类水果中富含维生素 P（生物类黄酮），是种天然抗氧化剂，能维持微血管正常功能。另外，水果中富含果胶，有助于降低胆固醇。

2. 通血管：喝好三杯水

平时要养成手边放杯水的好习惯，而且要注意喝水的三个特殊时间：早晚一杯水，深夜补口水。

睡前半小时喝 350 ～ 500 毫升温开水，对降低血液黏稠度，预防血栓很有帮助。清晨起床后易发生生理性血压升高现象，也要喝杯温开水，减轻心血管负担。

除了早晚喝水，很多老年人半夜起床比较多，要在床边放杯水，半夜起来喝一口。心肌梗死多发生于午夜两点左右，这个时间补水也很重要。

3. 护血管：春困别贪睡

睡眠对心脏的养护很有益，但春困时节可不要贪睡，每天睡 6 ～ 8 小时刚合适。很多人越睡越想睡，睡得很头疼，会造成血液流动缓慢，血栓形成的危险性增加。有研究表明，睡眠超过 10 小时，心血管疾病发生率会增加 1 倍，因中风而丧命的可能性会高出 3.5 倍。

4. 保血管：不要生闷气

心血管疾病患者还要注意心情的调节，尽量做到用心、放心、清心、开心，不要生闷气，对心血管系统也大有益处。

另外，春季花粉过敏是春天高发的疾病，各种花粉形成的漂浮物、空气中的粉尘都是潜在的过敏源。而谷雨天柳絮满天飞，又是花粉高峰期，春风一吹，很多人容易出现脸部红肿、打喷嚏、流鼻涕等症状。过敏体质的人这个季节应防花粉症及过敏性鼻炎、过敏性哮喘等。特别要注意避免与过敏源接触。在饮食上减少高蛋白质、高热量食物的摄入，出现过敏反应及时到医院就诊。

女人啊，你的幸福在哪里？

谷雨适宜吃的食物

1. 番茄汁

营养师建议：每人每天吃上两个番茄，就可以满足一天维生素C的需要。若喝上一大杯番茄汁，可以得到一昼夜所需要的维生素A的一半。以一个番茄配半个苹果榨汁，味道很爽口也很美味，若配上几片嫩南瓜，一片柠檬片同榨，还能起到减肥的疗效。

2. 白菜汁

白菜中含有大量的维生素C，以白菜或包菜配上一点胡萝卜榨汁饮用，不仅能为人体提供大量维生素C，还可以清洁口腔，同时因其是粗纤维素，对排除体内毒素也有帮助。

3. 黄瓜汁

黄瓜汁在强健心脏和血管方面甚有功效，还能调节血压，预防心肌过度紧张和动脉粥样硬化，黄瓜汁还能增强人的记忆力。黄瓜汁因含脂肪和糖较少，对女性而言，还是款较理想的减肥饮品，饮用黄瓜汁最好不要添加任何一方配料，这样才能品尝到黄瓜汁的那股清甜的口味。

4. 芹菜汁

芹菜味道清香，可以增强人的食欲，排除体内毒素，对有"三高"症状患者更是一道不错的食疗方。清晨起床后，以半根西芹和香芹配以适量的温开水榨汁，饮用时添加点蜂蜜和少许的盐，喝来口感会清爽可口。对"三高"人群来说，在两餐之间喝上一小杯芹菜汁则更好。

5. 胡萝卜汁

胡萝卜汁含有丰富的胡萝卜素，提高人的食欲和对病菌感染的抵抗力，同时还能补充人体最易失去的维生素B2。每天以一根鲜胡萝卜配上半个橙子，榨一杯鲜果蔬汁饮用，能改善身体机能，配橙子可改变口感，喝来更美味。

6. 香椿

北方谷雨食香椿习俗，谷雨前后是香椿上市的时节，这时的香椿醇香爽口营养价值高，有"雨前香椿嫩如丝"之说。可以说，香椿是最适宜在春天吃的食物之一。

香椿又名椿芽、香椿头，古名杶、虎眼，是香椿树的幼芽。香椿一般分为紫椿芽、绿椿芽，尤以紫椿芽最佳。鲜椿芽中含丰富的糖、蛋白质、脂肪、胡萝卜素和大量的维生素C，香椿营养及药用价值十分可观，其叶、芽、根、皮和果实均可入药，香椿具有提高机体免疫力，健胃、理气、止泻、润肤、抗菌、消炎、杀虫之功效。应提醒注意的是，因鲜香椿中硝酸盐含量较高，在制作食用前应用沸水焯一下后再食用。

谷雨养生药膳食谱

随着谷雨后空气中的湿度逐渐加大，会让人体由内到外产生不适反应。中医养生的角度来说，如此潮湿的环境，湿邪容易侵入人体为患，造成胃口不佳、身体困重不爽、头重如裹、关节肌肉酸重等情况，如若已经患有各类关节疾病，如风湿性关节炎，也容易在该节气诱发。所以谷雨养生要注意祛湿，在饮食上加以配合。

说起祛湿，可以多吃吃土茯苓、白扁豆、赤豆、薏仁、芡实、冬瓜等食物。下面就给大家介绍 2 款祛湿的食谱：

1. 土茯苓煲猪肉汤

食材：鲜土茯苓（菜市场有售）200 克、猪肉 500 克、生姜、食盐适量。

做法：

（1）鲜土茯苓洗净，切片状；猪肉洗净，整成几大块；生姜切片。

（2）把土茯苓、猪肉、生姜一起放进煲汤锅内，加入清水，大火煲沸后，改为小火煲约 1 个半小时，加入适量食盐即食。

功效：此汤可祛湿困、利筋骨、健脾益胃。

土茯苓，具有解热毒、利水湿的功效，可用于皮肤湿毒、下焦湿热，主治各种皮肤病及泄泻、肾病，现代药理分析它含生物碱、微量脂肪油、植物甾醇、甾体皂甙、鞣质等成分，还发现它适用于多种癌病，主要对消化道的食管癌、胃癌、直肠癌有改善症状的作用。土茯苓多为干品入药，而鲜品多用于食疗汤品上，因其除了有作为药品的功效外，还有鲜美清润之气味。

2. 扁豆瘦肉汤

食材：扁豆 100 克，陈皮 1/4 个、猪瘦肉 400 克，食盐、生姜适量。

做法：

（1）把猪肉切块洗净，陈皮去瓢，生姜切片。

（2）把食材一同放进煲内，加入清水，先用大火煲沸后，改为小火煲 1～1.5 小时，加入适量食盐便可。

功效：本汤可清热祛湿、解脾虚湿困。

扁豆被称为"豆中之王"，扁豆又叫娥眉豆、茶豆、南扁豆、藤豆。中医认为，扁豆味甘，入脾胃经，主治脾虚有湿、体倦乏力、少食便溏、水肿。《药品化义》提到扁豆，味甘平而不甜，气清香而不窜，性温和而色微黄，与脾性最合。扁豆是一味补脾而不滋腻，除湿而不燥烈的健脾化湿良药。

立夏

五月初五立夏，五月二十一日小满。人们习惯把立夏当作是温度明显升高，炎暑将临，雷雨增多，农作物进入旺季生长的一个重要节气。宋代诗人范成大在《村居即事》诗中曰："绿遍山原白满川，子规声里雨如烟。乡村四月闲人少，采了蚕桑又插田。"在民间有立夏称体重、吃蛋、饮茶等习俗。立夏时节，万物繁茂。明人《莲生八戕》一书中写有："孟夏之日，天地始交，万物并秀。"这时夏收作物进入生长后期，冬小麦扬花灌浆，油菜接近成熟，夏收作物年景基本定局，故农谚有"立夏看夏"之说。

立夏时节的养生方法

1. 夏季要"养心"

《素问·四气调神大论》曰："夏三月，此谓蕃秀；天地气交，万物华实"。夏三月是指从立夏到立秋前，包括立夏、小满、忙种、夏至、小暑、大暑六个节气。立夏、小满在农历四月前后，称之为孟夏（夏之初），天气渐热，植物繁盛，此季节有利于心脏的生理活动。传统中医认为，人们在春夏之交要顺应天气的变化，重点关注心脏。心为阳脏，主阳气。心脏的阳气能推动血液循环，维持人的生命活动。心脏的阳热之气不仅维持其本身的生理功能，而且对全身有温养作用，人体的水液代谢、汗液调节等，都与心阳的重要作用分不开。

所以，在整个夏季的养生中要注重对心脏的特别养护。《医学源流论》曰："心为一身之主，脏腑百骸皆听命于心，故为君主。心藏神，故为神明之用。"

2. 多喝水

立夏养生，水也是人体内十分重要的不可缺少的健身益寿之物。俗话说"人是水浇成的"，这话不无道理。水约占人体重量的70%左右。传统的养生方法十分推崇饮用冷开水，实验结果也表明，一杯普通的水烧开后，盖上盖子冷却到室温，这种冷开水在其烧开被冷却的过程中，氯气比一般自然水减少了1/2，水的表面张力、密度、黏滞度、导电率等理化特性都发生了改变，很近似生物活性细胞中的水，因此容易透过细胞而具有奇妙的生物活性。

立夏之后天气变热，身体出汗较多，因此一定要注意及时补充水分，不渴也要适量喝点水。

3. 多进稀食有利补养

多进稀食是夏季饮食养生的重要方法。如早、晚进餐时食粥，午餐时喝汤，这样既能生津止渴、清凉解暑，又能补养身体。在煮粥时加些荷叶，称荷叶粥，味道清香，粥中略有苦味，可醒脾开胃，有消解暑热、养胃清肠、生津止渴的作用。在煮粥时加些绿豆或单用绿豆煮汤，有消暑止渴、清热解毒、生津利尿等作用。

4. 冰箱内取出食品别急吃

随着天气转热，人们爱吃刚从冰箱中取出来的水果、饮料等。有些人特别是肠胃功能较弱的儿童，在吃后半小时左右最易发生剧烈腹痛，严重的还会出现恶心、呕吐、头晕、腹泻和全身冷战等症状。从冰箱里取出来的食物不要急着吃，放一会儿再吃，且一次不要吃得太多，特别是老年人、儿童及有慢性胃炎、消化不良的人更应注意。

5. 晚睡早起应加午休

由于"立夏"时天亮得早，人们起得早，而晚上相对睡得晚，易造成睡眠不足，所以要增加午休。夏季正午1点到3点气温最高，人容易出汗，午饭后，消化道的血供增多，大脑血液供应相对减少，所以，中午人们总是精神不振，昏昏欲睡。

6. 立夏养生之饮食清淡

立夏过后，温度逐渐攀升，人们就会觉得烦躁上火，食欲也会有所下降。立夏饮食原则是"春夏养阳"，养阳重在养心，养心可多喝牛奶、多吃豆制品、鸡肉、瘦肉等，既能补充营养，又起到强心的作用。宜采取"增酸减苦、补肾助肝、调养胃气"的原则，饮食应清淡，以易消化、富含维生素的食物为主，大鱼大肉和油腻辛辣的食物要少吃。将绿豆、莲子、荷叶、芦根、扁豆等加入粳米中一并煮粥，并搁凉后食用，也可起到健胃、驱暑的功效。平时多吃蔬菜、水果及粗粮，可增加纤维素、维生素B、C的供给，能起到预防动脉硬化的作用。

7. 食补凉血

立夏之后血热会给人带来很多不适，气虚血热会影响人的消化功能。因此，每顿饭不要过饱，给胃留下足够的蠕动空间。还人以轻松自然。今年的夏季注意凉血补气和早睡早起，是人储存阳气力求身体大获丰收的一个季节。

8. 避免贪凉

对大多数人特别是关节患者来说，夏季应该避免贪凉，不用或适度使用空调和风扇。

在工作场合中，应把自己的病情告诉同事，以取得同事的理解，尽量不用空调或适当调高温度。最好常备一件长袖衣，随外界环境随时加减衣服。

9.谨防外感

立夏节气，人们常常衣单被薄，即使体健之人也要谨防外感，一旦患病不可轻易运用发汗之剂，以免汗多伤心，避免气血淤滞，以防心脏病的发作。故立夏之季，情宜开怀，安闲自乐，切忌暴喜伤心。清晨可食葱头少许，晚饭宜饮红酒少量，以畅通气血。

立夏的易发疾病及调理方法

当夏日气温升高后，加剧了人们的紧张心理，极易烦躁不安，心火过旺，好发脾气。现代医学研究发现，人的心理、情绪和躯体可通过神经与内分泌系统及免疫系统互相联系、互相影响。所以，此时不仅仅是情绪波动起伏，肌体的免疫功能也较为低下，起居、饮食稍有不妥，就会发生各种疾病，从而影响健康。特别是老年人，由发火生气引起心肌缺血、心律失常、血压升高的情况并不少见。所以，在"立夏"之季要做好精神养生，做到神情安静、笑口常开、自我调节、制怒平和。绘画、书法、听音乐、下棋、种花、钓鱼等都可以调节精神，保持心情舒畅。

立夏适宜吃的食物

1.夏天应多吃瓜类、凉性蔬菜、"杀菌"等三类蔬菜

夏季气温高，人体丢失的水分多，必须及时补充。蔬菜中的水分，是经过多层生物膜过滤的天然、洁净、营养且具有生物活性的水。一个人每天吃500克的瓜菜，等于喝了450毫升高质量的水，且瓜类蔬菜具有降低血压的作用。

夏季暑湿之毒会影响人体健康，吃些凉性蔬菜有利于生津止渴，除烦解暑，清热泻火，排毒通便。苦瓜、黄瓜、番茄、茄子、芹菜、生菜、芦笋、豆瓣菜、凉薯等都属于凉性蔬菜。

另外，夏季是疾病尤其是肠道疾病多发季节，多吃些大蒜、洋葱、韭菜、大葱、香葱等"杀菌"蔬菜可预防疾病。

2.立夏养生该吃什么：水果

西瓜——性凉，吃了不会引起上火心烦，而且含有丰富钾盐，能弥补人体大量流失的体内钾盐。但注意西瓜放入冰箱不要超过3个小时。

西红柿——在夏季最多最甜，营养也最丰富。它同样可以清热解毒、平肝去火。

梨——因鲜嫩多汁、酸甜适口，所以又有"天然矿泉水"之称，最佳的补水护肤品。

草莓——中医认为它有去火功效，能清暑、解热、除烦。

但需要注意的是，水果入口前，最重要的是消毒、清洁。葡萄、草莓、杨梅等表皮往往有农药残留，除了用流动水彻底清洁外，还应将其在清水中浸泡至少半小时。

3. 吃点带"苦"味的东西

民间常说夏天是"苦夏"，为什么称为苦夏，也是因为夏天多吃"苦"味的东西有利于五脏六腑的"五行"运作。因此这个时节不妨吃一些应季的苦瓜、莲子心之类的"苦味"食物。

不要觉得苦瓜苦，苦瓜越苦，败火清热降火的效果就越好，但这并不代表所含的其他成分有什么不同，因此只要按照你喜欢的口感和偏好挑选，就可以了。

养心季节是夏季，此时心脏最脆弱，暑热逼人容易烦躁伤心，易伤心血。莲子芯的味道虽然比较苦，但可以清心火，是养心安神的佳品，亦可壮肠胃。

立夏养生药膳食谱

1. 清拌茄子

配料：嫩茄子500克，香菜15克，蒜、米醋、白糖、香油、酱油、味精、精盐、花椒各适量。

做法：

（1）茄子洗净削皮，切成小片，放入碗内，撒上少许盐，再投入凉水中，泡去茄褐色，捞出放蒸锅内蒸熟，取出晾凉。

（2）蒜捣末；将炒锅置于火上烧热，加入香油，下花椒炸出香味后，连油一同倒入小碗内，加入酱油、白糖、米醋、精盐、味精、蒜末，调成汁，浇在茄片上。

（3）香菜择洗干净，切段，撒在茄片上，即成。

功效：清热通窍，消肿利尿，健脾和胃。

注意：豆角中含有血球凝集素A，是一种毒蛋白，加热后毒性可大为减弱。所以豆角一定要焯透，以防止中毒。

2. 炝拌什锦

配料：豆腐1块，嫩豆角50克，西红柿50克，木耳15克，香油、植物油、精盐、味精葱末各适量。

做法：

（1）将豆腐、豆角、西红柿、木耳均切成丁。

（2）锅内加水烧开，将豆腐、豆角、西红柿、木耳分别焯透（西红柿略烫即可），捞出淋干水分，装盘备用。

（3）炒锅烧热，入植物油，把花椒下锅，炝出香味，再将葱末、盐、西红柿、味精同入锅内，搅拌均匀，倒在烫过的豆腐、豆角、木耳上，淋上香油搅匀即可。

功效：生津止渴，健脾清暑，解毒化湿。

3.绿豆南瓜汤

配料：绿豆50克，老南瓜500克，食盐少许。

做法：

（1）绿豆清水洗净，趁水气未干时加入食盐少许（3克左右）搅拌均匀，腌制几分钟后，用清水冲洗干净。

（2）南瓜去皮、瓤用清水洗净，切成2厘米见方的块待用。

（3）锅内加水500毫升，烧开后，先下绿豆煮沸2分钟，淋入少许凉水，再煮沸，将南瓜入锅，盖上锅盖，用文火煮沸约30分钟，至绿豆开花，加入少许食盐调味即可。

功效：绿豆甘凉，清暑、解毒、利尿；配以南瓜生津益气。是立夏防暑最佳膳食。

4.苦瓜菊花粥

配料：苦瓜100克，菊花50克，粳米60克，冰糖100克。

做法：

（1）将苦瓜洗净去瓤，切成小块备用。

（2）粳米洗净，菊花漂洗，二者同入锅中，倒入适量的清水，置于武火上煮，待水煮沸后，将苦瓜、冰糖放入锅中，改用文火继续煮至米开花时即可。

功效：清利暑热，止痢解毒。适用于中暑烦渴、痢疾等症。

注意：喝此粥时，忌食一切温燥、麻辣、厚腻之物。

小满

小满是二十四节气中第八个节气。"斗指甲为小满，万物长于此少得盈满，麦至此方小满而未全熟，故名也"。这是说从小满开始，北方大麦、冬小麦等夏收作物已经结果，籽粒渐见饱满，但尚未成熟，约相当乳熟后期，所以叫小满。它是一个表示物候变化的节气。南方地区的农谚赋予小满以新的寓意："小满不满，干断思坎"；"小满不满，芒种不管"。

把"满"用来形容雨水的盈缺，指出小满时田里如果蓄不满水，就可能造成田坎干裂，甚至芒种时也无法栽插水稻。因为"立夏小满正栽秧"，"秧奔小满谷奔秋"，小满正是适宜水稻栽插的季节。

从气候特征来看，在小满节气到下一个芒种节气期间，全国各地都渐次进入了夏季，南北温差进一步缩小，降水进一步增多。此时宜抓紧麦田虫害的防治，预防干热风和突如其来的雷雨大风的袭击。南方宜抓紧水稻的追肥、耘禾，促进分蘖，抓紧晴天进行夏熟作物的收打和晾晒。小满节气之后人们确实关注气象问题，它是收获的前奏，也是炎热夏季的开始，更是疾病容易出现的时候。建议人们要有"未病先防"的养生意识，从增强机体的正气和防止病邪的侵害这两方面入手。

小满时节的养生方法

小满就像是一个夏季的天气预报一样，随着小满天气的到来，很多地方都已经开始了夏季闷热潮湿的天气变化，而这个时候，很多喜欢养生的朋友们就一定要注意怎样防暑除湿的养生原则。

1. 清热利湿、生津止渴

因人体在夏天津液消耗较多，所以夏天应注意清热生津止渴，并且因这一时期暑湿并重，所以应在日常多注意清热利湿、清暑化湿。中医认为，长夏在五脏中归于脾，也宜清补。按中医养生学的观点，过湿对脾不利，因此日常饮食中应适当多食甘凉或甘寒为宜。但应注意，因味苦的食物具有能泻能燥能坚的功能，所以不宜多食。夏天酷热高温，人们喜冷饮，饮水多，导致湿气易侵入人体。外湿入内，使水湿固脾，引起脾胃升降，令人的运化功能产生障碍，就会积水为患，引起食欲不振等。因此，夏天要常吃利水渗湿的食物，这样能够健脾和胃，脾健则其升降运化功能得以恢复，有利于行水利湿。

2. 清心祛暑、清热解毒

中医认为，夏为暑热，夏季归于五脏属心，适宜清补。而心喜凉，宜食酸，比如可常吃些小麦制品，之外可适当多食些猪肉、李子、桃子、橄榄、菠萝、芹菜等。中医注重天人合一，阴阳互补，因此人们在夏天以多吃些以性寒凉味酸食物为宜，尽量不吃辛辣温燥之物。不过应注意生食冷饮不宜过度，以免伤及人体内的正气而诱发疾病。

3. 健脾养胃，补气益阴

进入夏季，天气炎热，人体消耗增大，一方面急需补充营养物质和津液，另一方面因暑、湿气候的影响易导致脾胃正气不足，胃肠功能紊乱。所以在饮食上应以健脾养胃为原则，以汤、羹、汁等汤水较多、清淡而又能促进食欲、易消化的膳食为主，这样才能达到养生保健的目的。同时，少吃或不吃油腻厚味、油煎的食物，并且每餐进食量不宜过大，应以少量多餐为原则。如某些人已有疰夏、伤暑、暑湿、中暑等上文中所提到的症状出现，那么根据中医养生学的观点，注意针对性，辨证用膳，或补脾肺气虚，或气、阴双补。

总之，暑热、暑湿是夏季人体常易发生的生理反应，上述三个原则是根据人体在夏季易发生的生理现象或不良症状特点而确定的。朋友们在实际运用中还应根据当地当时的气象条件（如春夏之交由温转热，夏秋之交由热转凉，各地区的小气候等）结合各自体质不同特点及在夏季容易出现的反应，做到灵活变化。

小满的易发疾病及调理方法

1. 避免着凉

小满后气温明显升高，雨量增多，但早晚仍会较凉，气温日差仍较大，尤其是降雨后气温下降更明显，因此要注意适时添加衣服，尤其是晚上睡觉时，要注意保暖，避免着凉受风而患感冒。同时也应当顺应夏季阳消阴长的规律，早起晚睡，但要保证睡眠时间，以保持精力充沛。

2. 小心肠胃疾病

饮食方面，进入小满后，气温不断升高，人们往往喜爱用冷饮消暑降温，但冷饮过量会导致腹痛、腹泻等病症。此时进食生冷饮食易引起胃肠不适而出现腹痛、腹泻等症，由于小儿消化系统发育尚未健全，老人脏腑机能逐渐衰退，故小孩及老人更易出现此种情况。因此，饮食方面要注意避免过量进食生冷食物。

3. 避免情绪烦躁

小满时风火相煽，人们也易感到烦躁不安，此时要调适心情，注意保持心情舒畅，胸怀宽广，以防情绪剧烈波动后引发高血压、脑血管意外等心脑血管病。此时可多参与一些户外活动如下棋、书法、钓鱼等怡养性情，同时也可在清晨参加体育锻炼，以散步、慢跑、打太极拳等为宜，不宜做过于剧烈的运动，避免大汗淋漓，伤阴也伤阳。

4. 预防皮肤病

由于小满节气是皮肤病的高发期，那么小满节气如何养生呢？按未病先防的养生观，我们重点讲讲"风疹"的防治。

一般根据临床症状可分为三型：

（一）风热症其疹色红赤，痒甚，遇热加重，脉见浮数，此为感受风热之邪；

（二）风湿症皮疹色白或微红，兼有身重，脉见浮缓，身受风湿之邪郁于肌肤；

（三）胃肠积热症疹色红赤，兼见脘腹疼痛，大便秘结或泄泻，脉多见数风疹色红为热，腹痛便秘为腑气不通，胃肠积热之征。

在治疗上应以疏风祛湿，清泻血热为原则。

饮食调养上对各种类似的皮肤病人，均宜以清爽清淡的素食为主，常吃具有清利湿热作用的食物，如赤小豆、薏苡仁、绿豆、冬瓜、丝瓜、黄瓜、黄花菜、水芹、荸荠、黑木耳、藕、胡萝卜、西红柿、西瓜、山药、蛇肉、鲫鱼、草鱼、鸭肉等；忌食膏粱厚味，甘肥滋腻，生湿助湿的食物，如动物脂肪、海腥鱼类、酸涩辛辣、性属温热助火之品及油煎熏烤之物，如生葱、生蒜、生姜、芥末、胡椒、辣椒、茴香、桂皮、韭菜、茄子、蘑菇、海鱼、虾、蟹各种海鲜发物、牛、羊、狗、鹅肉类等。

小满适宜吃的食物

1. 玉米：具有调中开胃、降浊利尿等功效，适用于尿路结石或慢性肾炎水肿、高血压、食欲不振等症。

2. 高粱：有健脾益肾、渗湿止痢的功效，适用于小儿消化不良、湿热吐泻、下痢等症。

3. 苡仁：有利水渗湿、健脾止泻等功效，适用于小便短赤、水肿脚气、风湿痹痛、脾虚泄泻、扁平疣等病症。

4. 扁豆：具有健脾和中，消暑化湿等功效，适用于暑湿吐泻，脾虚呕吐、食少便溏、泄泻水肿、赤白带下等病症。

5. 水芹：有清热利水的功效，适用于小便淋痛、小便出血、带下等病证。

6. 冬瓜：有清热利水、消肿解毒、生津除烦等功效，适用于暑热烦渴、水肿、小便不利、消渴引饮以及水气浮肿喘满等病症。

7. 洋葱：具有和胃下气、化湿祛痰、解毒杀虫等功效，适用于胸闷脘痞、咳嗽痰多、小便不利等病症。

8. 马齿苋：具有清热祛湿、散血消肿等功效，适用于急性肠炎、痢疾、尿血、小便热淋、黄疸、牙龈炎等病症。

9. 鲫鱼：有健脾利湿的功效，适用于脾虚食少、虚弱乏力、消渴引饮、浮肿、小便不利等病症。

小满时节还要注意，有些水果不宜冷冻吃，千万不能因为天气变热就吃冷冻的水果。

介于寒热之间的水果属于平和性。这类的水果像葡萄、菠萝、芒果、橄榄、白果、李子等，不同体质的人都可以吃。但是，吃水果可有很多讲究，吃的时候一定要谨慎，尤其是夏天，千万别贪凉，不是什么水果都适合冷冻吃。

水果一定要选择新鲜的，含营养丰富。要多吃整水果，尽量少吃罐头水果，别喝水果汁，因为这样会流失掉很多膳食纤维。另外，吃水果要多吃果肉有颜色的，像山楂、酸枣、猕猴桃、芒果等多彩的颜色含有丰富的维生素C、B，很有营养。

除了吃水果要注重营养之外，夏天吃水果最重要的是别贪凉。很多人都爱把水果放冰箱里冻着吃，虽然冰镇过的水果口感特别好，吃进去特舒服，但是太凉的水果会刺激肠胃蠕动变慢，反而会消化不良，尤其是胃寒或有轻度胃炎的人得注意。

有些水果像荔枝、柿子、梨等一般冻一两个小时就差不多了，千万别留到第二天；而有的水果冻过之后却不一定好吃，比如西瓜、哈密瓜、桃、杏等，冻一两个小时拿出来一尝，往往觉得没有甜味儿了，其实这不是因为营养丢失，而是冻的时间过长冰箱里的水分都被吸到水果里，甜味被稀释了。所以这样的水果最好吃新鲜的，如果要冻半个小时左右就好。另外，香蕉最好别冻着吃，一是不甜，二是冻过之后的香蕉皮、甚至香蕉肉都会变黑，这是糖发酵的结果，最好别吃。

芒种

芒种，是农作物成熟的意思。芒种是二十四节气中的第九个节气。在每年的六月五日左右，太阳到达黄经75°时为芒种。《月令七十二候集解》："五月节，谓有芒之种谷可稼种矣"。意指大麦、小麦等有芒作物种子已经成熟，抢收十分急迫。晚谷、黍、稷等夏播作物也正是播种最忙的季节，故又称"芒种"。春争日，夏争时，"争时"即指这个时节的收种农忙。人们常说"三夏"大忙季节，即指忙于夏收、夏种和春播作物的夏管。

所以，"芒种"也称为"忙种"、"忙着种"，是农民朋友的散播播种。"芒种"到来预示着农民开始了忙碌的田间生活。

芒种时节的养生方法

很多人都不喜欢芒种，因为这个节气的天气会格外的潮湿，而且，这个季节的也是夏天开始的一个季节，所以，很多人都很在意这个季节的养生方法。那么，芒种应该怎样养生呢？

1. 多补水要午休

我国有些地方有谚语说："芒种夏至天，走路要人牵；牵的要人拉，拉的要人推"。这形象地表现了人们在这个时节的懒散。医生提醒，首先要使自己的精神保持轻松、愉快的状态。夏日昼长夜短，午休可助清除疲劳，有利于健康。芒种时气候开始炎热，是消耗体力较多的季节，要注意补充水分，多喝水。

2. 饮食宜清淡

饮食调养方面，唐朝的孙思邈提倡人们"常宜轻清甜淡之物，大小麦曲，粳米为佳"，又说："善养生者常须少食肉，多食饭。"在强调饮食清补的同时，告诫人们食勿过咸、过甜。在夏季人体新陈代谢旺盛，汗易外泄，耗气伤津之时，宜多吃能祛暑益气、生津止渴的饮食。老年人因机体功能减退，热天消化液分泌减少，心脑血管不同程度地硬化，饮食宜清补为主，辅以清暑解热护胃益脾和具有降压、降脂功能的食品。

3. 药浴

芒种过后，午时天热，人易汗出，衣衫要勤洗勤换。为避免中暑，芒种后要常洗澡，"阳热"易于发泄。但须注意的一点，在出汗时不要立即洗澡，中国有句老话"汗出不见湿"，若"汗出见湿，乃生痤疮"。洗浴以药浴最能达到健身防病之目的。药浴的方法多种多样，作为保健养生则以浸浴为主。芒种时节以五枝汤（桂枝、槐枝、桃枝、柳枝、麻枝）沐浴最佳，即先将等量药物用纱布包好，加十倍于药物的清水，浸泡20分钟，然后煎煮30分钟，再将药液倒入浴水内，即可浸浴。

4. 冬病夏治好

冬病夏治是中医的一个重要观点。中医认为，在冬季常发的病，在夏天就必须注意与这些致病因素相关的生活习惯和行为，以达到预防的目的。如各类关节痛及肢体麻木等疾病的患者，在夏天最好不要穿短衣裤，不要洗冷水浴或游泳，禁睡地板以及在室外露宿，避免风寒湿气伏积于经络之中。慢性支气管炎、哮喘的患者和虚寒性胃痛患者等，除了注意以上事项外，在饮食上还要忌过度食用冷饮，最好不食冷饮。

5. 适当接受阳光照射，衣衫要晒干

晚睡早起适当地接受阳光照射（避开太阳直射，注意防暑），以顺应阳气的充盛，利于气血的运行，振奋精神。芒种过后，午时天热，人易汗出，衣衫要勤洗勤换。

女人啊，你的幸福在哪里？

在芒种节气后期，从我国的长江流域到日本南部会出现雨期较长的连阴雨天气，因正值梅子黄熟，故称梅雨。梅雨时节，天气潮湿，在这样的天气湿气很容易乘虚而入。一般来说，对人体适宜的湿度是40%～60%，湿度适中，人的精神倍增。据科学测定，空气湿度过大时，有利于一些细菌和病毒的繁殖和传播，当空气湿度高于65%时，病菌繁殖滋生最快。由于阴雨连绵，空气潮湿，衣物和食品都容易返潮，甚至发霉、长毛，人也会感到不适。若穿着返潮的衣物，容易感冒或诱发关节疼痛，吃了霉烂变质的食品，就会引起胃肠炎，甚至导致中毒，所以市民们、尤其是抵抗能力较差的儿童一定要重视防止湿邪的侵袭，避免外湿伤身。尽量少在潮湿的地方。如果条件允许，可使用抽湿机或在墙角放置干燥剂，保持室内湿度适中；阴雨天气时注意关闭门窗，等到天晴后及时打开门窗，保持空气流通，以祛除湿气；外出时携带雨具以防淋雨；出游时不要坐在阴冷潮湿的地方。

芒种的易发疾病及调理方法：

1. 提防热伤风

夏天易患感冒，中医称为"热伤风"，流涕、鼻塞、打喷嚏，有时还出现发热、头痛等，有的还会出现呕吐、腹泻症状。在饮食上可饮绿豆汤、金银花露、菊花茶、芦根花以清热解暑。同时忌食油腻、黏滞、酸腥、麻辣的食品，如糯米饭、油炸食品、海鱼、甜食。

慎用补品，发热时不要吃人参及冬虫夏草、紫河车、鹿茸等温性补品，也不要吃羊肉、狗肉。

慢性支气管炎、哮喘的患者和虚寒性胃痛患者等，除了注意以上事项外，在饮食上还要忌过度食用冷饮，最好不食冷饮。

2. 易患口舌生疮

中医认为心与小肠相表里，芒种开始，湿热更重，如湿热内积，心火重，小肠积热，就会出现小便黄短，舌红苔黄，大便秘结，口舌生疮，就应该少吃辛热之品，如白酒、羊肉等。多吃黄瓜、青菜、绿豆。

可用竹叶3克、麦冬5克、金银花3克泡水饮。兼见大便秘结的可加大黄2克。如出现尿频、尿痛就应看医生。

3. 要防心脏疾病

芒种节气，气温更高，湿度更大，人体内环境是随着外部大环境变化而变化的，随着夏季真正到来，血压也会出现一些明显波动，患高血压的病人应根据自身情况和医生意见及时调整用药量。有心脏病、冠心病的人要注意保养，少熬夜，避免工作过分紧张，注重合理休息，减少熬夜，缓解工作，生活要有节奏，避免过分紧张，可有效减少心脏病发作。

4. 防妇科病

妇女易患白带多而黄，应少吃辛热食物，多吃一些清热利湿之品，如绿豆，还应常吃健脾利湿之品，如薏米、山药、白扁豆、粳米粥。

芒种适宜吃的食物

1. 宜进食养阴生津食物，如白茅根、西瓜、凉瓜、西红柿、绿豆、冬瓜、木耳、丝瓜等。

2. 桑葚：生活常识认为，桑葚味甘酸，性微寒，具有补肝益肾、生津润肠、乌发明目等功效。桑葚入肠胃，有助于增进胃肠蠕动，还具有改善皮肤的血液供应，营养肌肤，延缓衰老，对很多其他慢性疾病也有一定辅助作用。但值得提醒的是，小孩不宜多吃桑葚。桑葚性偏寒，脾胃虚寒的人不宜食用。鲜食桑葚以紫黑色为补益上品，未成熟的不能吃。

芒种养生药膳食谱

1. 丝瓜粥

鲜丝瓜1条，粳米100克，白糖少许。将鲜丝瓜去皮和瓤，粳米淘洗干净备用，将粳米放入锅内，鲜丝瓜切成长2厘米、厚1厘米块，放入锅内，加入清水适量。置武火上浇沸，再用文火煮熟成粥，加入白糖即成。鲜丝瓜嫩者可不去瓤，直接切块。此粥有清热解毒、凉血通络、润肌肤的功效。

2. 五叶芦根饮

藿香叶、薄荷叶、荷叶各3克，枇杷叶、鲜芦根、佩兰叶各30克，冬瓜60克，白糖适量。将上料洗净，先以枇杷叶、冬瓜共煎汤代水约500ml，再加入其药同煎10分钟，调入白糖即成。有芳香化湿、健脾醒胃的功效。

3. 苡仁赤豆汤

苡仁、赤小豆各30克，红枣5枚，白糖1匙。前2味洗净入锅，加水2大碗，小火慢煮1小时，加红枣、白糖煮30分钟，至豆烂离火，当点心吃。可清热、健脾、利湿、养肝。

4. 薏苡百合荸荠煲

薏苡仁30克，百合30克，荸荠250克。将薏苡仁、百合洗净，用温水发透，荸荠去皮洗净，从中间切开。将荸荠、薏苡仁、百合同入瓦锅内，加入清水适量，置武火上浇沸，再用文火炖煮45分钟。可健脾、养阴、清热。

5. 薏苡杏仁粥

薏苡仁30克，杏仁10克，粳米100克，冰糖少许。将薏苡仁、粳米淘洗干净，杏仁去皮，洗净。先将薏苡仁、粳米放入锅中，加适量水，武火煮沸，再以文火熬煮至半熟，放入杏仁，继续用文火熬煮到米熟粥成，加入冰糖即成。有健脾、祛湿、补肝的功效。

夏至

夏至是二十四节气中最早被确定的一个节气，代表着夏天已经过了一半。每年的夏至从6月21日（或22日）开始，至7月7日（或8日）结束。6月21日为夏至日，此时太阳直射北回归线，是北半球一年中白昼最长的一天，南方各地从日出到日没大多为十四小时左右。夏至日是我国最早的节日。夏天的炎热是从夏至之后开始的，很多地区到了夏至之后，天气可以达到40℃左右的高温，而很多夏季疾病也都开始进入多发时节。夏至时节是阳气最旺的时节，夏至时节养生要顺应夏季阳盛于外的特点，注意保护阳气，着眼于一个"长"字。夏季炎热，更宜调息静心，心静自然凉，这里所说就是夏至时节养生中的精神调养，下面就为大家介绍下夏至时节的养生方法。

夏至时节的养生方法

1. 营养摄入要均衡

专家表示，夏天炎热，人体出汗多，水分和矿物质流失大，同时人体活动增加，对能量的需求也较冬天为多，因此应注意膳食营养摄入的两个均衡：

一是各种营养成分的均衡。对大多数人而言，只要不偏食、不挑食，注意好饮食中荤素、粗精的搭配，使蛋白质，维生素B、E、C，碳水化合物，以及钙、镁、锌等矿物质得到全面均衡的摄入，一般就能避免营养失衡。特别是可以多吃瓜果类应季蔬菜，维生素和矿物质的摄入会比较好。同时，夏季饮食应以清淡为主，少食肥腻。

二是进、出的均衡。夏季饮食的秘诀，同样就是进、出平衡的原则，身体消耗多少热量，就需要补充多少热量，热量不足会降低人体机能，而摄入过量则会造成脂肪堆积导致肥胖，对健康不利。

同样，夏季人体活动多，生理机能旺盛，消耗的蛋白质、维生素、矿物质也相应增多，这就需要了解自己缺乏哪些成分，进行针对性的饮食和营养添加剂补充。

2. 碱：多进食碱性食物

专家介绍，人体正常状态下，机体的PH值应维持在7.3～7.4之间，即略呈碱性。机体PH值若较长时间低于7.3，就会形成酸性体质，使身体处于亚健康状态，其表现为机体不适、易疲倦、精神不振、体力不足、抵抗力下降等。这种状况如果得不到及时纠正，人的机体健康就会遭到严重损害，从而引发心脑血管疾病和癌症、高血压、糖尿病、肥胖等严重疾患。

需要提醒读者的是，夏天人体新陈代谢旺盛，体内产生的酸性废物较冬春季节为多，所以就特别需要注意一点：多进食碱性食物，以保证人体正常的弱碱性。这里的碱性食物不是指其本身酸碱度为碱性，而是在人体内分解代谢后呈碱性，例如水果含果酸，呈酸性，但进入人体分解后就呈碱性，这才是我们需要的碱性食物。

碱性食品包括各种蔬菜和大部分水果。它们除了增高体内碱性，还供给各种营养素，包括多种维生素、矿物质、酶、抗氧化剂、纤维素等，非常值得夏季多多进食。而可乐和各色汽水、酒类、牛奶和各色奶制食品、含糖分的甜品、点心、肥肉、红肉（如牛、羊、猪肉）等，大多属于酸性食品，不宜过多食用。

3. 正确补水：补水要及时正确

夏季气温高，人体汗液分泌旺盛，水分自然会流失比较大，因此必须及时补充水分。但是补充水分光及时还不够，尚需注意"正确"二字。专家指出，符合卫生标准的矿泉水是夏季补水的理想来源，除了补充组织细胞丧失的水分外，它还能够给人体补充一些随汗液排出而流失的无机盐矿物质，可谓一举两得。对符合卫生标准的纯净水，特别渴的时候是不错的补水来源，但因为其中为人体所必需的矿物质被过滤掉了，没法给人体补充汗液中流失的无机盐，所以暂时止渴可以，长期依赖则不利于健康。此外，补水的量也要正确。通常说的"每天要喝8大杯"其实不科学，因为每个人失水量不同，需要补充的量自然各异。基本的标准是让自己不口渴、眼睑丰润有光泽。如果过量饮水，一来加重肾脏负担，二来反而会造成水中毒，损害健康。

4. 晚睡早起中午打个盹

专家说，夏至是阳气最旺的时节，这天白昼最长、夜晚最短，养生保健要顺应夏季阳盛于外的特点，注意保护阳气。但同时这段时间尽管天气炎热，阴气也开始生长。

所以在这个时节，为顺应自然界阴阳盛衰的变化，一般宜晚睡早起，并利用午休来弥补夜晚睡眠的不足。年老体弱者则应早睡早起，尽量保持每天有7小时的睡眠时间。

5. 调整呼吸整理情绪

夏天气温高，容易使人烦躁或倦怠。因此精神调养很关键。古书《素问·四气调神大论》记载："使志无怒，使华英成秀，使气得泄，若所爱在外，此夏气之应，养长之道也"。就是说，夏季要神清气和，快乐欢畅，心胸宽阔，精神饱满，如万物生长需要阳光那样，对外界事物要有浓厚的兴趣，培养乐观外向的性格，以利于气机的通泄。与此相反，举凡懈怠厌倦，恼怒忧郁，则有碍气机通跳，皆非所宜。

嵇康的《养生论》对炎炎夏季也有其独到见解，认为夏季炎热，"更宜调息静心，常如冰雪在心，炎热亦于吾心少减，不可以热为热，更生热矣。"即我们所熟知的心静自然凉。

俗话说"心静自然凉"，其实就是夏天调整情绪的一个办法。也就是说，在炎热的夏天，我们应当调整呼吸，使心神安静，意念中如能想象着心中存有冰雪，便不会感到天气极其炎热了。在此期间，应注意保持积极心态，尽量少发火。

6. 常运动：暑易伤气少喝凉开水

夏季运动最好选择在清晨或傍晚天气较凉爽时进行，场地宜选择在河湖水边、公园庭院等空气新鲜的地方，有条件的人可以到森林、海滨地区去疗养、度假。锻炼的项目以散步、慢跑、太极拳、广播操为好，不宜做过分剧烈的活动。若运动过激，可导致大汗淋漓，汗泄太多，不但伤阴气，也会损阳气，还易中暑。

在运动锻炼过程中，出汗过多时，可适当饮用淡盐开水或绿豆盐水汤，切不可饮用大量凉开水，更不能立即用冷水冲头、淋浴，否则会引起寒湿痹证、黄汗等多种疾病。冷食不宜多吃，贪多定会寒伤脾胃，令人吐泻。西瓜、绿豆汤、乌梅小豆汤，虽为解渴消暑之佳品，但不宜冰镇食之。

夏季炎热，"暑易伤气"，若汗泄太过，令人头昏胸闷，心悸口渴，恶心甚至昏迷。安排室外工作和体育锻炼时，应避开烈日炽热之时，加强防护。

7. 淋温水，洗掉疲劳增加抵抗力

每日温水洗澡也是值得提倡的健身措施，不仅可以洗掉汗水、污垢，使皮肤清洁凉爽消暑防病，而且能起到锻炼身体的目的。同时，改善肌肤和组织的营养，降低肌肉张力，消除疲劳，改善睡眠，增强抵抗力。

另外，夏日炎热，腠理开泄，易受风寒湿邪侵袭，睡眠时不宜扇类送风，有空调的房间，

室内外温差不宜过大，更不宜夜晚露宿。

夏至的易发疾病及调理方法

1. 温度低，诱发过敏症状

环境变化，像温差大，或者温度太低，过敏症状就容易出现。低温会刺激鼻腔，气管，连带诱发呼吸道问题，许多过敏体质的人都有经验，冷气房待久了，鼻水直流，喷嚏猛打，咳嗽咳不停，严重的甚至还会诱发气喘。

有些人自认不是过敏体质，但一吹冷气同样出现上述不适情形，那就应该怀疑自己其实也有过敏问题，不妨就医进一步确认。

老年人的呼吸道也常成为吹冷气的受害对象，尤其有慢性肺气肿的人，低温会使排痰动作不顺，久了就造成气管发炎或肺炎。

此外，长时间处于低温下，我们身体微血管自然会收缩，肌肉紧绷，新陈代谢变慢，而且肠胃活动也减弱，连带影响循环、消化等功能。

从中医角度看，体质虚寒怕冷，血液循环不良，经常手脚冰冷的人，一直待在冷气房更易加重问题；加上久坐办公室，或因为冷而全身缩成一团，缺少活动，不适症状更明显。下肢是我们的第二颗心脏，久坐不走动，下肢肌肉无法正常收缩，并挤压深层血管，使血液向上回流，长久下来，血液循环功能尤其是末梢的循环会变得更糟。

更不幸的是，如果办公位置在出风口正下方，或长时间开车，如计程车公车司机等，身体一些部位经常受冷风直吹，特别是全身的关节部位，如头部，肩颈，下肢关节等，原本循环及温度调节功能就比较不好，又缺少肌肉、脂肪覆盖保温，长时间冷气直吹关节，就容易僵硬疼痛。

对策一：保暖。喝姜茶，穿外套，起身走动

除了维持空调温度在摄氏 25 度以上，还有几个保暖措施：

■过敏性鼻炎或气喘患者，在冷气房里可考虑戴上口罩，利用自己呼出的热气为口，鼻加温，减少呼吸道不适症状。

■在办公室放一件长袖外衣，围巾或大披巾等保暖衣物，尤其经常穿短（无）袖上衣或裙子的上班族女性，身体外露面积较多，在冷气房里受凉机会增加，更需保暖。

■身体感觉冷时，特别是经常手脚冰凉的人，可喝一点姜茶驱寒，但不宜多喝，否则可能愈喝愈冷。因为姜有"发散"作用，会使血管扩张，饮用过多，反而让体温散失，就像喝酒一样，刚开始血液循环加快而身体发热，但喝到最后，反而畏寒。

■坐着工作每1小时起来活动一下。虽然用 MSN 和同事沟通很方便，但不妨直接走到对方座位，面对面谈更清楚，也让自己有机会动一动。如果离不开座位，也记得抬一抬脚，转一转脚踝，帮助血液循环。

■规律运动，流一流汗。从养生角度，夏天本就应该接受外界阳气，适度的流汗，如果一直待冷气房，该流的汗流不出去，久了并不利于健康。

2. 湿度低，眼干涩皮肤痒

除了低温影响健康，长时间开冷气会降低环境湿度，甚至过于干燥，也会让人不舒服，而老年人、隐形眼镜族、长时间使用电脑族及异位性皮肤炎患者最需注意。

眼睛干涩是常见问题：

上班族长时间盯电脑或看书，看文件，眨眼次数减少，泪水分泌也随之变少，眼睛缺乏滋润。更糟的是，空调环境湿度低，散失更多的眼球水分，不止眼睛干涩不适，眼皮和眼球之间的摩擦也变大，更可能造成眼球慢性发炎。

干燥使皮肤也深受其害，特别是异位性皮肤炎患者。

夏天汗流浃背，汗水刺激会让异位性皮肤炎的人发痒难耐，因此待在干凉的冷气房的确比较舒服，待久了，又会因为太干燥而出现痒症。

对策一：保湿：多眨眼，擦乳液，减少佩戴隐形眼镜

在家里，可调整吹冷气的时间，避免开太久让室内太干燥。不妨搭配使用电风扇。电风扇会让空气流动，但不会影响湿度，比一直吹冷气好。

对策二：桌上放一杯水，帮助调节周遭环境湿度，并且有意识地多眨眨眼，保持眼睛湿润。

对策三：每隔40～60分钟就让目光移开电脑，书本，望一望远处，或闭眼休息5分钟，再继续工作。

对策四：长时间戴隐形眼镜易让眼睛干涩不适，尤其是在干燥的空调环境下，最好避免一直戴着。

对策五：适当涂擦乳液保湿，尤其洗手之后，趁水分还停留在皮肤时，尽快用乳液锁住水分，可防止水分散失。

3. 温差大，头痛来报到

外勤工作不必一直待在低温环境，但却要面临另一个让人"头痛"的问题——在室外像待"烤炉"，进室内又如入"冰宫"，忽冷忽热，温差有时高达10度以上，最容易引起头

痛不适。

高温下，我们血管，肌肉会自然扩张，但一下子进到低温冷气房，就会突然收缩紧绷，瞬间引起头痛，"就像大口吃冰，突然遇冷，也会因血管剧烈收缩而出现头痛一样。"专家说。有些人长期疲劳，肩颈肌肉僵硬，再加上长期吹冷气，肌肉痛、头痛情况会更频繁明显，尤其到下午接近下班时，累积一整天的疲累，痛得更厉害。

此外，天气一热，许多人洗了头没有马上吹干，或者在外面淋了雨，没擦干就进办公室吹冷气或电风扇，头痛也容易来报到。

对策一：颈部保暖，转头运动，按"风池穴"缓解头痛；

将冷气温度调高，不要造成室内外温差太大以外，有一些保健方法可预防头痛之苦；

对策二：从高温室外要进入冷气房时，先在冷气不强的地方待一会，如办公大楼的一楼大厅、走道、楼梯间等，等身体适应温度变化，再进入低温区。

对策三：穿薄外套或披围巾，丝巾保暖，尤其包覆肩颈，避免突然的温度变化。

对策四：适度刮痧也可促进肩、背部的气血畅通。不过，一星期不宜超过一次。

刮痧时，力道不宜太大，以免刮伤皮肤或伤害微血管，同时避开颈部，以免压迫颈动脉，引起中风等严重问题。

夏至养生药膳食谱

1. 薄荷芦荟捞

原料：绿豆50克，芦荟50克，芦荟汁适量，糖油10克，绿薄荷（配制酒）15克。

步骤：绿豆放入水中煮至熟烂，加入冰块。芦荟去皮切丁。糖油调匀倒入杯中。放入绿薄荷酒、芦荟丁、芦荟汁、绿豆和冰块即可。

营养功效：散邪解毒、解暑、通便、美容。

适宜人群：凡风热感冒，风温初起之头痛、目赤、口疮，风疹，胸胁胀闷，热结便秘，小儿疳热虫积，药食中毒，肌肤暗疮、粗糙等人，皆可一试。

2. 椰汁西米芒果捞

原料：椰汁200克，芒果50克，芒果酱10克，西米50克，炼乳10克，冰块3块。

步骤：西米用开水煮好。椰汁放入炼乳调匀，放入西米，倒入杯中。加入芒果丁、冰块、芒果酱即可。

营养功效：解暑生津、益胃、止咳、明目，以及有助于防治心脏病和肿瘤。

适宜人群：凡中暑、烦热口渴、咽干目眩、食欲不振、消化不良、咳嗽、血脂高、肌肤暗黄、视物不明之人和肿瘤病人等，皆可食之。

3.黑珍珠芒果捞

原料：血糯米50克，椰汁200克，芒果50克，芒果酱15克，炼乳15克，冰块3块。

步骤：血糯米放入水中煮至熟烂。芒果去皮切丁。椰汁放入炼乳调匀后倒入杯中，放入血糯米、芒果丁、芒果酱、冰块即可。

营养功效：健脾益肾、解暑生津、祛痰止咳、降血脂、美白肌肤，有助于防治心脏疾病和肿瘤等。

适宜人群：凡不耐暑热、脾胃虚弱、纳食不佳、心血管疾病、肿瘤、肌肤暗沉、雀斑等人，均可食用。

4.高粱苹果西瓜捞

原料：苹果汁100克，高粱米50克，西瓜50克，西瓜汁100克，苹果50克，冰块3块。

步骤：高粱米加水煮至熟烂。苹果、西瓜去皮切丁。苹果汁、西瓜汁倒入杯中搅拌均匀。放入高粱米、水果丁、冰块即可。

营养功效：润肺、益胃、降低胆固醇、美容，有助于防治癌症和心血管疾病。

适宜人群：凡小儿消化不良、胃肠功能欠佳、中暑、烦热口渴、心脏病、高血压、肾炎、尿路感染、口疮等患者，均可一试。

小暑

绿树浓荫，时至小暑。这个时候，江淮流域梅雨先后结束，我国大部分地区降水明显增加，且雨量比较集中，而长江中下游地区则一般为副热带高压控制下的高温少雨天气。夏季真正的开始，也就是炎热天气真正的到来是随着小暑节气的到来而开始的，很多地方在小暑之后天气也都渐渐的超过30℃，也就是进入了真正的夏季。小暑是二十四节气的第11个节气，也是人体阳气最旺盛的时候，"春夏养阳"。所以人们在工作劳动之时，要注意劳逸结合，保护人体的阳气。很多人在防暑降温的同时，也在考虑小暑节气怎样养生这个问题。那么，小暑怎样养生比较好呢？

小暑时节的养生方法

1.小暑时节要保持心性清宁，注意清热去火

时当小暑之季，气候炎热，人易感心烦不安，疲倦乏力，在自我养护和锻炼时，我们

应按五脏主时，夏季为心所主而顾护心阳，平心静气，确保心脏机能的旺盛，以符合"春夏养阳"之原则。《灵枢百病始生》曰："喜怒不节则伤脏"，这是因为人体的情志活动与内脏有密切关系，有其一定规律。不同的情志刺激可伤及不同的脏腑，产生不同的病理变化。中医养生主张一个"平"字，即在任何情况之下不可有过激之处，如喜过则伤心，心伤则心跳神荡，精神涣散，思想不能集中，甚则精神失常等。心为五脏六腑之大主，一切生命活动都是五脏功能的集中表现，而这一切又以心为主宰，有"心动则五脏六腑皆摇"之说，然，心神受损又必涉及其他脏腑。在情志方面，喜为心之志，这"喜"是在不过的情况下，舒缓紧张的情绪，使心情舒畅气血和缓。故夏季养生重点突出"心静"二字就是这个道理。

2. 小暑时节可多晾晒衣服、被褥

"六月六"相传是龙宫晒龙袍的日子。因为这一天差不多是在小暑的前夕，为一年中气温最高、日照时间最长、阳光辐射最强的日子，所以家家户户多会不约而同的选择这一天"晒伏"，就是把存放在箱柜里的衣服晾到外面接受阳光的暴晒，以去潮，去湿，防霉防蛀。

3. 民间有"冬不坐石，夏不坐木"的说法

小暑过后，气温高、湿度大。久置露天里的木料，如椅凳等，经过露打雨淋，含水分较多，表面看上去是干的，可是经太阳一晒，温度升高，便会向外散发潮气，在上面坐久了，能诱发痔疮、风湿和关节炎等疾病。所以，尤其是中老年人，一定要注意不能长时间坐在露天放置的木料上。

4. 调节好体温和室温间的差别，且房间内外温差不能太大

室温保持在27℃，不宜太低。总之，夏季要在一个凉爽、干燥、舒适的环境中生活，切忌因贪凉而引发各种疾病。

5. 注意调节情绪

夏日天气炎热，情绪容易波动激动，导致血压上升，加重心脏负担，心绞痛、心肌梗塞、心力衰竭等疾病容易发作。此外，中风在夏天的发病率也相当高，需引起重视。值得一提的是，情绪波动过大还会导致肠胃功能的紊乱，呼吸系统疾病如哮喘等也与情绪有很大的关联。原本就有心脑血管疾病、高血压的患者在夏天一定要注意控制情绪，保持平和的心情，以降低疾病发作的风险。

6. 夏天多暑多湿，人往往感到头重脑疼，则容易抑郁、倦怠、胸闷、胃口不好

对于呼吸系统疾病患者而言，夏季要多注意保养，以防咳嗽、气管疾病的反复发作。而对于体质湿热者来说，手心脚心常有发热感，且在湿气和热气交相作用下，容易便秘，大便显得黄而臭。因此，小暑时节的饮食要清淡，便于消化。要多食用消热利湿的食物，比如绿豆粥、荷叶粥、红小豆粥等，用冬瓜与莲叶、薏米烧汤喝，也是以清湿热的清凉饮料。同时，还要注意调节好房间中的湿度，多开窗通风。

7. 保证睡眠时间

夏天昼长夜短，且夜间温度也较高，导致一些人夜间休息得不好，根据中医的说法，如此"阴阳失衡"，会加大心血管疾病的发作风险，如高血压患者易血压升高，心绞痛患者发作频率提高。因此在小暑这段时间里一定要保证足够的睡眠。这才能维持身体各项机能正常运转，建议成年人每天保证 7 小时的高质的睡眠。

8. 运动要适量，补充水分要及时

不少人存在这样一个误区：由于夏天出汗多就懒于运动了。其实夏日仍需维持适量的运动，但要注意不应在阳光下运动。同时，由于夏天运动出汗量更大，对排毒有好处，但要注意及时补充水分，防止出汗过多导致血黏度升高。提倡饭后一小时进行运动，且运动不宜太激烈，不要流过多汗。散步、慢跑、游泳等运动就很适合夏季进行。同时，夏季一定要多饮水，及时补充水分，排除毒素，减轻心脏负担。

小暑的易发疾病及调理方法

夏季是消化道疾病多发季节，在饮食调养上要改变饮食不节，饮食不洁，饮食偏嗜的不良习惯。饮食应以适量为宜。过饥，则摄食不足，化源缺乏，而致气血不足，引起形体倦怠消瘦，正气虚弱，抵抗力降低，继发其他病症；过饱，会超过脾胃的消化、吸收和运化功能，导致饮食阻滞、出现脘腹胀满嗳腐泛酸、厌食、吐泻等食伤脾胃之病。《素问·痹论篇》曰："饮食自倍，肠胃乃伤"，此即饮食要有节制之理。

夏季饮食不洁是引起多种胃肠道疾病的元凶，如痢疾、寄生虫等疾病，若进食腐败变质的有毒食物，还可导致食物中毒，引起腹痛、吐泻，重者出现昏迷或死亡。

因此，小暑时节，饮食要有节制，应侧重健脾、消暑、化湿，菜肴要做得清淡爽口，新鲜卫生。

小暑适宜吃的食物

中医认为此时宜多食酸味以固表，多食咸味以补心。从阴阳学角度看，夏月伏阴在内，

饮食不可过寒，心旺肾衰，即外热内寒之意，因其外热内寒，故冷食不宜多吃，少则犹可，贪多定会寒伤脾胃，令人吐泻。西瓜、绿豆汤、乌梅小豆汤，虽为解渴消暑之佳品，但不宜冰镇食之。夏季气候炎热，人的消化功能相对较弱，因此，饮食宜清淡不宜肥甘厚味，要多食杂粮以寒其体，不可过食热性食物，以免助热；冷食瓜果当适可而止，不可过食，以免损伤脾胃；厚味肥腻之品宜少勿多，以免化热生风，激发疔疮之疾。

1. 绿豆

中医指出，绿豆绿豆性凉，味甘，可以消暑益气、润喉止渴，并且有预防中暑、利尿下气、解热清毒的功效。因此，喝绿豆汤对热肿、热渴、热痢、痈疽、痘毒、斑疹等病症，也有一定的治疗作用。另外，在食物或药物中毒后喝绿豆汤，能起到排除体内毒素的作用。

绿豆的清热之力在皮，如果只想消暑，将淘净的绿豆用大火煮沸10分钟就行了（或水开五分钟，绿豆不能煮开口），不要熬太久。这种汤颜色碧绿清澈，喝的时候不必把豆子一起吃进去。

绿豆的解毒之功在内，倘若为了排毒，最好把豆子煮烂。这样的绿豆汤色深浑浊，虽然消暑的作用差一些，然而解毒的效果却更强。

提示：由于绿豆性凉，身体虚寒或脾胃虚寒者过食，会出现阴寒更甚而出现畏寒肢冷、腹痛腹泻；阴虚者也不宜食，绿豆之寒性更伤阴液，致虚火旺盛而出现口角糜烂、牙龈肿痛等。因此脾胃虚寒、肾气不足、腰痛的人不宜多吃。

2. 西瓜

中医认为，西瓜不仅生津止渴，营养丰富，而且有很高的药用价值。西瓜性甘寒，入心、脾两经，具有清热解暑，止渴除烦的功效。据《食用本草》记载："西瓜性寒解毒，有天性白虎汤之号。"白虎汤是治疗热性病的良方，是由中药石膏、知母、甘草、粳米组成的，具有清热生津的功效，主治阳暑等病。由此可见，西瓜是解暑的良药，夏令常吃，能预防中暑及辅助治疗其他温热病。

西瓜皮又叫"西瓜翠衣"，中药店都有出售，性味甘凉，有清热解暑、利尿的功效，可治疗口舌唇内生疮等疾病。

西瓜仁与甜酒煎服，可治疗跌伤、扭伤等症，具有活血化瘀的作用。

提示：西瓜属于生冷水果，过量食用易伤脾胃。故脾胃虚寒、消化不良、大便滑泄者少食为宜，多食则会腹胀、腹泻、食欲下降，导致寒湿增多诱发疾病。另外，大量摄入西瓜会冲淡稀释胃液导致消化不良和胃肠道抵抗力下降。建议正常人的西瓜摄入量控制在400

克／天左右，根据自身个体膳食平衡的要求确定实际摄入量。

3. 黄瓜

《本草求真》里提到黄瓜"气味甘寒，服此能清热利水"，因此，炎热的夏天多吃些黄瓜是有好处的。黄瓜的含水量为96%～98%，为蔬菜中含水量最高的。它含的纤维素非常娇嫩，这对促进肠道中腐败食物的排泄和降低胆固醇均有一定作用。

4. 冬瓜

有良好的清热解暑功效。夏季多吃些冬瓜，解渴消暑、利尿。因其利尿，且含钠极少，所以是慢性肾炎水肿、营养不良性水肿、孕妇水肿的消肿佳品。它含有多种维生素和人体所必需的微量元素，可调节人体的代谢平衡。

5. 茄子

《本草纲目》上说"茄子味甘、性寒、无毒。主治寒热、五脏劳损及瘟病。吃茄子可散血止痛，去痫利尿，消肿宽肠"。《医林纂要》称茄子"宽中、散血、止泻"。现代医学研究表明，茄子中丰富的维生素P，可增强细胞间的黏着能力，能防治微血管脆裂出血和促进伤口愈合。因此，常吃茄子可防治脑溢血、高血压、动脉硬化等病症，对慢性胃炎等也有一定治疗作用。

小暑养生药膳食谱

1. 炒绿豆芽

［配料］新鲜绿豆芽500克，花椒少许几粒，植物油、白醋、食盐、味精适量。

［做法］豆芽洗净水淋干，油锅烧热，花椒入锅，烹出香味，将豆芽下锅爆炒几下，倒入白醋继续翻炒数分钟，起锅时放入食盐、味精，装盘即可。

［功效］清热解毒，疗疮疡。

2. 素烩面筋

［配料］水面筋500克，葱、姜、食盐、淀粉、植物油、味精适量。

［做法］水面筋切薄片，葱、姜洗净切丝备用。油锅烧热，将水面筋入锅，煸炒至焦黄，加葱、姜煸炒数分钟，兑水一碗，加食盐，待面筋熟透后，放入味精，再用淀粉勾芡，汤汁明透即可。

［功效］解热、除烦、止渴。

3. 素炒豆皮

［配料］豆皮2张，植物油、食盐、葱、味精各适量。

[做法] 豆皮切丝，葱洗净切丝。油锅烧至 6 成热，葱丝下锅，烹出香味，将豆皮丝入锅翻炒，随后加食盐，炒数分钟后，加味精，淋上香油搅匀起锅。

[功效] 补虚，止汗。适合多汗、自汗、盗汗者食用。

4.西瓜番茄汁

[配料] 西瓜半个，番茄 3 个大小适中。

[做法] 西瓜去皮、去籽，番茄沸水冲烫，剥皮去籽。二者同时绞汁，两液合并，随量饮用。

[功效] 清热、生津、止渴。对于夏季感冒，口渴、烦躁，食欲不振，消化不良，小便赤热者尤为适宜。

大暑

大暑，二十四节气之一。在每年的 7 月 23 日或 24 日，太阳到达黄经 120°。《月令七十二候集解》："六月中，……暑，热也，就热之中分为大小，月初为小，月中为大，今则热气犹大也。"这时正值"中伏"前后，是一年中最热的时期，气温最高，农作物生长最快。《通纬·孝经援神契》："小暑后十五日斗指未为大暑，六月中。小大者，就极热之中，分为大小，初后为小，望后为大也。"

大暑节气前后是全年天气最热的阶段，因此要在养生事项上格外注意。

大暑时节的养生方法

在炎热的大暑季节，人们容易出现全身乏力、食欲不振、出汗、头晕、心烦、昏昏欲睡等症状，甚至被中暑、腹泻等疾病所困扰。而大暑养生也就成了人们十分关注的话题，那么大暑如何做到科学养生呢？大暑季节的养生，归纳起来，就是一个"清"字。这个清字包含了三层意思：

第一，心要清，就是精神上要清静下来。盛夏酷暑炎热，人体容易闷热不安和困倦烦躁。所以首先要使自己的思想平静下来、神清气和，切忌火暴脾气，避免因燥生热，要防止心火内生，心静自然凉。这样人体才不容易"上火"，头脑才清醒。

第二，清热解暑，这个多指饮食及药物。夏季的饮食应以清淡质软、易于消化为主，少吃高脂厚味及辛辣上火之物。清淡饮食能清热、防暑、敛汗、补液，还能增进食欲。多吃新鲜蔬菜瓜果，既可满足所需营养，又可预防中暑。主食以稀为宜，如绿豆粥、莲子粥、荷叶粥等。还可适当饮些清凉饮料，如酸梅汤、菊花茶等。但冷饮要适度，不可偏嗜寒凉之品，否则会伤阳而损身。如果人体内有暑热，还可以服用一些清热祛暑的药物，如桑菊饮、玄麦甘桔颗粒等中成药。

第三，要清凉，这个多指穿着及生活环境。夏季不要穿得太厚，很多年轻的女性朋友喜欢在这个季节穿牛仔服饰，但是夏季不适合穿这种质地不够清透的衣物。衣服颜色尽量以浅色为主，这样才能少吸热。衣服的布料尽量选用棉质及亚麻，这样容易吸汗和透气。居室宜清凉，早晚室内气温低，应将门窗打开，通风换气。中午室外气温高于室内，宜将门窗紧闭，拉好窗帘。阴凉的环境会使人心静神安。散步避免远途跋涉，应就近寻幽。早晨，曙光初照，空气清新，可到草木繁茂的园林散步锻炼，吐故纳新。傍晚，可漫步徜徉于江边湖畔，习习的凉风会使你心静似水，化解心头的烦闷，暑热顿消。

第四，夏季炎热之气盛，应晚睡早起，顺应自然，保养阳气。由于夏天气温高，晚上睡眠时间较短，要适当午睡，以保持充沛的精力。夏季人的消化功能较弱，食物调养应着眼于清热消暑，健脾益气。因此，饮食要选清淡爽口、少油腻、易消化的食物。酷暑盛夏，因出汗多，常感口渴，适当用些冷饮，可帮助体内散发热量，补充水分、盐类和维生素，起到清热解暑的作用。但过食冷饮会使胃肠受寒，也会引起疾病。特别是老年人，脾胃虚弱，更应该注意胃肠的保养。

大暑的易发疾病及调理方法

1. 中暑

大暑节气正值"三伏天"内，是一年中最热的时期，气温最高，这样的特点给人们的工作、生产、学习、生活各方面都带来了很多不良影响。人在高温环境中，体温调节失去平衡，肌体大量蓄热，水盐代谢紊乱。就容易中暑。因此，这段时间内公众要注意防暑降温，小心中暑。一旦发生中暑，应立即将患者移至通风处休息，给其喝些淡盐水、绿豆汤、西瓜汁、酸梅汤等。

预防：

1）在烈日下做好防晒工作

2）保证充足的睡眠

3）多洗温水澡帮助体温散发

4）多吃蔬菜瓜果，适量饮用盐开水、绿豆汤、酸梅汤等清凉饮料

2. 肠道传染病

大暑天时气温高，食物容易腐坏变质，而且各种蚊虫的繁殖也快，成为传播疾病的渠道。易发的肠道传染病主要有霍乱、痢疾、甲肝、食物中毒、水中毒等。因此，应少吃或不吃隔夜隔餐的饭菜；餐具、食物等要防苍蝇、蚊虫叮咬，做好洗涤消毒工作；买来的海鲜等水产品一定要煮熟煮透，不可生吃；不喝生水，防止水污染；保持室内外环境卫生，消灭苍蝇、蟑螂、老鼠等；注意个人卫生，常洗手洗澡。

3. 热中风

主要原因：由于室内与室外气温相差太大，若频繁出入房间，忽冷忽热使脑部血管反复舒缩。发生在患有心血管病的中老年人身上。

预防：适当地调整空调的温度，使室内外温差不超过 7℃，多喝白开水或淡茶水都可以预防热中风。

大暑适宜吃的食物

1. 醋

醋在烹调中必不可少，夏季菜中放醋更是有益。夏天细菌繁殖活跃、肠道传染病增加，此时，醋能对各种病菌有较强的杀伤作用。

2. 苦味菜

俗话说：天热食"苦"，胜似进补。苦味食物中含有氨基酸、苦味素、生物碱等，具有抗菌消炎、解热祛暑、提神醒脑、消除疲劳等多种功效。

3. 鸭肉

鸭肉味甘、咸、性凉，从中医"热者寒之"的治病原则看，特别适合体内有热的人食用，如低烧、虚弱、食少、大便干燥等病症。

4. 热茶

茶叶中富含钾元素，既解渴又解乏。美国的一项研究指出，喝绿茶还可以减少 1/3 因日晒导致的皮肤晒伤、松弛和粗糙。据英国专家的试验表明，热茶的降温能力大大超过冷饮制品，乃是消暑饮品中的佼佼者。

5. 西瓜

西瓜味甘甜、性寒，民间又叫"寒瓜"，是瓜类中清暑解渴的首选。民间有"每天半个瓜，酷暑能算啥"的说法。夏天出现中暑、发热、心烦、口渴或其他急性热病时，均宜用西瓜进行辅助治疗。

6. 绿豆粥

夏天多吃粥类食品，是我国传统的保健方法，对身体大有好处。喝粥最好喝绿豆粥，绿豆性凉，有清热解暑的功效。用于防暑的粥还有荷叶粥、鲜藕粥、生芦根粥等。

7. 果蔬汁

夏天四肢倦怠时，多喝些果蔬汁是不错的选择。因为新鲜果蔬汁能有效为人体补充维生素以及钙、磷、钾、镁等矿物质，可以增强细胞活力及肠胃功能，促进消化液分泌、消除疲劳。

8. 西红柿

德国和荷兰两国科学家的研究结果表明，多吃西红柿可防晒。如果每天食用 40 克西红柿酱，被太阳晒伤的风险将减少 40%。科学家认为，这可能是番茄红素在起着主要的作用。

立秋

大暑之后，时序到了立秋。秋是肃杀的季节，预示着秋天的到来。历书曰："斗指西南维为立秋，阴意出地始杀万物，按秋训示，谷熟也。"这时太阳黄经为 135 度。从这一天开始，天高气爽，月明风清，气温由热逐渐下降。有谚语说："立秋之日凉风至"，即立秋是凉爽季节的开始。但由于我国地域辽阔幅员广大，纬度、海拔高度不同，实际上是不可能在立秋这一天同时进入凉爽的秋季的。从其气候特点看，立秋由于盛夏余热未消，秋阳肆虐，特别是在立秋前后，很多地区仍处于炎热之中，故素有"秋老虎"之称。气象资料表明，这种炎热的气候，往往要延续到九月的中下旬，天气才真正能凉爽起来。

立秋节气后早晚温差变大，白天尤其是午间依然要注意防暑降温，要多喝水、多食用瓜果，以清热祛暑。立秋之后就是迎来"秋老虎"天气的时候，这段时间内，天气会更加炎热，那么，面对这样炎热的天气，人们注意哪些养生方面的细节呢？

立秋时节的养生方法

立秋后，阳气转衰，阴气日上，自然界由生长开始向收藏转变，根据顺应四时的养生原则，秋冬养阴。中医认为，肺与秋季相应，而秋季干燥，气燥伤肺，肺气虚则机体对不良刺激的耐受性下降，易产生疾病，因为需要润燥、养阴、润肺。从五行生旺推算，此时肝脏、心脏及脾胃处于衰弱阶段，而立秋后肺功能开始处于旺盛时期，根据阴阳调和，机体平衡的原理，要加强对这些器官的调养，使肺气不要过偏，影响机体健康。

由此可见，秋内应于肺，肺在志为悲（忧），悲忧易伤肺，肺气虚则机体对不良刺激的耐受性下降，易生悲忧之情绪，所以在进行自我调养时切不可背离自然规律，循其古人之纲要"使志安宁，以缓秋刑，收敛神气，使秋气平；无外其志，使肺气清，此秋气之应，养收之道也"。

1. 精神调养

我们首先要注意的便是精神方面。初秋免不了出现"秋老虎"的炎热天气，这种气温高、湿度大的"桑拿天"最容易令人心情烦躁，很多人在这段时间总是会频繁的出现心烦气躁，情绪不稳，睡眠不佳等情况。如果这些情绪问题不注意控制的话，就会直接影响到血压以及血糖的波动，而且还会让人感觉到五心烦热。因此我们应积极防范"情绪中暑"。要做到内心宁静，神志安宁，心情舒畅，切忌悲忧伤感，即使遇到伤感的事，也应主动予以排解，以避肃杀之气，同时还应收敛神气，以适应秋天容平之气。如果人体违逆了秋季收敛之气，就要伤害肺气。秋季伤害了肺气，到了冬季，就要发生飧泄的病变，这是因为人在秋季养"收气"不足，到冬季奉养"藏气"力量不够的缘故。中午天热的时候应减少外出，可以喝点清凉解暑的绿豆汤，遇事保持心平气和，少生闲气。只有心静安闲，排除杂念，精神愉快，才能强健体魄以及以及消暑降温。

2. 饮食调养

天气越炎热我们人体的消化功能就越薄弱，所以这个时候的饮食千万不要过于油腻，应该以清淡易消化为主。而且这个时候还要多吃一些杂粮类食物，这样才能有利于降低人体温度，最好是少吃一些热性食物，以免出现上火的情况。

但对于一些瓜果等寒凉的食物要注意适量摄取，如果过量的话，会损伤到肠胃更加影响到食欲。在夏季还需要注意多补水，以免出现过度缺水而导致中暑或者严重脱水。

3. 起居调养

四季养生最重要的便是顺应天时，夏季阳盛阴衰，这个时候应该晚睡早起。中医还强调，在夏季应该有一个睡子午觉的时间，而午时是指上午 11～13 时，子时是指夜间 11 时～次日凌晨 1 时，睡好子午觉是中医养生观。其主要原则是子时大睡，午时小憩，每天保持 7～8 小时睡眠。

夏秋之交是最难选择衣物的时候：暑热未尽，虽有凉风时至，但天气变化无常，因而着衣不宜太多，否则会影响机体对气候转冷的适应能力，易受凉感冒。

4. 慎防空调病

很多人都喜欢夏天整天待在空调房内，但它在给你带来清凉的同时，还给你带来了很多健康隐患。专家指出，空调房内的温度不宜与外界温度有多大的差异，已相差五度最为适合，如果室内外温差相差过大的话，忽冷忽热的情况会导致头痛、口干舌燥、流鼻涕等不适情况。

如果是吹电扇的话也要注意风速，最好是以微风为主，在吹电扇的时候还需要注意，千万不要直接吹头颈部。如果头皮温度下降会引起脑血管收缩，脑血流量也随之减少，如果严重的话还有脑中风的危险。

"秋老虎"季节还特别注意注意防暑降温，最好是随身携带一把遮阳伞或者是清凉油，除了可以防中暑之外还能应对突然中暑情况。

立秋的易发疾病及调理方法

俗话说："一夏无病三分虚"，立秋一到，气候虽然早晚凉爽，但仍有秋老虎肆虐，故人极易倦怠、乏力、纳呆等。

1. 慎食秋瓜防坏肚

民谚"秋瓜坏肚"是指立秋以后继续生食大量瓜类水果容易引发胃肠道疾患。夏令大量食瓜虽不至于造成脾胃疾患，却已使肠胃抗病力有所下降，立秋后再大量生食瓜果，势必更助湿邪，损伤脾阳，脾阳不振不能运化水湿，腹泻、下痢、便溏等急慢性胃肠道疾病就随之发生。因此，立秋之后应慎食瓜类水果，脾胃虚寒者尤应禁忌。

2. 多吃坚果防疟疾

疟疾是儿童在夏秋之际的常见传染病，又叫冷热病，是由疟原虫经由蚊叮咬传播的传染病，症状是寒战、高热。预防疟疾，最好的预防办法是灭蚊、防蚊咬。科学家发现，一种叫精氨酸的氨基酸能帮助儿童免遭疟疾的侵害，精氨酸的缺乏与人体中氧化氮的缺失有很大关联，而氧化氮能帮助人体抵御疟原虫的进攻。研究人员也发现，坚果中的精氨酸含量丰富。立秋后，儿童多吃坚果，能提高机体抗疟疾的能力。

立秋适宜吃的食物

立秋后，饮食上要多食酸味食物，少食辛辣食物，以助肝气，多食用平肝润肺的食物，如百合、藕、土豆、萝卜、木耳、山药、扁豆、枸杞、银耳、猪肉、鸭、鸡肉、兔肉、花生、黄鳝、鲫鱼、黄鱼、柚子、梨、苹果等。秋季是人体适宜进补的季节，但要选用"防燥不腻"的平补之品，如南瓜、莲子、桂圆、黑芝麻、红枣、核桃等。少吃葱、姜、蒜、韭、椒等辛味之品。忌多贪食瓜果，以免伤脾胃。

立秋会带来"秋燥"的有关疾病，应该多吃润肺的食物，饭前多饮鸡、鱼汤等。常吃些清热、生津、养阴的萝卜、西红柿、豆腐、藕、蜂蜜等。不吃或少吃辛辣、燥热、油腻的食物，少饮酒。

1. 牛奶

牛奶含有丰富的乳清酸和钙质，它既能抑制胆固醇沉积于动脉血管壁，又能抑制人体内胆固醇合成酶的活性，减少胆固醇的产生。

2. 葡萄

葡萄、葡萄汁与葡萄酒一样含有一种白黎芦醇，是能降低胆固醇的天然物质。动物实验也证明，它能使胆固醇降低，还能抑制血小板聚集，所以葡萄是高脂血症患者最好的食品之一。

3. 玉米

玉米含有丰富的钙、磷、硒和卵磷脂、维生素 E 等，均具有降低血清胆固醇的作用。印第安人几乎没有高血压、冠心病，这主要是得益于他们以玉米为主食。

4. 苹果

苹果因富含果胶、纤维素和维生素 C，有非常好的降脂作用。

如果每天吃两个苹果，坚持一个月，大多数人血液中的低密度脂蛋白胆固醇（对心血管有害）会降低，而对心血管有益的高密度脂蛋白胆固醇水平会升高。实验证明，大约 80% 的高脂血症患者的胆固醇水平会降低。

5. 大蒜

大蒜是含硫化合物的混合物，可以减少血中胆固醇和阻止血栓形成，有助于增加高密度脂蛋白。

6. 韭菜

韭菜除了含钙、磷、铁、糖和蛋白、维生素 A、C 外，还含有胡萝卜素和大量的纤维等，能增强胃肠蠕动，有很好的通便作用，能排除肠道中过多的营养，其中包括多余的脂肪。

7. 洋葱

洋葱含前列腺素 A，这种成分有舒张血管、降低血压的功能。它还含有稀丙基三硫化合物及少量硫氨基酸，除了降血脂外，还可预防动脉硬化。

8. 香菇

能明显降低血清胆固醇、甘油三酯及低密度脂蛋白水平，经常食用可使身体内高密度脂蛋白质有相对增加趋势。

9. 冬瓜

经常食用冬瓜，能去除身体多余的脂肪和水分，起到减肥作用。

10. 胡萝卜

富含果胶酸钙，它与胆汁酸磨合后从大便中排出。身体要产生胆汁酸势必会动用血液中的胆固醇，从而促使血液中胆固醇的水平降低。

立秋养生药膳食谱

1. 猪脊骨炖藕

具有益肾填髓，补充钙质，健脑强身的作用，适合立秋时节食用。

原料：猪脊骨1个，藕250克，精盐、葱段、生姜片、黄酒、味精各适量。

制作：

（1）把猪脊骨洗净、剁碎，放沸水锅里焯一下，捞出。

（2）去藕节和表皮，洗净、切片，猪脊骨放在锅里，加水适量。

（3）用大火煮沸，撇掉浮沫，添加精盐、黄酒、葱段、生姜片，再用小火炖煮到肉离骨，捞出骨头，拆掉肉，捅出脊髓。

（4）把脊髓、藕片放在汤中炖熟，拣去葱、生姜，添加味精即可。

2. 薏苡仁粥

取薏苡仁30～60克，粳米100克。将薏苡仁与粳米同放入锅中，水煮，熬成粥即可。此方健脾止泻、利水渗湿、祛湿除痹。适用于脾失健运、水湿内停之水肿、脚气、小便不利、泻泄、湿阻经络引起的四肢拘急、风湿痹痛，湿热壅滞之肺痈、肠痈等症。

3. 核桃粥

取核桃肉15克，粳米100克。将粳米洗净，与核桃肉一同放入锅内，加白糖适量、加水适量，置武火上烧沸，转用文火熬煮至熟即可。此方具有润肺止咳、补肾固精、润肠通便之功效。适用于肺燥咳喘、肾虚咳喘、腰膝酸软、阳痿遗精、小便频数、大便燥结等症。

4. 麦门冬粥

取麦门冬15～30克，粳米100～200克。冰糖适量。先将麦门冬用水煎，去渣留汁，再将粳米放入汁中。煮成粥，加适量冰糖即可。此方能养阴润肺、益胃生津、清心除烦。

适用于肺阴不足之干咳燥咳、劳嗽咯血、胃阴不足之口干、口渴，及心烦失眠、阴虚有热、身热夜甚等。

5. 鸭蛋银耳羹

取鸭蛋一个，银耳10克，冰糖适量。先将银耳泡软，用水熬煮至软熟，鸭蛋打至碗内调匀，然后倒入银耳羹内，加入适量冰糖，鸭蛋煮熟即成。此方滋阴润肺。适用于肺热咳嗽、久咳、咽炎、咽干痛、口渴、大便干结等。

6. 莲子芝麻羹

取莲子肉20克，芝麻15克，白糖适量。先将芝麻炒香，研成细末，莲子加水煮1小时左右，加入芝麻细末、白糖，再煮几分钟即可。此方补五脏、强肝肾、清心安神。适用于肝肾不足的眩晕、健忘、腰膝酸软、头发早白，肺阴虚的干咳少痰、皮肤干燥症，脾胃阴虚的大便干结，还可用于心肾不交或心肾两虚之失眠、心悸、遗精、尿频、白浊、带下、脾虚泻泄等症。

7. 百宴南瓜

取嫩南瓜一个，五花肉250克，粉丝少许，鸡蛋1～2个，姜、葱、味精、盐等调味品适量，高汤一碗。先将南瓜洗净，从有蒂的地方切去一个盖，挖去中间的瓜瓤待用，五花肉剁碎，粉丝用温水泡软后，切成小段，然后将五花肉、粉丝、姜末、葱花、盐、味精等搅在一起，加入适量高汤打入鸡蛋，搅匀成肉馅，将肉馅放入南瓜内，将盖盖上，放入一大盘内，隔水用大火炖3～4小时即可。此方补中益气止咳、清热解毒。适用于脾胃气虚之纳呆、消化不良、腹胀、体虚咳喘等症。

8. 山药百合炖兔肉

取淮山药、百合各30克，兔肉200～300克，生姜、盐等调味品适量。先将兔肉洗净，切成小块，然后与淮山药、百合及适量调味品同放入炖盅内，隔水炖1小时即可。此方润肺止咳、清心安神、补肾固精、润肠通便。适用于因肺脾肾不足引起的久泻久痢、尿频、食少便溏、肺热咳嗽、虚劳咳嗽、慢性气管炎及老年性糖尿病、妇女更年期综合征。

立秋护肤注意事项

1. 一定要将脸洗干净

不论肌肤如何干涩，只要脸部接触脏污的空气，就一定要卸妆洗脸。原则是洗脸时不要太过用力地按摩，并且选择含较高保湿成分的卸妆洗脸产品，充分搓揉起泡沫后再按摩。

女人啊，你的幸福在哪里？

洗完脸后，只要再用干净的毛巾吸掉脸部水分即可。同时秋天要降低彩妆的使用率。

2.注意防护紫外线侵害

有人以为秋天的太阳不如夏天那般毒辣，防晒美白的工作便疏忽了，殊不知秋阳的紫外线量其实是很大的，此时若外出一定要搽上具防晒系数的润肤霜、隔离霜或粉底，又因为秋天肌肤易干燥，最好选择含有保湿成分的。

3.对抗肌肤弹性减弱

肌肤在夏天所受到的伤害会在秋天时完全显现出来，不仅肌肤表现干燥，连本身的弹性也减弱，此时可以进行1～2周持续不断的密集滋润保养。每隔两三天使用保湿性较高的面膜敷一次脸，对于情况较糟的部位还可以按摩辅助，并配合维生素C的摄取，如此才能让肌肤尽快回复原本的健康。

4.为肌肤做好防冻保护

在十分寒冷的情况下，会使身体及皮肤的供血量因此而减少，而皮肤便会因此而缺乏养分和酸性物质，使皮肤看起来脆弱而且暗淡无光。在秋天使用一些含有高效物质的保养品，既可以激活物质交换，同时又可以提供防冻保护。加强皮肤的锻炼，增强皮肤的适应能力，以适应以后冬天寒冷的环境。

处暑

处暑时节的养生方法

处暑时节是一年天气由高到低的转折点，那么处暑时节应该怎样养生呢？处事养生的方法又有哪些呢？

1.处暑时节"宜安静性情"

处暑是一个反映气温变化的节气，时至处暑，虽然白天天气仍然炎热，但早晚已有凉意，秋燥也逐渐明显，此时养生也要适当调整。

处暑应重视精神调养，时至处暑，秋意越来越明显，大自然逐渐出现一片肃杀的景象，此时人们容易产生悲伤的情绪，不利于人体健康，因此，在精神调养上，秋天主"收"，所以情绪要慢慢收敛，凡事不躁进亢奋，也不畏缩郁结。"心要清明，性保持安静"，在时令转变中，维持心性平稳，注意身、心、息的调整，才能保生机元气。

处暑时节要注重收敛神气，使神志安宁，使情绪安静，切忌情绪大起大落，平常可多听音乐、练习书法、钓鱼等安神定志的课外活动。

在起居调养方面，处暑后气温逐渐下降，气温日较差增大，此时，在起居方面，要注意根据气温适时添减衣服。处暑节气正处在由热转凉的交替时期，自然界的阳气由疏泄趋向收敛，人体内阴阳之气的盛衰也随之转换，此时起居作息也要相应地调整，要注意早睡早起，早睡可以避免秋天肃杀之气，早起有助于肺气的舒展。

2. 运动饮食养生正当时

处暑后，气候宜人，适宜户外运动。可根据个人的体质做一些登山、慢跑、郊游等户外运动。但运动量不宜太过，尽量选择运动量较小的活动，因为秋天金容易克本，而肝是主筋的。所以，在运动的时候，要注意不要剧烈，做好准备活动，避免伤筋。同时避免大量出汗，以伤阳气。

在《遵生八笺》就有每日寅时（凌晨3～5点），正坐，向左右转头，两手捶背各五到七次，然后牙齿叩动三十六次，调息吐纳，吞咽津液。可以看出古人也重视处暑后的运动养生。简单易行的运动很多，要因人而异，比如可做广播体操，打太极拳、散步等。

3. 三招应对秋乏

俗语说，春困秋乏。那么我们该如何解除秋乏？一要保证充足睡眠，改掉夏季晚睡习惯，争取晚上10点前入睡，以比夏天增加1小时睡眠为好，并保证早睡早起。另外，适当午睡也利于化解秋乏。

4. 护好肚脐保健康

处暑节气过后，天气渐凉，人们也开始从防暑降温逐渐过渡到防寒保暖上来。大家都知道寒从脚上生的道理，却较少注意到肚脐也很容易受寒。肚脐部位的表皮最薄，皮下没有脂肪组织，但有丰富的神经末梢和神经丛，因此对外部刺激特别敏感，并且最容易穿透弥散。若防护不当，比如晚上睡觉暴露腹部，或者年轻爱美的女性朋友们喜欢穿露脐装，寒气都很容易通过肚脐侵入人体。如果寒气直中肠胃，就会发生急性腹痛、腹泻、呕吐；如果天长日久，寒气逐渐积聚在小腹部位，还会导致泌尿生殖系统的疾病，如男性的慢性前列腺炎、前列腺增生、阳痿，女性的痛经、月经不调，严重的还可出现闭经、不孕。

因此，除了根据天气变化增添衣物、晚上睡觉注意覆盖腹部外，还可以按摩肚脐，方法是先将双手掌心搓热，然后上下重叠放在肚脐上，按顺时针和逆时针方向分别揉按100次。如果寒气积聚日久，病症顽固，还可以取粗盐（腌咸菜用的）0.5～1公斤，将盐炒热后装入毛巾缝制的口袋中，放在肚脐上热熨。

处暑适宜吃的食物

处暑节气肝心少气，肺脏独旺，饮食上宜增咸减辛，助气补筋，以养脾胃。饮食上宜多食咸味食物，如可多食荸荠、沙葛、粉葛等，少食辛味食物如姜、葱、蒜、韭菜、八角、茴香等。

另一方面也可多食新鲜果蔬、多食银耳、百合、莲子、蜂蜜、糯米、芝麻、豆类及奶类等清润食品，以防秋燥。为顺应肺脏的清肃之性，还可结合药膳进行调理。

夏季天气炎热容易厌食、贪凉，这些不健康的饮食习惯对肠胃伤害极大。随着天气渐凉，一些人对美食的兴趣又高涨起来。但是秋季是一个增液养津的特殊时段，要特别注意饮食的合理与健康，适量增加优质蛋白质的摄入，如鸡蛋、瘦肉、鱼、乳制品及豆制品等，可以提高人的免疫功能。切不可"饥不择食"，更不能暴饮暴食。

1. 海鲜

处暑正是鱼、虾、贝类等海产发育成熟的时期。吃螃蟹常有"七尖八团"之说，到了8月，河蟹、海蟹正肥，您可以尽情品尝丰富的海鲜产品带给您的不一般的享受。另外，蛏子、黄鳝等都是滋补的美味佳肴。海带结蛏子汤、萝卜蛏子汤都是既易做、又营养的秋日美食。尤其是萝卜蛏子汤，做法是：将蛏子洗净，放入淡盐水中泡约2小时，下入沸水锅中略烫一下，捞出，取出蛏子肉。把萝卜削去外皮，切成细丝，下入沸水锅中略烫去苦涩味，捞出，沥净水分。大葱洗净切段，生姜洗净切片，蒜瓣切碎花。锅里放油烧热，下入葱段、姜片煸锅，倒入鲜汤，加入料酒、精盐烧沸，放入蛏子肉、萝卜丝、味精再烧沸，拣去葱、姜，盛入汤碗内，撒上蒜花、胡椒粉即成。

2. 水果

处暑时节，预示着秋天即将到来，气候逐渐干燥，因此，要多吃些滋阴润燥的食物，避免燥邪伤害，尽量少摄取辛辣，多增加酸性食物，以加强肝脏功能。同时像西瓜这类寒凉的瓜果，则要尽量少吃或不吃了。可以多吃一些秋季应急的水果，如苹果、梨、葡萄、哈密瓜、桃子之类的水果。处暑节气还适宜食清热安神的食物，如银耳、百合、莲子、蜂蜜、黄鱼、芹菜、菠菜、糯米、芝麻、豆类及奶类，适当地煮些绿豆汤、绿豆冬瓜汤、绿豆百合粥、绿豆薏米粥等，也是不错的选择。

3. 鸭子

除了吃海鲜，处暑还有吃鸭子的习俗。民间吃处暑鸭，有很多种吃法：白切鸭、柠檬鸭、子姜鸭、烤鸭、荷叶鸭、核桃鸭等五花八门。北京至今还保留着这一传统，一到处暑，北京人会到店里去买处暑百合鸭等。自家可以烹制鸭子煲山药、白斩鸭、清蒸鸭等，并按自己的口味调制些调料汁，鸭子，就能吃出各色的味道来。如果喜欢泡菜口味的鸭汤，可以买来四川泡菜与鸭子同煮，但千万不要放酱油，汤的颜色白白的，味道是酸中带鲜，口感特别清爽。

白露

《月令七十二候集解》说："水土湿气凝而为露，秋属金，金色白，白者露之色，而气始寒也。"进入24节气中的"白露"后，气温开始下降，天气逐渐转凉，草木也开始在清晨时凝结成晶白的露滴，"白露"美名由此而来。这时，人们才会明显地感觉到天气日渐凉爽，暑热渐消，真正的秋天已经到来了。跟立秋比起来，可以说，白露更像是进入秋天的标志。

白露时节昼夜温差变大，早晨、夜间凉意甚浓，要多穿些衣服。此时要预防鼻腔疾病、哮喘病和支气管病的发生。因过敏引发支气管哮喘的病人，平时应少吃或不吃鱼虾海鲜、生冷炙烩腌菜、辛辣酸咸甘肥的食物，饮食以清淡、易消化且富含维生素的食物为主。

白露时节的养生方法

白露以后，气温日趋下降，昼夜温差逐渐增大，天气时冷时热，"秋八月，乱穿衣"的现象非常突出。春捂秋冻是一条经典的养生保健要诀。讲究秋冻的原因是，秋冬之后，天气变凉，人的毛孔要闭合起来防着凉，如果过早就把厚衣服穿上了，毛孔就会因为受热而开放，突然降温带来的寒气就容易透过毛孔伤人。

我国很早以前就有"薄衣御寒"养生法，明确指出"薄衣之法，当从秋习之"。也就是说秋天不要太快地添加衣服。这样，就避免了多穿衣服产生的身热汗出、汗液蒸发、阴津伤耗、阳气外泄，顺应了秋天阴精内蓄、阳气内守的养生需要。所以秋冻要冻得合理、冻得适时、冻得健康。

但是必须要注意，这个"秋冻"也是有讲究的，不能盲目乱"冻"。"智者之养生也，必顺四时而适寒暑；从之则苛疾不起，逆之则灾害生。"如果气温下降很多的话，还要坚持"冻"那就是犯傻了。俗话说"一场秋雨一场寒"，当天气骤然变冷时，适当添加衣物还是必要的；否则，不但不能预防疾病，反而会招灾惹病。

早晚温差大就应该及时添加衣被，否则，极容易患上感冒，而支气管炎、哮喘、消化性溃疡等慢性病患者，也容易诱发或加重病情。

一些身体部位如头、脚、肚脐等也应被排除在秋冻之外。中医学有"头为诸阳之汇"之说，就是说人体手、足的阳经都在头部会聚，如果头部被冻住了，体内阳气便容易走散。同时中医还认为，"寒"邪是一种阴邪，最易伤人阳气。身上衣服穿得再厚，要是不戴帽子，就像暖水瓶不盖塞子，还是不能有效保暖。因此，在秋天风大、气温下降之际，一定要注意保护头部，最好戴上帽子，避免受风而引发头痛、发热等身体不适。

肚脐部位的表皮最薄，皮下没有脂肪组织，但有丰富的神经末梢和神经丛，对外部刺激敏感。若防护不当，晚上睡觉暴露腹部或爱美穿露脐装，寒气极易通过肚脐侵入人体。如果寒气直中肠胃，就会发生急性腹痛、腹泻、呕吐；天长日久，寒气逐渐积聚在小腹，还会导致泌尿生殖系统疾病。

脚部分布着人体的 6 条重要经脉，并且脚远离心脏，血液循环最为不畅。所以，有"寒从脚起，热从头散"的说法。传统养生也非常重视"脚暖腿不凉，腿暖身不寒"的理念。研究证实，双脚受凉是引发感冒、支气管炎、消化不良、失眠等病症的元凶。因此，秋季应注意脚的保暖，鞋袜宜宽松、舒适、吸汗。

秋冻并非人人皆宜。如糖尿病患者局部供血较差，如果血管一下子受到冷空气刺激，很容易发生血管痉挛，使血流量进一步减少，易引起组织坏死和糖尿病足，再加上糖尿病和心脑血管疾病常常伴发，冷空气刺激更易诱发心脑血管疾病，甚至导致心梗等后果。因此，糖尿病患者最好不要秋冻。除此之外，像体质较弱的老人和儿童、心脑血管疾病患者、慢性支气管炎患者、哮喘病患者和关节炎患者都不适合"秋冻"。

白露的易发疾病及调理方法

白露时节要特别注意预防腹泻。白露时节已经是典型的秋季气候了，不少人在这个时候会因饮食不当或外感风寒，而造成急性腹泻。由于这种腹泻常常伴随着发烧、水泻（每日大便次数超过 2 次）、进食减少、体力下降、浑身没劲以及感冒等症状，因此几天下来，人便会消瘦不少。由于这种腹泻的发病原因是中焦受寒，即脾胃受寒引起的，因此预防和治疗首先应避免脾胃受寒凉侵袭。

白露之后昼夜温差加大，如果这时候贪食寒凉，易使脾胃机能失常。加之立秋后，人的脾胃功能尚未从夏季的虚冷状态转变过来。此时若贪食生冷、瓜果，则会使脾胃受损而发生腹痛腹泻。

除了凉性的瓜果，苹果也不宜多吃。中医认为，苹果味酸、甘，性凉。食用得当，不仅可以生津、止渴、润肺，还能中和喝烧酒或黄酒以后的热毒。少吃一些苹果，可以止泻，但吃多了或体弱，就有导致腹泻的可能。

防治脾胃受寒，最为重要的就是腹部的保暖了。白露季节有一个重要的原则，就是不要穿过于暴露的衣服，露背装、露脐装都已不合时宜了。特别是老年人，应随外界气温冷暖及时增减衣服，衣服宜选用轻柔、松软、保暖性强的材料。还要注意夜晚保暖，不盖被子或被子过薄，也会引起腹泻。

通常来说，急性腹泻多属于自限性疾病。也就是说，急性腹泻在发生发展到一定程度后能自动停止，并逐渐恢复痊愈。所以，对于急性腹泻患者来说，一般拉两天肚子，把肠道里的一些寒气排空后，身体就会自行康复。但在此期间，应注意补水。可在米汤中加入少量盐分，或在开水中加入少量的盐和一汤匙白砂糖，以补充津液的损耗。若腹泻不见好转，甚至加重，出现频繁呕吐、休克或伴有其他严重并发症，应及时去医院就诊。

白露适宜吃的食物

白露即为典型的秋季气候，容易出现口干、唇干、鼻干、咽干及大便干结、皮肤干裂等症状。预防秋燥的方法很多，可适当地多服一些富含维生素的食品，也可选用一些宣肺化痰、滋阴益气的中药，如人参、沙参、西洋参、百合、杏仁、川贝等，对缓解秋燥多有良效。对普通大众来说，简单实用的药膳、食疗似乎更容易接受。

秋天皮肤容易干燥，女性应对干燥适宜"由内养外"，除了多喝水，每天都要吃时令的补水果蔬最关键，白露吃什么水果好？吃对 8 种秋天果蔬，让你的皮肤保湿一整个秋天。

1. 一口流水的秋梨

中医认为，梨有生津止渴、止咳化痰、清热降火、养血生肌、润肺去燥等功能，秋梨中丰富的水分正是肌肤所需。

2. 一天 3 个苹果

不但可以吃，也可以切成片贴在脸上，对皮肤有好处，富含果胶、纤维素、维生素 C 等，有非常好的降脂作用。日食苹果 3 个，皮肤不但水润而且还很有弹性。

3. 生吃黄瓜

生吃黄瓜可以充分补充皮肤所含的水分，将新鲜黄瓜去皮切片，立即贴于刚洗净的脸部，再用手指轻按黄瓜片，使其不脱落，20分钟后揭下。此法可供给皮肤营养，并使其嫩滑细腻，可以常敷用，有意想不到的效果。

4. 应季柑橘

柑橘性温、味甘，有开胃理气、止渴润肺之功效。不过，阴虚火旺体质者多食会出现口舌生疮、咽干喉痛等上火症状。

5. 鲜食葡萄

葡萄为葡萄科落叶木质藤本植物的果实，又名草龙珠、水晶明珠、蒲桃、蒲陶、李桃、山葫芦。葡萄被人们视为珍果，被誉为世界四大水果之首。它不但营养丰富、用途广泛：色美、气香，味可口，是果中佳品，既可鲜食又可加工成各种产品，如葡萄酒、葡萄汁、葡萄干等，而且果实、根、叶皆可入药，全身都是宝。

6. 胡萝卜

胡萝卜味甘、性平，具有清热解毒，补中安脏之功效，适宜于皮肤干燥粗糙，或患毛发苔藓、黑头粉刺、角化型湿疹者食用。胡萝卜富含维生素A、B、C，并有轻微而持续发汗的作用，可刺激皮肤的新陈代谢，增进血液循环，从而使肤色红润，胃肠畅通，对美容健肤有独到作用。最好空腹喝胡萝卜汁，这样更利于胃肠吸收，促进血液循环、疏泄和消除汗腺污垢、调整体温，从而使皮肤清洁健康、细嫩光滑。

7. 石榴

颗粒饱满的石榴最是惹人喜爱，口感酸酸甜甜的非常不错。它性温，具有生津液、止烦渴的作用。津液不足、咽干、烦渴不休的人，可以把石榴作为食疗佳品。石榴捣成汁，或者煎汤饮，可以清热解毒、润肺止咳、杀虫止痢。

8. 柚子

在众多的秋令水果中，柚子可算是个头最大的了，在每年的农历八月十五左右成熟，皮厚耐藏，故有"天然水果罐头"之称。柚子不但营养价值高，而且还具有健胃、润肺、补血、清肠、利便等功效，可促进伤口愈合，对败血病等有良好的辅助疗效。此外，柚子还可以降低血液的黏滞度，对脑血管疾病，有较好的预防作用；鲜柚肉由于含有类似胰岛素的成分，更是糖尿病患者的理想食品。

秋分

秋分是农历24节气中的第16个节气，时间一般为每年的9月22～24日。秋分的"分"为"半"之意，古时称"日夜分"，又叫做"宵中"。古代百姓还以秋分的晴、雨为根据，来预测后期天气。例如，"秋分天晴必久旱"，"秋分天晴，万物不生"，"秋分有雨来年丰"等谚语。

秋分时节的饮食调养上要遵循"虚则补之，实则泻之"的原则。阴气不足而阳气有余的人忌食大热峻补之品；发育中的儿童，如无特殊原因也不宜过分进补。培养乐观情绪，保持神志安宁，以适应秋天容平之气，体质调养上可选择登高观景。

秋分时节的养生方法

秋季，自然界的阳气由疏泄趋附向收敛、闭藏，起居作息要相应调整，《素问·四气调神大论》曰："秋三月，早卧早起，与鸡俱兴。"早卧以顺应阴精的收藏，以养"收"气；早起以顺应阳气的舒长，使肺气得以舒展。祖国医学认为，人体的生理活动要适应自然界阴阳的变化，因此，秋季要特别重视保养内守之阴气，凡起居、饮食、精神、运动等方面的调摄皆不能离开"养收"这一原则。

在精神养生方面，要看到秋季气候渐转干燥，日照减少，气温渐降，人们的情绪未免有些垂暮之感，故有"秋风秋雨愁煞人"之言。所以这时，人们应保持神志安宁，减缓秋肃杀之气对人体的影响，收敛神气，以适应秋天容平之气。同时精神情绪上要看到积极的一面，那就是金秋季节时，天高气爽，是开展各种运动锻炼的好时机，登山、慢跑、散步、打球、游泳、洗冷水浴；或练五禽戏，打太极拳、做八段锦、练健身操等。在进行"动功"锻炼的同时，可配合"静功"，如六字诀默念呼气练功法、内气功、意守功等，动静结合，动则强身，静则养身，则可达到心身康泰之功效。

秋分的易发疾病及调理方法

秋天是肠道传染病、疟疾、乙脑的多发季节，也常引起许多旧病，如胃病、老慢支、哮喘等的复发，患高血压、冠心病、糖尿病的中老年人若疏忽防范，则会加重危险。

1.预防感冒

秋季天气变化异常，容易患感冒，感冒的产生有多种原因，预防是关键，以下生活中的八个小细节有助你轻松预防感冒；

通早晨起床后，及时打开窗户，呼吸室外新鲜空气，同时保持室内空气流通；

早上用冷水洗脸，晚上用热水泡脚，长期坚持可促进血液循环，提高身体抵抗力，有效防止感冒；

每天晨起后，坚持到室外慢跑一刻钟，或者做做早操、打打太极拳，可增强体质，提高机体免疫力；

每天坚持早晚各用淡盐水或茶水漱口，可杀灭口腔感冒病毒，清除痰液，保持口腔清洁；

根据时令气候、天气冷暖及时加减衣物，不可硬撑；

准备一瓶陈醋或者白酒，经常打开盖子闻一闻，可提神醒脑，增强免疫力，有效预防感冒；

饮晚上睡觉前，用萝卜加醋熬汤，或者用生姜泡茶饮用，对防止感冒有很好的效果；

把陈醋加热，关上门窗，隔一段时间在房间里熏蒸一次，可有效杀除感冒等病毒。

2. 呼吸道疾病的预防

"一场秋雨一场寒"，由于秋季气候多变，往往让人不易适应，病毒乘虚而入，使人致病，其中最为常见的是呼吸道疾病。夏秋季节北方气温温差开始增大，对于一些有慢性支气管炎的老年人或者小孩来说，因为他们本身气道的防御功能较差，容易受气候季节温差的影响，从而引起感冒、咳嗽。而秋天，花粉过敏也容易引起支气管哮喘。这个季节慢性阻塞性肺部疾患比较多，因为温差大，早晚比较冷，所以容易着凉，诱发气道、气管的毛病，咳嗽、气喘随之加重。专家建议：

第一，老年人锻炼要量力而行，可以进行散步、打太极拳等活动。此外，老年人还可以在夏秋季用凉水洗脸，循序渐进，可以增加抗寒能力，减少支气管炎、慢性气管炎、风湿病等慢性病发病。同时早晚冷的时候也要注意增减衣服，以免受凉。在饮食上，忌食油腻的东西，老年人要尽量戒烟，因为吸烟是引发慢性阻塞性肺部疾患的重要因素。

第二，学龄前儿童的免疫功能发育不是特别健全，所以小孩对气候比较敏感，也是易感冒人群。尤其是早晚天气变化的时候，容易引起感冒。小孩的支气管炎比较好治，主要就是防止再发作，家长要注意给孩子早晚增减衣服，饮食方面应该多吃杂粮、小米粥、米饭、馒头、青菜、水果、鸡蛋等食物，防止食物单一。

3. 腹泻的预防

立秋过后，又是冰箱病的高发季节。不少人因为直接食用从冰箱里取出的饮料和食物，频频引发胃肠炎等急性病。秋季腹泻大多数是病毒污染所致，与一般饮食不洁引起的肠炎不同。经过炎夏的消耗，入秋后，人体的消化功能逐渐下降，肠道抗病能力也减弱，稍有不慎，就可能发生腹泻。

预防秋季腹泻主要是防止着凉，尤其是要防止疲劳后着凉，因为疲劳使身体免疫力下降，病毒容易乘虚而入。此类病人除了注意保暖之外，应当进行体育锻炼，改善胃肠道的血液循环，减少发病机会，其次注意膳食合理，少吃多餐，定时定量，戒烟限酒，以增强胃肠的适应力。

养成良好的卫生饮食习惯，切忌暴饮暴食，过甜、过油腻的食品会引发急性肠胃炎、胆囊炎、胰腺炎等病。再次就是多喝白开水，少喝冷饮和纯净水。特别是年轻人在运动过后，喝冰冻的饮料，由于体内温差变化很大，极易导致胃肠痉挛。

秋分适宜吃的食物

在饮食摄养上，因秋属肺金，酸味收敛补肺，辛味发散泻肺，所以秋日宜收不宜散，要尽量少食葱、姜等辛味之品，适当多食酸味甘润的果蔬。同时秋燥津液易伤，引起咽、鼻、唇干燥及干咳、声嘶、皮肤干裂、大便燥结等燥症，宜多选用甘寒滋润之品，如百合、银耳、淮山、秋梨、藕、柿子、芝麻、鸭肉等，以润肺生津、养阴清燥。广东民间历来秋日最多润养的汤水，此时正是大有所用，如青萝卜陈皮鸭汤、玉竹百合猪瘦肉汤、木瓜粟米花生生鱼汤、沙田柚花猪肝汤、无花果白鲫汤、霸王花蜜枣猪月展汤等都是家庭养生之品。

秋分是秋季养生的一个比较重要的节气，而且根据中医"春夏养阳、秋冬养阴"的原则，秋分已经进入秋季进补的季节，但秋分进补也不可乱补，与白露的养生进补相同的是，这个时候的养生保健应注意五方面的内容。

首先，无病就不需要进补。如果无病随意进补，既增加开支，又伤身体。如服用鱼肝油过量可能引起中毒，长期服用葡萄糖还会引起发胖。此外，血液中胆固醇增多，还易诱发心血管疾病。

其次，不要慕名进补，养生专家称，一些市民盲目认为价格越高的药物越能补益身体。其实，过量滥用滋补品反而可能会导致过度兴奋、烦躁激动、血压升高，甚至引起鼻孔流血等。

此外，如果要进补，应该分清虚实。中医的治疗原则是"虚者补之"，不是虚症的病人不宜用补药。而虚病又有阴虚、阳虚、气虚、血虚之分，只有对症服药才能补益身体，否则将适得其反。

专家强调，任何补药服用过量都会有害，建议进补还需适量。"重药物、轻食物"并不科学，俗话说："药补不如食补"。秋季到了，有关养生进补的事宜也该根据季节改变，尤其是注重身体健康的人群，更应根据季节改变及时作出调适。

需要提醒的是，秋分的"燥"不同于白露的"燥"。秋分的"燥"是凉燥，而白露的"燥"是"温燥"，因此，在饮食方面要注意多吃一些清润、温润为主的食物，如芝麻、核桃、糯米等。秋天上市的果蔬品种花色多样，其中藕、荸荠、甘蔗、秋梨、柑橘、山楂、苹果、葡萄、百合、银耳、柿子、芝麻、蜂蜜等，都是此时调养佐餐的圣品。

寒露

每年10月8日或9日是太阳到达黄经195°时，为寒露。《月令七十二候集解》说："九月节，露气寒冷，将凝结也。"寒露的意思是气温比白露时更低，地面的露水更冷，快要凝结成霜了。

我国古代将寒露分为三候："一候鸿雁来宾；二候雀入大水为蛤；三候菊有黄华。"此节气中鸿雁排成一字或人字形的队列大举南迁；深秋天寒，雀鸟都不见了，古人看到海边突然出现很多蛤蜊，并且贝壳的条纹及颜色与雀鸟很相似，所以便以为是雀鸟变成的；第三候的"菊始黄华"是说在此时菊花已普遍开放。

寒露时节的养生方法

寒露注意什么？祖国医学在四时养生中强调"春夏养阳，秋冬养阴"。因此，秋季时节必须注意保养体内之阳气。当气候变冷时，正是人体阳气收敛，阴精潜藏于内之时，故应以保养阴精为主，也就时说，秋季养生不能离开"养收"这一原则。

寒露注意什么？自古秋为金秋也，肺在五行中属金，故肺气与金秋之气相应，"金秋之时，燥气当令"，此时燥邪之气易侵犯人体而耗伤肺之阴精，如果调养不当，人体会出现咽干、鼻燥、皮肤干燥等一系列的秋燥症状。所以暮秋时节的饮食调养应以滋阴润燥（肺）为宜。古人云："秋之燥，宜食麻以润燥。"此时，应多食用芝麻、糯米、粳米、蜂蜜、乳制品等柔润食物，同时增加鸡、鸭、牛肉、猪肝、鱼、虾、大枣、山药等以增强体质；少食辛辣之品，如辣椒、生姜、葱、蒜类，因过食辛辣宜伤人体阴精。

寒露养生该如何做？10月8日是今年农历二十四节气中的"寒露"。农谚道："吃了寒露饭，单衣汉少见"。"寒露"节气要重点提防凉燥，饮食住行都需注意，以防疾病缠身。

1. 精神调养不容忽视

由于天气渐冷，日照减少，秋风萧瑟急劲，往往使人情绪不太稳定，心情躁动，容易产生悲愁忧伤之感。看到草枯叶落、花木凋零，一些人心中常有萧条、凄凉、垂暮之感。如若过度兴奋激动，使阳气浮动，很可能引发疾病。因此，一定要保持良好的心态，因势利导，宣泄积郁之情，培养乐观豁达之心。可以平素的兴趣爱好为基础，尽情玩乐宁志、陶冶情操、稳定情绪、提高机体的防燥能力和免疫能力。

2. 寒露脚不露

过了寒露，天气由凉转寒，入夜后更是寒气袭人。人们应注意天气变化，特别要注重保暖，及时增减衣服，以防寒邪入侵。两脚离心脏最远，血液供应较少，又因为脚部的脂肪层较薄，特别容易受到寒冷的刺激。专家提醒，脚部受凉，特别容易引起上呼吸道黏膜毛细血管收缩，导致人抵抗力下降。呼吸道对冷空气刺激极为敏感，骤然降温使呼吸器官抵抗力下降，病邪就会乘虚而入。轻则引起外感咳嗽，重则可使气管炎、哮喘等呼吸系统疾病发作。

3. 出门泡个热水脚

常言道："寒露脚不露。"南京自然医学会足疗保健专家王城生副教授介绍说，寒露节气前后要注重足部的保暖，凉鞋基本可以收起来了，以防"寒从足生"。寒露时节出行前如果条件允许，最好用热水泡个脚。用热水泡脚既可预防呼吸道感染性疾病，还能使血管扩张、血流加快，改善脚部皮肤和组织营养，减少下肢酸痛的发生，使人精力充沛。

4. 起居要注意

秋季宜早睡早起，保证睡眠充足。注意劳逸结合，防止房劳伤肾。初秋白天气温高电扇不宜久吹；深秋寒气袭人，既要防止受寒感冒，又要经常打开门窗，保持室内空气新鲜。条件许可情况下，居室及其周围可种植一些绿叶花卉让环境充满生机又可净化空气促进身体健康。

寒露的易发疾病及调理方法

根据中医理论，二十四节气中的每一个节气都有不同的养生重点，10月8日是寒露，是热与冷交替的季节的开始，在这段时间里，我们应该注意什么，又该有选择地摄取哪些食品来保养自己呢？

在这节气里最容易诱发呼吸系统、消化系统的疾病。此时的气候实际上是夏秋暑热与秋凉干燥的交替，最容易患上季节交换的感冒发热，这些季节性的常见病都要充分防范，加以警惕。

寒露以后，随着气温的不断下降，感冒是最易流行的疾病在气温下降和空气干燥时，感冒病毒的致病力增强。此时很多疾病的发生会危及老年人的生命，其中最应警惕的是心脑血管病另外，中风、老年慢性支气管炎复发、哮喘病复发、肺炎等疾病也严重地威胁着老年人的生命安全。据统计，老慢支病人感冒后90%以上会导致急性发作，因此要采取综合措施，积极预防感冒。在这多事之秋的寒露节气中，老年人合理地安排好日常的起居生活，对身体的健康有着重要作用。

除此之外，寒露时节如何养生？秋季凉爽之时，人们的起居时间也应作相应的调整。我在多年的临床诊疗中发现，每到气候变冷，患脑血栓的病人就会增加，分析原因和天气变冷、人们的睡眠时间增多有关，因为人在睡眠时，血流速度减慢，易于形成血栓。《素问四气调神大论》明确指出："秋三月，早卧早起，与鸡俱兴。"早卧以顺应阴精的收藏；早起以顺应阳气的舒达，为避免血栓的形成，建议大家顺应节气，分时调养，确保健康！

寒露适宜吃的食物

"寒露"时节起，雨水渐少，天气干燥，昼热夜凉。从中医角度上说，这节气在南方气候最大的特点是"燥"邪当令，而燥邪最容易伤肺伤胃。此时期人们的汗液蒸发较快，因而常出现皮肤干燥，皱纹增多，口干咽燥，干咳少痰，甚至会毛发脱落和大便秘结等。所以养生的重点是养阴防燥、润肺益胃。同时要避免因剧烈运动、过度劳累等耗散精气津液。在饮食上还应少吃辛辣刺激、香燥、熏烤等类食品，宜多吃些芝麻、核桃、银耳、萝卜、番茄、莲藕、牛奶、百合、沙参等有滋阴润燥、益胃生津作用的食品。同时室内要保持一定的湿度，注意补充水分，多吃雪梨、香蕉、哈密瓜、苹果、水柿、提子等水果。此外还应重视涂擦护肤霜等以保护皮肤，防止干裂。

深秋体内精气开始封藏年老体弱之人可对症选择补品。

1. 银耳

金秋之时，人体会出现咽干、鼻燥、皮肤干燥等一系列的秋燥症状。所以暮秋时节的饮食应以滋阴润肺为宜。饮食养生应在平衡饮食五味的基础上，根据个人的情况，适当多食甘、淡、滋润的食品，既补脾胃，又养肺润肠，如银耳、萝卜、牛奶等。

2. 多吃山药、萝卜等"根"菜

专家提醒：寒露节气养生保健不妨多吃些山药、萝卜等"根"菜。

山药既是中药，也是美食，是大家熟悉的滋补珍品。研究证明，山药中 B 族维生素的含量是大米的数倍，矿物质中钾含量极其丰富。此外，山药对于糖尿病有辅助疗效，除了易产生饱腹感，有利于控制食量外，甘露聚糖还有改善糖代谢，提高胰岛素敏感性的功用。由于山药中淀粉含量较高，因此在食用山药时，最好能用山药代替一部分主食，也就是适当减少主食的量，尤其是糖尿病人，以免带来能量过剩的问题。

莲藕中含有黏液蛋白和膳食纤维，能与人体内胆酸盐、食物中的胆固醇及甘油三酯结合，使其从粪便中排出，从而减少脂类的吸收。莲藕散发出一种独特清香，还含有鞣质，有一定健脾止泻作用，能增进食欲，促进消化，开胃，有益于胃纳不佳，食欲不振者恢复健康。

3. 小白菜

小白菜中所含的矿物质能够促进骨骼的发育，加速人体的新陈代谢和增强机体的造血功能，通畅肠胃，利大小便，加速排毒，并有益于骨骼健康。据测定，小白菜是蔬菜中含矿物质和维生素最丰富的菜。小白菜所含的钙是大白菜的 2 倍，含维生素 C 约是大白菜的 3 倍多，含有的胡萝卜素是大白菜的 74 倍，所含的糖类和碳水化合物略低于大白菜。

4. 吃花菜健脾胃

花菜性平味甘，有健脾养胃、清肺润喉、清热解毒的作用，对秋燥引起的脾虚胃热、口臭烦渴者更为适宜。花菜所含的多种维生素、纤维素、胡萝卜素、微量元素硒都对抗癌、防癌有益，其中西兰花所含维生素 C 更多，加之所含蛋白质及胡萝卜素，可提高细胞免疫功能。国外研究还发现，花菜中含有多种吲哚衍生物，能降低雌激素水平，可以预防乳腺癌的发生。

5. 石榴汁抗氧化

以色列研究所证实，每天饮用 100 毫升石榴汁，连续饮用两周，可将氧化过程减缓 40%，并可减少已沉积的氧化胆固醇。即使停止饮用，这种奇特的效果仍将持续一个月。石榴汁还是一种比红酒、番茄汁、维生素 E 等更有效的抗氧化果汁，是排除心血管毒素的重要物质之一。石榴汁的多酚含量比绿茶高得多，是抗衰老和防治癌症的"超级明星"。

霜降

2011 年 10 月 24 日是我国传统节气"霜降"，霜降节气含有天气渐冷、初霜出现的意思，是秋季的最后一个节气，也意味着冬天的开始，霜降时节，养生保健尤为重要，民间有谚语"一年补透透，不如补霜降"，足见这个节气对我们的影响。

霜降时节的养生方法

1."霜降"之日适合平补

这一节气中的民间食俗很有特色。谚语有"补冬不如补霜降"的说法，认为"秋补"比"补冬"更要紧。

《素问·脏气法时论》说："肺主秋……肺收敛，急食酸以收之，用酸补之，辛泻之"。可见酸味收敛肺气，辛味发散泻肺，秋季宜收不宜散。因此，应少吃一些辛辣的食物，如姜、葱、蒜、辣椒等，特别是辛辣火锅、烧烤要少吃，以防"上火"。

中医认为，金秋时节的饮食原则应以滋阴润肺为宜，应"平补"，而大补则容易补"过"了。为防止秋燥，可以适当多食用一些甘寒汁多的食物，如梨、柚子、甘蔗、香蕉、柑橘等各类水果，蔬菜可多食胡萝卜、冬瓜、银耳、莲藕及各种豆类制品等，也可食用白木耳、芝麻、蜂蜜、冰糖等食品以润肺生津，可以防止秋季最容易出现的口干、皮肤粗糙、大便干结等"秋燥"现象。

另外进补讲究因人而异，脾胃虚弱者、老年人或慢性疾病患者进行食补时，以健脾补肝清肺为主，应选用气平味淡、作用和缓的食物，食温热熟的食物，以汤类、粥类最为适宜，既营养滋补，又利于吸收，可增强体质，保持旺盛活力，预防和减少疾病。

2.霜降食疗要点

霜降之时已经进入深秋之季，在五行中属金，五时中（春、夏、长夏、秋、冬）为秋。在人体五脏中（肝、心、脾、肺、肾）属肺，根据中医养生学的观点，在四季五补（春要升补、夏要清补、长夏要淡补、秋要平补、冬要温补）的相互关系上，则应以平补为原则，在饮食进补中当以食物的性味、归经加以区别，秋季是易犯胃病和咳嗽的季节，也是慢性运气管炎容易复发或加重的时期。

此时饮食妻多样，饮食要适当，粗细要搭配，油脂要适量；甜食要少吃，食盐要限量，三餐要合理，饮酒要节制。宜多食富含抗氧化及清除机体自由基和清除胃肠道有害物质的食品，如甘薯、鲜果、豆制品及海藻类食品。大枣、豆腐、白菜、牛奶、胡萝卜，健脾和胃；苹果、柚子、葡萄、橘子、凤梨，防脂肪积聚，补心益气生津止渴；海带、紫菜、黑豆、黄豆、绿豆、赤豆、小米、栗子，防血管硬化及美容；核桃、榛子、松子、桂圆、花生等坚果食品可及时补给微量元素，有利于骨质健康；中药健脾养胃可服用人参健脾，用参苓白术、四君子、香砂养胃。

此节气适宜的水果膳食有梨、苹果、橄榄、白果、洋葱、芥菜、白果萝卜粥等，有生津润燥、清热化痰、生咳平端、固肾补肺的功效。

3. 寒露过后，还要养成睡前用热水洗脚的习惯

热水泡脚除了可预防呼吸道感染性疾病外，还能使血管扩张、血流加快，改善脚部皮肤和组织营养，并减少下肢酸痛的发生，缓解或消除一天的疲劳。

4. 要防寒也要补阳

入秋后，人体的阳气处于相对弱的状态，如果不注重保暖，那么寒气加重，一些病症就会出现，比如打喷嚏、流鼻涕等。

一个现象值得一提，有一些年轻女性，这个节令了还穿着短裙或是露脐装，虽然自己不觉得冷，但这样其实是很不好的。张主任指出，女性腰腹部的保暖是十分重要的，否则寒气入侵，一些妇科疾病也会乘虚而入。而且关节处如果长期暴露在外，老了也容易得关节疾病。

霜降到冬至的这段时间里，大家可以通过适当食疗来补足阳气，驱走寒气，比如当归、桂圆、生姜都是很好的食材。一早起来喝一碗生姜汤，对身体很有好处。大家还可以试着做一些滋补汤，比如当归生姜羊肉汤，对补阳很有帮助。

除了食补，一些物理疗法也有补阳的功效。例如温灸。将艾草点燃后，熏身体的一些穴道，如熏足三里穴位（外膝眼下四横指、胫骨边缘），能够起到养胃的作用。艾草烟熏神阙穴位（腹中部、脐中央），有补肾阳的功效。

霜降的易发疾病及调理方法

每年阳历 10 月 23 日前后，太阳到达黄经 210 度时为霜降。霜降是反映天气现象和气候变化的节气。古籍《二十四节气解》中说："气肃而霜降，阴始凝也"。可见，霜降表示天气逐渐变冷、开始降霜。随着霜降的到来，作物、草木开始泛黄、落叶。

霜降过后气温下降较为迅速，心脏负荷会加重，再加上气候干燥，水分消耗过大。所以，在这一节气呼吸道疾病、心脑血管疾病和腹泻等消化道疾病容易发作，同时，也是慢性胃炎和胃十二指肠溃疡病复发的高峰期。老年人有"老寒腿"的毛病容易复发且加重。所以，做好保暖工作至关重要。有哮喘发作史的人尤其要注意增减衣服，外出时可戴口罩，避免寒冷对呼吸道的刺激。那些抵抗力较弱的人也要格外注意保暖，最好是每天都关注下天气预报，根据气温高低，适时适量地增减衣物，以防感冒带来一些并发症。应避免剧烈运动，广播操、太极拳、散步、慢跑、登山等都是比较适宜的运动方式，要保持情绪稳定和心情舒畅，霜降后要减少秋冻，尤其要注意下肢的保暖。早晚减少外出，尽量避免受冷空气侵袭，是积极主动预防这些疾病的有效途径。

霜降适宜吃的食物

从霜降开始，气候逐渐寒冷，根据中医养生学的观点，秋要进补，俗话说："补冬不如补霜降。"在霜降这天，全国各地流传的风俗不同。有一些地方要吃红柿，认为这样可以御寒，能补筋骨。而泉州老人的说法是：霜降吃丁柿，不会流鼻涕。有些地方的说法是：霜降这天要吃柿子，不然整个冬天嘴唇都会裂开。另外些地方这天一定要吃些牛肉。山东农谚：处暑高粱，白露谷，霜降到了拔萝卜。科学的说法是，秋补可以适当多吃些羊肉和兔肉。秋季偏燥，易犯咳嗽，也是慢性支气管炎容易复发或加重的时期，这里介绍一些有润肺作用的水果和蔬菜。

1. 苹果——全方位的健康水果

苹果很普通，但它的营养价值却很高。An apple a day, keep the doctor away. （一天一苹果，医生远离我）早已被人们熟知，美国为十种对健康有利的水果排名，苹果占了第一位。确实，苹果可保护肺部免受烟尘污染，改善肺功能。苹果含的苹果酸和柠檬酸能够提高胃液的分泌，促进消化。苹果有很强的杀灭病毒作用，有助于预防感冒。因此，苹果被誉为"全方位的健康水果"。

中医学认为，苹果性平味甘，有补心润肺、生津解毒、益气和胃、醒酒平肝的功效。

现代医学认为，苹果中含有丰富的糖类、有机酸、纤维素、维生素、胡萝卜素、矿物质、多酚及黄酮类物质，如 100 克苹果中就约含有 10 毫克维生素 C。许多人吃肉食及蛋白质较多，代谢后会造成体液呈酸性，不但容易使人疲劳乏力，疾病也容易发生，而苹果中的多糖、钾离子、果胶等可以降低体液的酸性，缓解疲劳，预防疾病。苹果中的锌元素则是人体内多种酶的成分，消除疲劳的同时还有助于增强记忆力。

苹果有很好的降低血脂作用。苹果含有果胶属于可溶性纤维，能促进胆固醇的代替，更可促进脂肪排出体外。苹果含有充足的钾，可与体内过剩的钠结合并排出体外，从而降低血压。同时，钾离子能有效保护血管，并降低高血压、中风的发生率。苹果中所含的多酚及黄酮类物质也能有效预防心脑血管疾病。

苹果有抗癌作用。苹果含的多酚能够抑制癌细胞的增殖，黄酮类物质则是一种高效抗氧化剂，不但是很好的血管清理剂，也是癌症的克星。多吃苹果者患肺癌的几率能低 46%，患其他癌症的几率能低 20%。

苹果有助于预防骨质疏松。苹果中含有能增强骨质的矿物元素硼与锰，可以大幅度增加血液中雌激素和其他化合物的浓度，有效预防钙质流失。尤其是绝经期女性，多吃苹果有利于钙的吸收，防治骨质疏松。

苹果还有不错的美容、减肥功效。其富含的维生素C可以有效抑制皮肤黑色素形成，帮助消除皮肤色斑，增加血红蛋白，延缓皮肤衰老。苹果富含纤维，能排毒养颜；含水量高达85%且热量低，有利于减肥。

食用苹果注意事项

1）苹果不宜与海味同食。苹果中含有鞣酸，与海味同食不仅降低海味蛋白质的营养价值，还易发生腹痛、恶心、呕吐等。

2）苹果中的维生素和果胶等有效成分多含在皮和近皮部分，所以应该把苹果洗干净食用，尽量不要削去表皮。可优选有机苹果、绿色食品或无公害苹果，以减轻污染。

2. 大枣——天然的维生素丸

大枣又名红枣、干枣、枣子，是大众化的滋补果品，药食皆宜。

中医学认为大枣味甘，性温，归脾、胃经，功用补中益气、养血安神，主治脾虚食少、乏力便溏、妇人脏躁。大枣始载于《神农本草经》。古医书称其"解药毒，和百药"，凡治疗脾胃虚弱、气血不足、贫血虚寒、食欲不振、疲乏无力、便溏、心悸、失眠等症，几乎都离不了大枣。

现代医学认为，大枣富含蛋白质、脂肪、糖类、胡萝卜素、B族维生素、维生素C、P以及钙、磷、铁和环磷酸腺苷等营养成分。大枣的维生素C含量很高，每100克鲜枣肉中含量超过400毫克，有人称其为"天然维生素C丸"，有抗氧化和抗衰老的作用。民谚说：一日吃三枣，终生不显老。看来是有科学道理的。

环磷酸腺苷能扩张冠状动脉，改善心肌营养，有增强心肌收缩力和抑制血小板凝集的作用，对防治心血管系统疾病有良好的作用。大枣中有一种天然植物酸，具有保护肝脏的作用。研究发现，大枣的提取物有降低血清胆固醇和增加血清总蛋白与白蛋白，还有抑制癌细胞生长的作用。

作为果品，大枣生吃和熟吃都可，各有利弊。生吃能充分获得其中的维生素C。熟吃容易消化，但其中的维生素 C 在受热后，会遭到不同程度的破坏。

大枣小偏方：

◆大枣生姜汤：将大枣 7 枚与生姜数片煎汤，加红糖饮，能祛寒镇咳。

◆大枣薏米山药粥：将大枣 8 枚与薏苡仁 30 克、山药 30 克煮粥，能治腹泻。

◆桂圆大枣汤：将大枣 7 枚与桂圆肉 15 克、生姜 5 克煮汤，每日一剂，连服一月，能治妇女月经不调。

◆大枣橘皮汤：大枣 10 枚加橘皮 10 克，用沸水冲泡 10 分钟许，饭后饮水吃枣，可治消化不良。

◆大枣葱白汤：大枣 7 枚，葱白 20 克，加水少量，煎煮，于睡前吃枣喝汤，能治失眠。

◆甘麦大枣汤：小麦 30 克，甘草 7 克，大枣 7 枚。将三种原料共入锅中，加清水 800 毫升，煎至 200 ～ 300 毫升，去渣，吃枣，饮汤，每日 1 剂，早晚分服。可治疗精神恍惚、心烦、睡眠不宁、失眠与癔病等症。现代研究发现，此汤对有睡眠不佳的亚健康者，尤其是更年期综合征者效果明显。

食用大枣注意事项

1）大枣不能一次吃得太多，否则会引起胃酸增多和腹胀。原有腹胀和胃部不适的人，应忌吃大枣。

2）大枣含糖分较高，糖尿病病人应慎吃。

3）烂的大枣不要吃，因其在细菌作用下产生了甲醇等毒素，人吃后会头晕、视物不清。

4）枣皮含有丰富营养，无论生吃和熟吃，都不该丢弃枣皮。

3.山楂——药食兼备的珍果

山楂是药食兼备的珍果，是我国原产植物，已有三千多年历史，人们早就知道山楂的消食作用。

中医学认为，山楂性微温味酸、甘，能消食积补脾，健胃，行结气，活血化瘀，治妇人产后耳枕痛，恶露不尽，消肉积癥瘕，痰饮痞满，滞血痛胀，化血块、气块等。明朝大医家李时珍的《本草纲目》就指出山楂有消食、化淤、治肿瘤三大功效，尤其强调了山楂的活血化淤作用。

现代科学认为，山楂含山楂酸、维生素C、胡萝卜素、类黄酮及钙、磷、铁等，具有保健功效。

山楂可降血脂。山楂有清除血脂的作用，可以治疗高脂血症。山楂可以减少胆固醇在动脉内壁中的沉积，可以抗动脉粥样硬化而起到保护血脉的作用。

山楂可消血栓。山楂有化淤作用，能抑制血小板凝集，抗消血栓，防治冠心病、动脉硬化及心梗、脑梗。

山楂可扩张冠状动脉。山楂有扩张冠状动脉的作用，可以缓解心绞痛。

山楂可强心。山楂增强血管收缩力，增加心血排出量，可治疗心律不齐。

山楂可降低血液黏稠度。山楂有稀释血液、降低血黏的作用，所以可以抗血栓形成。

山楂可降血压。山楂有扩张血管作用，所以还能降血压。

山楂小偏方：

◆山楂炒吃有健胃消食的功效，尤其擅长消化肉食。

◆山楂生吃（注意必须连红皮一起吃），活血化瘀的作用最好。

◆山楂与丹参合用，对防治冠心病、脑动脉硬化效果更好。服法是：干山楂每次6～12克，煎水服（怕酸者可适当加糖），丹参每次1～2片，每日2～3次。一般情况下服用山楂的剂量为干果：6～12克，鲜果：10～20克。

◆山楂配海带，山楂配荷叶均可降血脂。

◆山楂配芹菜，可降血压。

食用山楂注意事项

1）孕妇、经期、血友病、紫癜、消化性溃疡、胃肠道出血、视网膜出血者，忌吃山楂。老年、儿童、胃酸过多的人慎食。

2）胃不好的人，可以加糖服或者饭后服；牙不好的人应泡水服，不要生嚼山楂，服后要刷牙漱口，因山楂过酸，有损齿作用。

立冬

我国古时民间习惯以立冬为冬季的开始。说到"冬"，自然就会联想到冷。而立冬就是表示冬季自此开始。

立冬时节，太阳已到达黄经225°，北半球获得的太阳辐射量越来越少，气温逐渐降低。这时北方冷空气已具有较强的势力。那么立冬吃什么温补才不冷呢？

立冬时节的养生方法

立冬节气过后，很多地区就慢慢进入天气寒冷的冬天了。按照中医的养生方法，在夏天是不适合过于温补的。什么固元膏之类的东西，在夏天吃容易上火。到了冬天则可以吃一些补充气血的高热量食物来进补，补充自己的热量，以便顺利地度过寒冬。北京涮羊肉的老字号"东来顺"，以前据说是只在立冬后才开张。因为羊肉温热，夏天吃容易上火，冬天开张，为的就是满足人们冬天进补的要求。

那么，立冬要怎样进补，除了进补，还应该注意什么呢？

1. 多"点"水：冬天虽然排汗排尿减少，但维持大脑与身体各器官的细胞正常运作依然需要水分滋养。冬季一般每日补水应很多于2000～3000毫升。

2. 出"点"汗：冬季养生要适当动筋骨，出点汗，这样才能强身体。锻炼身体要动静结合，跑步做操只宜微微似汗出为度，汗多泄气，有悖于冬季阳气伏藏之道。

3. 防"点"病：冬季气候寒冷，容易诱使慢性病复发或加重，应留意防寒保暖，尤其是预防大风降温天气对机体的不良刺激，备好急救药品。同时还应重视耐寒锻炼，提高御寒及抗病能力，预防呼吸道疾病发生。

4. 调"点"神：冬天寒冷，易使人情绪低落。最好方法是根据自身健康状况选择一些诸如慢跑、滑冰、跳舞和打球等强度不等的体育活动，这些都是消除烦闷、调养精神的良药。

5. 早"点"睡："冬月不宜清早出夜深归，冒犯寒威。"早睡以养阳气，迟起以固阴精。因而，冬季养生要保证充足的睡眠，这样有益于阳气潜藏，阴津蓄积；立冬后的起居调养切记"养藏"。

6. 进"点"补：冬季养生要科学进补。阳气偏虚的人，选羊肉、狗肉、鸡肉等。气血双亏的人，可用鹅肉、鸭肉、乌鸡等。不宜食生冷燥热的人，选用枸杞子、红枣、木耳、黑芝麻、核桃肉等。药补则一定要遵医嘱，一人一法。冬令进补时，为使胃肠有个适应过程，最好先选用红枣炖牛肉、花生仁加红糖，也可煮些生姜大枣牛肉汤，以调整脾胃功能。

7. 护"点"脚：冬季健脚即健身。天天坚持用温热水洗脚，最好同时按摩和刺激双脚穴位。天天坚持步行半小时以上，活动双脚。早晚坚持搓揉脚心，以增进血液循环。

立冬的易发疾病及调理方法

与春风、夏暑、秋燥不同，立冬后天气渐渐转寒。老祖宗早就说过："寒为阴邪，易伤阳气"。由于人身阳气根源于肾，所以寒邪最易中伤肾阳。肾的阳气一伤，容易发生腰膝冷痛，易感风寒，夜尿频多，阳萎遗精等疾病；肾阳气虚又伤及肾阴，肾阴不足，则咽干口燥，头晕耳鸣疾病随之而生。那么，立冬时节应该怎样预防，才能保护肾脏的健康呢？

一要分清阴虚，不能盲目补。大家知道，肾虚有阴阳之分。肾阴虚者，应注意选用海参、枸杞、甲鱼、银耳等进行滋补。也可服知柏地黄口服液。肾阳虚者，应多吃羊肉、鹿茸、补骨脂、肉苁蓉、肉桂、益智仁等，也可用肾气丸。肾阴阳两虚者，则应选用补肾益气胶囊。

二是坚持体育锻炼。"生命在于运动"，肢体的功能活动包括关节、筋骨等组织的运动，皆由肝肾所支配，故有"肾主骨，骨为肾之余"的说法，善于养生的人，在冬季更要坚持体育锻炼，以取得养肝补肾，舒筋活络，畅通气脉、增强自身抵抗力之功效。比如散步、慢跑、打球、做操、练拳舞剑等，都是适合冬季锻炼的项目。冬季锻炼还要注意保暖，以防感冒。

三是按摩疗法。按摩疗法是冬季养肾者应掌握的有效方法。按摩疗法分两种：一是搓擦腰眼。两手搓热后紧按腰部，用力搓30次。所谓"腰为肾之府"，搓擦腰眼可疏通筋脉，增强肾脏功能。二是揉按丹田。两手搓热，在用部丹田按摩30～50次。常用这种方法，可增强人体的免疫功能，起到强肾固本，延年益寿的作用。

其他一些方法您也不妨试一试。冬天经常叩齿，有益肾、坚肾之功；肾之经脉起于足部，足心涌泉穴为其主穴，冬夜睡前最好用热水泡脚，并按揉脚心；冬天人处于〃阴盛阳衰〃状态，宜进行"日光浴"，以助肾中阳气升发；注意背部保暖，着件棉或毛背心，以保肾阳。

立冬适宜吃的食物

谷类：糯米、高粱

食用油：豆油、菜子油

调味品：红曲、酒、醋、酒酿、饴糖、茴香、花椒、胡椒、辣椒、芥末

饮料：红茶、咖啡

蔬菜：熟萝卜、番瓜、芥菜、韭菜、葱、姜、香菜、蒜

水果：山楂、杏、金橘、樱桃、桃、石榴、荔枝、龙眼、榴梿

干果：花生（炒食）、核桃、葵花子

畜：羊肉、狗肉、鹿肉

水产动物：鲢鱼、鲈鱼、鳝鱼、河豚、虾

立冬养生药膳食谱

1.姜丝爆羊肉

羊肉切薄片。生姜切细丝。

锅内加油少许，起旺火，待油冒清烟时，入花椒、八角，炸出香味，入姜丝略炒，加入羊肉片翻炒，加入盐、味精，出锅时淋麻油即可。

2.大枣枸杞羊肉汤

羊肉切八分大块，在开水锅中汆出血水备用。大枣和枸杞洗净备用。

锅内加水，放入羊肉，葱姜大料同煮。煮半熟时，加入大枣、枸杞和盐，再煮，煮熟即可。如果不喜欢羊肉的膻味，可以与大枣同时加入橘子皮一两片，即可减轻膻味。

3.三香辣椒

红辣椒（根据自己吃辣的程度，选择辣椒品种），在炉火上烤干至接近焦；花生米，炒熟至酥脆（芝麻也可）；大葱在炉火上烤至外层焦糊，剥去外层。

4.西红柿砂糖藕

配料：西红柿 2 个、藕 1 节、沙糖适量。

做法：西红柿去皮，开水煮藕（3～5 分钟），两者一并放入盘中，撒上砂糖即可。

功效：健脾开胃，生津止渴。

5.糖醋带鱼

配料：带鱼 500 克，姜 2 片，葱 1 根切段，蒜茸 1 勺，糖及醋各 4 勺，水 3/4 杯，生粉 1 勺，酒 1 勺。

做法：

（1）将带鱼冲洗干净，抹干水分，切块，用少许盐、酒稍腌，扑上生粉。

（2）烧锅下油，将带鱼放入油锅内炸约 10 分钟，至金黄色，达到外焦内软时捞出，沥干油分，装盘；

（3）下油爆香蒜茸、姜片及葱段，再倒入糖醋料煮开，趁热将糖醋汁淋在鱼身上。

功效：增强体质，提高机体免疫力。

小雪

二十四节气的"小雪"，它是每年 11 月 22 日前后太阳到达黄经 240 度时开始。它是寒冷开始的标志，一般在中原地区已开始下雪了，而在我国南方地区则已是明显的深秋时分，秋风瑟瑟、秋雨阵阵了。

小雪，望文生义，表示降雪开始的时间和程度。雪是寒冷天气的产物。民间曾有：十月立冬小雪涨，斗指己，斯时天已积阴，寒未深而雪未大，故名小雪。这时的黄河以北地区已到了北风吹、雪花飘的隆冬，此时我国北方地区会出现初雪，虽雪量有限，但还是提示我们到了御寒保暖的季节。

小雪时节的养生方法

1. 湿冷天气开始、注意调节情绪

小雪节气中，北方人感受着孟冬的凋零，江南人经历着初冬的湿冷，此时，如遇不顺，有些人容易落寞惆怅，引发抑郁症。所以应调节自己的心态，保持乐观，经常参加一些户外活动以增强体质。听听音乐，会会朋友。清代医学家吴尚说："七情之病，看花解闷，听曲消愁，有胜于服药者也。"

2. 冬季阴盛阳衰、注意多晒太阳

我国传统的医学理论十分重视阳光对人体健康的作用，认为常晒太阳能助发人体的阳气，特别是在冬季，由于大自然处于"阴盛阳衰"状态，而人也不例外，故冬天时常晒晒太阳，能起到壮人阳气、温通经脉的作用。在室外晒太阳要注意添加衣服。从这个节气开始，东北风刮得多了，由于气候虽冷却还没到严冬，很多人不太注意戴帽子、围巾。"头为诸阳之会"，即头部是所有阳经汇聚的地方，最能受风寒，大家一定要戴帽子，一定要注意防寒、保护阳气。

3. 饮食可以温补、多食清润食品

冬季，气候干燥时，许多人会出现不同程度的口干、便秘、皮肤干燥等现象。对于容易上火的人，日常饮食以清淡为原则，少吃辛辣、油腻。多喝煲汤。如吃竹笋、银耳、冬瓜之类。还适宜吃些降血脂食品，如苦瓜、玉米、荞麦、胡萝卜等。在天气湿冷时，适当吃一些温补性食物，也有益处，如羊肉、牛肉、狗肉和一些补品等。

4.适度运动

"冬天动一动，少闹一场病；冬天懒一懒，多喝药一碗"。这句民谚，是以说明冬季锻炼的重要性。通过体育运动，冠状动脉的血流量明显增加，从而保证大脑、心脏等重要器官的血氧供应，使人精力充沛。运动还能减轻因自主神经功能失调而引起的紧张、焦虑、抑郁等状态。小雪时节，要持之以恒进行自身锻炼，但要避免在大风、大寒、大雪、雾露中锻炼，同时以温和的有氧运动为主。

小雪的易发疾病及调理方法

1.小雪时节要注意预防感冒

感冒虽然是由病毒或其他病原体引起的疾病，但是受寒、着凉是感冒的主要诱因。有关专家认为，寒冷使肺和呼吸道功能降低是导致冬季感冒的重要因素。在北方地区，已经供暖，室内空气干燥，加上较少开窗通风，感冒病毒，在干燥的空气中能生存较长时间，容易传播。

采取开窗通风，室内加湿，注意保暖，注射疫苗等办法，特别是在冷空气到来之前，预防感冒以及其他脑血管、心血管、肺炎、呼吸道感染等，十分重要。

还需提醒大家的是：流感是由病毒引起，若想利用抗生素治疗是不行的。除非出现细菌感染，否则无须服食抗生素。一般健康良好的成人，可在一周内自动复原。

2.注意饮食防"内火"

这个节气里，室内暖气都开始供暖，外面寒冷，人们穿得严实，体内的热气散发不出去，就容易生"内火"，也就是人们常说的容易上火。经常听说周围的人出现口腔溃疡，甚至脸上的疙瘩也比平日里多了，这些就是内火的表现。

小雪适宜吃的食物

1.抗流感食物

香菇和姜都是价廉而功效大的抗流感食物，姜能杀死流感病毒；香菇含有一种叫做Lentinan 的物质，据实验显示，它对抗流感的效果比一般抗病毒药物更好。

洋葱止咳露疗效好将六个洋葱放入锅，加半杯蜂蜜，以小火炖两小时后再过滤便成。每日饮几次，最好温热后才饮。洋葱所含物质能够抵抗病毒和细菌。

2.多吃芝麻防肾亏

小雪节气，宜吃温性食物和益肾的食品。温性食物有核桃、葡萄、栗子、鸡、虾、生姜、胡椒等；益肾食品有腰果、山药、芡实、紫米粥、白果、核桃等。另外，可以适量多吃黑色食品，如黑木耳、黑芝麻、黑豆等。其中，黑芝麻具有补肝肾、润五脏、益气力的作用，可用于治疗肝肾精血不足所致的眩晕、须发早白、脱发、腰膝酸软、四肢乏力、五脏虚损、皮燥发枯、肠燥便秘等病症，另外还具有乌发养颜之功效。

3. 多吃蔬菜防上火

小雪前后，天气渐冷，人们喜欢吃热食，但是过于麻辣的食物最好少吃，因为这也会助长"内火"。应多吃蔬菜，特别是白萝卜、白菜等当季食物，不仅富含维生素及多种微量元素，更能清火降气、消食。还可喝些汤，如白菜豆腐汤、菠菜豆腐汤、羊肉白萝卜汤等，既暖和又滋补津液。

大雪

中国二十四节气之一，传统上为冬季第三个节气。

大雪，顾名思义，雪量大。古人云："大者，盛也，至此而雪盛也"。到了这个时段，雪往往下得大、范围也广，故名大雪。《月令七十二侯集解》"十一月节，大者盛也，至此而雪盛也。"（这里十一月是指农历），这是古人对大雪的解释。大雪节气常在十二月七日前后到来，此时中国黄河流域一带渐有积雪，北方则呈现万里雪飘的迷人景观。

大雪时节的养生方法

1. 保暖：冬属阴，以固护阴精为本，宜少泄津液。故冬"去寒就温"，预防寒冷侵袭是必要的，但不可暴暖，尤忌厚衣重袭，向火醉酒，烘烤腹背，暴暖大汗。很多老年人睡觉时有一个误区，认为天冷防寒，睡觉时要多穿些衣服。其实这样做不仅会妨碍皮肤的正常"呼吸"，也影响血液的循环，造成体表热量减少，即使是盖上较厚的被子，还是感到冷。

大雪节气，因为寒冷，人们都喜欢穿上厚重的毛衣、羽绒服、保暖裤等，而在全身武装的同时，许多人往往却忽视了一个重要的部位，那就是脖子。

除了脖子，肩膀、前胸后背以及脚都要注意保暖。中医认为，人体的头、胸和脚这三个部位最容易受寒邪侵袭。"肺为娇脏"，太寒太热都受不了，特别是寒，最容易引起咳嗽、哮喘。女性朋友冬季穿上坎肩，可以防肩背受寒。脚部保暖是因为脚离心脏最远，血液供应慢且少。俗话说"寒从脚起"，脚部一旦受寒，会反射性地引起呼吸道黏膜毛细血管收缩，使抗病能力下降，导致上呼吸道感染。因此，数九严寒，脚部的保暖尤应加强，如穿长袜、厚靴，睡前热水洗脚。在温暖双脚的同时，也促进了人体内部的气血流动。

2. 健脚：脚冷往往身体也难以感到温暖，专家称，因为脚是三阴经交汇的地方，所以脚比较怕冷，沐足能起到暖脚暖身、保健的作用，而头是三阳经交汇处，所以头相对没那么怕冷。

此外，沐足不仅可以暖身，还能保健。"树枯根先竭，人老脚先衰"，脚是人体总的精气之源，是人体最为重要的组成部分。中医基础理论认为，"肾为先天之本"、"脾为后天之本"，所谓"本"就是生命的根本所在。这就明确指出了脾肾在脏腑中的作用特别重要。然而，足少阴肾经、足太阴脾经皆起始于脚部，可见脚部在生命活动中是非常重要的组织。为了强调这一点，人们常把脚称为"人之根本"，应该说一点也不夸张。

药物泡脚能让药物成分通过皮肤、黏膜、经脉以及络脉进入体内发挥作用，对于那些不能进补温阳药的人，沐足的方法能帮助他们温通四肢，且避免了吃药膳带来的上火症状。

必须经常保持脚的清洁干燥，袜子勤洗勤换，每天坚持用温热水洗脚，同时按摩和刺激双脚穴位。每天坚持步行半小时以上，活动双脚。此外，选一双舒适、暖和轻便、吸湿性能好的鞋子也非常重要。

3. 多饮：冬日虽排汗排尿减少，但大脑与身体各器官的细胞仍需水分滋养，以保证正常的新陈代谢。冬季一般每日补水不应少于2000～3000毫升。冬属阴，大雪时节是一年中阴气较盛的季节。这时如果借助天气的优势养阴，则可以调整体内的阴阳平衡，尤其是阴虚的人。中医认为，水是阴中的至阴，因此隆冬之际，多喝水可养阴。一般来说，一天中有三杯水是必须要喝的。第一杯水是早晨起来喝，可润肠燥；第二杯水是下午5点喝，可滋肾阴；第三杯水是晚上9点喝，可养心阴。除此之外，还可以多吃梨、萝卜、藕、蘑菇等，因为这些都是养阴的食物。

4. 调神：冬天易使人身心处于低落状态。改变情绪低落的最佳方法就是活动，如慢跑、跳舞、滑冰、打球等，都是消除冬季烦闷，保养精神的良药。

5. 通风：冬季室内空气污染程度比室外严重数十倍，应注意常开门窗通风换气，以清洁空气，健脑提神。

6. 粥养：冬季饮食忌粘硬生冷。营养专家提倡，晨起服热粥，晚餐宜节食，以养胃气。特别是羊肉粥、糯米红枣百合粥、八宝粥、小米牛奶冰糖粥等最适宜。

7. 早睡：大雪时节，万物潜藏，养生也要顺应自然规律，在"藏"字上下工夫。起居调养宜早眠早起，要"早卧迟起"。早睡以养阳气，迟起以固阴精。并要收敛神气，特别在南方要保持肺气清肃。早晚温差悬殊，老年人要谨慎起居，适当运动，增强对气候变化的适应能力。

大雪的易发疾病及调理方法

大雪时节，最容易得的病就是感冒。预防感冒，在饮食起居上要多留心。

1. 门窗紧闭不通风，感冒"高兴"来找你

冬天由于天气寒冷，人们往往不愿意开窗通风，想保住那一点"热乎气"，尤其是我国北方地区，冬季经常是还伴随着大风的到来，因此就更不愿意打开门窗。其实，这种做法会直接导致屋内干燥，室温上升，各种细菌病菌纷纷恢复了活力，急速入侵人体，再加上不通风，病菌在室内传播的速度就会更快。这也就是为什么经常是一个屋子的人一起感冒的原因了。

解决办法：无论天气多么寒冷，都应适当开窗、开门通风。当然，开的时间有讲究，应该是避开早晚低温的时段和起风的时间，尤其可以利用中午、下午的时间打开门窗通风。如果一旦染上了感冒，建议大家可以喝一些粥类来帮助缓解感冒病情。此时多喝热粥，有助于发汗、散热、祛风寒，促进感冒的治愈。感冒后胃口较差，肠胃消化系统不好，喝粥可以促进吸收。另外，有些药会刺激肠胃，喝粥可以起到保护胃黏膜的作用。

2. 暖气和厚被，越热越生病

天气变冷以后，许多人习惯拿出家里最厚的被子结结实实地把自己裹在里面睡觉。这个时候再加上烧得火热的暖气，那真是外边天寒地冻，自己暖和无比，幸福啊。殊不知，这样内热外寒，反而会促使你得病。出现头晕、眼花、出汗、心跳加快等症状，严重的还可能会导致虚脱。其实，这就是给热出来的。

解决办法：冬季室内空气本身就干燥不流通，再加上暖气，那就是热上加热，当然也就会"中暑"啦。所以，在屋里放一个加湿器，往地面洒水，或者用湿毛巾搭在暖气上都是可以缓解的。当然，被子刚盖上的时候肯定会感觉很冷，这个时候不必要非再加一床被子，等到捂了一阵子以后，还是感觉身体冷的时候再加也不迟。此外，针对这种情况，还可以在家中养一些花草来增加湿度。

3. 里三层，外三层，瘙痒让你难忍受

同以上两种类型相似的是，冬天，许多人喜欢穿上近些年流行的保暖内衣，外加毛衣、

毛裤，再来一件厚外套。那真是里里外外全都保护到了。确实，首先冬季保暖和非常值得肯定的，但是保暖也有一个"度"在里面。对于老人、病人、儿童、孕妇等是可以适当多穿一些，毕竟他们的抵抗寒冷的能力比较弱。但是，我们普通人就没有必要穿得那么厚实。过多的衣物，会让我们身体温度越来越高，而外界温度由于很低，导致温差巨大，人体无法调节适应，因此，很容易就引起潮热、烦躁、上火等，当然，还有最常遇到的浑身瘙痒。

解决办法：运动是最好的驱寒方法。这里说的运动不是寒冷的时候蹦蹦跳跳，而是指的冬季坚持有氧的运动，比如慢跑、快走、打太极拳等等都是很好的帮助驱寒保暖的好方法。另外，针对，由于热而引起的全身瘙痒，切勿用热水烫洗或者滥用药物止痒。应及时忌口，少吃牛羊肉和海鲜，戒酒等。另外，贴身内衣最好是纯棉的。如果瘙痒症状反复难愈，应及早到医院治疗。

总结以上一点，冬季适当的保暖驱寒是必要的也是正确的，但也要讲究"度"和方法，切不可过热。同时，冬季通用的养生方法，最重要的就是多喝水，多运动，多吃水果。掌握了以上一些方法，相信你也会过一个健康的冬季的。

大雪适宜吃的食物

大雪时空气中的寒冷度和湿度都会加大，在大雪到冬至的15天内，因天地之间的气仍然较虚，所以养生的主题跟小雪节气一样，以温补为主。

从中医养生学的角度看，整个冬季都是以进补为主，大雪时更应该进补。进补要因人而异。并且食疗只是进补的一个方面，除此之外，还应该通过养精神、调饮食、练形体、慎房事、适温寒等综合调养来达到养生进补的目的。也就是说除了食补，还可以进行药补、酒补以及神补。大雪时节，地冷天寒，人们由于天气寒冷，人体为了保存一定的热量，就必须增加体内碳水化合物、脂肪和蛋白质的分解，以便产生更多的能量满足机体的需要。所以，冬天可以适当多吃富含糖、脂肪、蛋白质和维生素的食物，以补充因天寒而消耗的能量，益气补血，滋养身体。

大雪食补以补阳为主，但应根据自身的状况来选择。像面红上火、口腔干燥干咳、口唇皲裂、皮肤干燥、毛发干枯等阴虚之人应以防燥护阴、滋肾润肺为主，可食用柔软甘润的食物，如牛奶、豆浆、鸡蛋、鱼肉、芝麻、蜂蜜、百合等，忌食燥热食物，如辣椒、胡椒、大茴香、小茴香等。如果经常面色苍白、四肢乏力、易疲劳怕冷等阳虚之人，应食用温热、熟软的食物，如豆类、大枣、怀山药、桂圆肉、南瓜、韭菜、芹菜、栗子、鸡肉等，忌食黏、干、硬、生冷的食物。

冬季最简单的通法是多吃点萝卜。俗话说"冬吃萝卜夏吃姜，不要医生开药方"。为了御寒养生，古代皇家御膳的首选菜肴就是羊肉炖白萝卜。这道菜可以补充体内的阳气、温暖五脏，尤其适合肾虚和脾虚的人食用。

此外，因为白萝卜有消积滞、化痰清热、解毒等功效，所以冬季一般吃肉类等油腻食物后吃生萝卜可解腻、消食顺气。不过由于白萝卜味辛甘，性寒，所以脾胃虚寒、进食不化或体质虚弱者宜少食；白萝卜破气，服人参等补药后不要食用，否则会影响药效。此外，由于食用生萝卜产气较多，对溃疡病也不利，所以有此类疾病的患者也要少吃白萝卜。

大雪养生药膳食谱

1.枸杞肉丝

枸杞20克、瘦猪肉100克，青笋20克、油、盐、砂糖、味精、绍酒、麻油、干淀粉、酱油适量。此方药食合用，阴血双补，明目健身的药膳方。对于体虚乏力、贫血、神衰、性功能低下、糖尿病患者均有强身益寿之效。

2.木耳冬瓜三鲜汤

冬瓜150克，水发木耳150克，海米15克，鸡蛋1个，食盐、水淀粉、味精、麻油适量。可生津除烦，清胃涤肠，滋补强身。

冬至

冬至是中国农历中一个非常重要的节气，也是一个传统节日，早在两千五百多年前的春秋时代，中国已经用土圭观测太阳测定出冬至来了，它是二十四节气中最早制订出的一个，时间在每年的阳历12月22日或者23日之间。这一天是北半球全年中白天最短、夜晚最长的一天。过了冬至，白天就会一天天变长。中国北方大部分地区在这一天还有吃饺子、南方吃汤圆的习俗。天文学上把冬至作为冬季的开始，冬至前后气温会有比较大的降幅，冬至过后各地气候都进入一个最寒冷的阶段。

冬至时节的养生方法

冬至应该算是距离新年最近的一个节气了，很多人都非常重视这个节日，不仅很多人已经把这个节气当做了一个正式的节日来庆祝，也把这个节气当做了冬季养生的一个重要的时间。那么冬至怎样养生呢？

1. 御寒

冬至是"数九"的开始，冬至养生的首要任务就是做好防寒保暖。在饮食上以温热为主，如食用糯米、狗肉、大枣、桂圆、芝麻、韭菜、木耳等，少吃冷饮、海鲜等寒性食物；外出时注意保暖，老人在早晚气温较低时尽量少出门，适度保暖、适量运动。

2. 养藏

冬至后，天气寒冷、阳气伏藏，顺应这一变化，此时养生当注重于"藏"，早睡晚起，勿过度操劳；避免急躁发怒，以免扰动闭藏在内的阳气。补养肾脏十分重要。

3. 补阳

冬至时阴气已达到极盛，阳气开始萌芽。顺应这一趋势，冬至养生亦应适当补养阳气，可以适当吃一些羊肉、枸杞、韭菜等药食，注意生活规律，定时开窗换气，常呼吸新鲜空气适当进行室外体育锻炼。

4. 益阴

《内经》有"秋冬养阴"之说，而北方冬季气候一般比较干燥，常有大风天气，因此，滋益阴精也是冬至养生的重要内容。辛辣厚味、烧烤油炸食物少吃为妙，平时多喝水、多吃水果，卧室内要适当通风并注意保持一定的湿度，预防上呼吸道感染疾病。

冬至的易发疾病及调理方法

冬至在养生学上是一个最重要的节气，主要是因为"冬至一阳生"。冬至到小寒、大寒，是最冷的季节，患心脏和高血压病的人往往会病情加重，患"中风"者增多，天冷也易冻伤。

因此，在寒冬季节，对高血压、动脉硬化、冠心病患者来说，要特别提高警惕，谨防发作，应采取以下预防措施：

1. 注意防寒保暖。在气温降到0℃以下时，要及时增添衣服，衣裤既要保暖性能好，又要柔软宽松，不宜穿得过紧，以利血液流畅。

2. 合理调节饮食起居，不酗酒、不吸烟、不过度劳累。

3. 保持良好的心境，情绪要稳定、愉快，切忌发怒、急躁和精神抑郁。

4. 进行适当的御寒锻炼，如平时坚持用冷水洗脸等，提高机体对寒冷的适应性和耐寒能力。

5. 随时观察和注意病情变化，定期去医院检查，服用必要的药物，控制病情的发展，防患于未然。

严冬时节还要注意老人的低体温。低体温是以 35℃ 为界限，低于 35℃ 者为体温过低。由于老人出现低体温后，可能无任何不适与痛苦，所以往往容易被忽视。体温过低的老年患者，发病多缓慢，甚至危及生命时也无明显症状。这类病人一般不出现寒战，但得不到及时治疗就会出现意识模糊，语言不清，继而昏迷，体温随即降至 30℃ 以下。此时，患者脉搏及呼吸甚微、血压骤降、面部肿胀、肌肉发硬、皮肤出现凉感。因此，在寒冷的冬季，老人的居室应采取防寒保暖措施。

冬至时节女性朋友应该注意的其他问题

冬天天气寒冷，尤其是冬至之后，更是很冷的一个制高点，所以，洗澡就成了冬天的一个很让女性朋友们人头疼的事情。而现在很多家庭已经不再为这个问题头疼了，因为很多家庭都安装了热水器和浴霸，冬至洗澡已经不是什么寒冷的事情了，但是，养生专家表示，冬至洗澡也是有很多学问的。那么冬至洗澡需要注意什么事情呢？

1. 饱食或空腹不宜洗澡

在饱食或空腹的情况下会影响消化功能，饭后立刻洗澡会妨碍食物的消化吸收，容易疲劳、头晕，甚至虚脱。

2. 洗澡不宜太勤

女性朋友们都爱清洁，有些年轻的女孩在冬天也要每天早晚洗浴。但是人的皮肤最外面是角质层，在干燥的冬、春季，人们出的汗量减少，空气十分干燥，自动脱落的角质层和皮肤汗液混合的皮垢不会很多，如果洗澡过勤，会伤害角质层，容易破坏正常的皮肤结构。其保护皮肤的作用就会失去，皮肤细胞内的水分更容易蒸发掉，皮肤就会干燥。

3. 不宜用香皂

尽可能使用浴液，以免香皂刺激皮肤，洗浴后应在身体各部位涂上润肤品，这样可以将润肤成分渗入到皮肤的上层。

4. 洗浴时间不宜过长

盆浴 20 分钟，淋浴 5 分钟左右即可，长时间热水淋浴，人体会大量出汗，血液变得黏稠，有促血栓形成的危险。加之淋浴时，热量使皮下血管扩张，体内的血液更多地流到皮下组织，必然会导致心脑等器官相对缺血。

5. 洗澡水温不宜过高

水温过高，皮肤表面的油脂容易被破坏，毛细血管受热扩张会加剧皮肤干燥，而且热水会将皮肤上的天然油分彻底洗掉，引起瘙痒。

冬至适宜吃的食物

冬令进补是我国历史悠久的民间习俗之一。俗语说："今年冬令进补，明年三春打虎"；中医云："万物皆生于春，长于夏，收于秋，藏于冬，人亦应之。"古人认为，冬三月是"生机潜伏、阳气内藏"的季节，应讲究"养藏之道"。也就是说，冬天是一年四季中保养、积蓄的最佳时机。冬天人们食欲大增，脾胃运化转旺，此时进补能更好地发挥补药的作用，投资少、见效快。事实证明，冬令进补不仅能调养身体，还能增强体质，提高机体的抗病能力。

第一，适宜吃能够增加热能供给，富含脂肪、蛋白质和碳水化合物的食物，包括肉类、蛋类、鱼类及豆制品等。

第二，人怕冷与其体内缺乏矿物质有关。因此，应注意补充矿物质。中国人一般以"五谷为养、五果为助、五畜为益、五菜为充"。只要不偏食，就可以保证人体对钾、铁、钠等矿物质的需求。

特别怕冷的人可多补充一些连根带皮的蔬菜。专家认为，这类蔬生长在土壤里，其根部和皮壳中含有大量的矿物质及营养素。

第三，冬季气候干燥，人们常有鼻干、舌燥、皮肤干裂等症状，补充维生素 B2 和维生素 C 十分必要。维生素 B2 多存于动物的肝、蛋、乳中；维生素 C 主要存在于新鲜蔬菜和水果中。

最后，寒冷也影响人的泌尿系统，促使排尿增加，较多的钠、钾、钙等无机盐随尿排出，因此要补充相应的食物。专家建议，在多吃蔬菜的基础上，适当增加动物内脏、瘦肉类、鱼类、蛋类等食品。有条件的还可多吃甲鱼、羊肉、桂圆、荔枝、胡桃肉等食品，这些食品味道鲜美，富含脂肪、蛋白质、碳水化合物及钙、磷、铁等多种营养成分，不仅能补充因寒冷而过度消耗的热量，还能益气养血，对身体虚弱者尤为适宜。

小寒

小寒是一年二十四节气中的第 23 个节气。每年 1 月 5 日或 6 日太阳到达黄经 285°时为小寒，它与大寒、小暑、大暑及处暑一样，都是表示气温冷暖变化的节气。《月令七十二候集解》："十二月节，月初寒尚小，故云。月半则大矣。"小寒之后，我国气候开始进入一年中最寒冷的时段。俗话说，冷气积久而寒。此时，天气寒冷，大冷还未到达极点，所以称为小寒。"小寒"一过，就进入"出门冰上走"的三九天了。

小寒时节的养生方法

小寒在民间的谚语很多，像什么："小寒大寒，冷成冰团。"而在这个全年最冷的时节里，中国各地有着许多相关的节气民俗，比如"画图数九"、"补膏方"和"吃菜饭"。在这些民俗之中就蕴含着很多养生保健的原理。那么小寒怎样养生呢？

饮食上"小寒"节气中就有一重要的民俗就是吃"腊八粥"。《燕京岁时记》中记载"腊八粥者，用黄米、白米、江米、小米、菱角米、栗子、红豇豆、去皮枣泥等，合水煮熟，外用染红桃仁、杏仁、瓜子、花生、榛穰、松子及白糖、红糖、琐琐葡萄，以作点染。"上述食品均为甘温之品，有调脾胃、补中益气、补气养血、驱寒强身、生津止渴的功效。我国古人称"粥饭为世间第一补人之物"，认为吃粥可以延年益寿，李时珍在《本草纲目》上说：粥能"益气、生津、养脾胃、治虚寒"。张耒的《粥记》中也说："每日起，食粥一大碗，空腹胃虚，谷气便作，所补不细，又极柔腻，与肠胃相得，最为饮食之妙诀。"

1. 忌食生冷辛辣

胃部就像一个纤弱的娇小姐，十分的娇贵，稍有不注意就容易引发它的不满。冬天天气本身就很寒冷，一些生冷的食物寒性更大。在这个时候吃的话容易直接刺激胃部，使得它不正常的收缩，轻则引起食欲不振，重则还可能会导致呕吐、抵抗力降低等等。同理，辛辣的食物一样是具有强刺激性的，大量食用容易导致急性胃炎的发生。

2. 规律进食才健康

现代人，工作压力越来越大，经常是忙得忘了吃饭，或者是即使很饿也无法抽空去吃饭。长此以往，是对胃部的最大刺激。尤其在冬季，胃部本身就容易发病，如果再不能规律饮食的话，就更容易引起胃酸分泌异常，加重胃部的负担。因此，每天按时有规律的吃饭才是最佳的保胃措施。如果不能一天三顿正点进食的话，可以改为一天5～6次，分次进食，一次少量，只要是每天有规律的即可。这样不仅可以保护我们的肠胃，还不会耽误到其他的事情。

3. 运动保暖两手抓

身体的健康离不开经常性的运动，一个好的身体才能够抵御疾病的侵袭，让你的肠胃在冬季不会过于受到伤害。同样，胃部保暖很重要，温度过低会使腹部然受凉，导致胃肠不适。因此，在这个季节就不要再选择过短的衣服了。

当然，以上说的一些，都是一些基本的保养方法，最重要的还是大家要坚持，因为胃肠的调养和保护不是一天成就的。同时，胃病、十二指肠溃疡等症的发生与发展，与人的情绪、心态密切相关。因此，在养胃护胃的同时，大家还应要保持一个愉快和稳定的情绪。避免紧张、焦虑、恼怒等不良情绪的刺激。同时，注意劳逸结合，防止过度疲劳而殃及胃病的康复。

小寒的易发疾病及调理方法

1. 小寒要防胃病

随着人们生活节奏的加快和天气的瞬息万变，在我国胃肠道疾病的发生几率是越来越高。而天气的转凉，温度的降低也会直接刺激人体，使得胃肠功能变得紊乱，从而影响正常的消化和吸收。那么，在比较寒冷的小寒节气中，我们应该怎样保护我们的胃部呢？

要想保护好自己的肠胃，还要注意在冬季，胃寒的人比较多，因此，应该适当选择一些能够暖胃的食物，像是小米，糯米、羊肉、狗肉、老姜、黑豆、大枣等。因胃酸而引起胃部不适的，要少吃点玉米面、韭菜、土豆、豆类等、因为这些食物容易引起胃部的胀痛，同时也应禁食浓缩肉汤以及酸性食物，如乳类、淀粉等，并控制食盐的食用量，而在胃酸分泌减少的时候，饮食调整则正好相反。

2. 小寒要养肾防寒

冬日万物敛藏，养生就该顺应自然界收藏之势，收藏阴精，使精气内聚，以润五脏。冬季时节，肾的机能强健，则可调节机体适应严冬的变化。所以冬日养生很重要的一点就是"养肾防寒"。小寒又是一年中最冷的季节。肾的机能强健，则可调节机体适应严冬的变化。所以冬日养生很重要的一点就是"养肾防寒"。

肾阴虚可多吃黑木耳、黑芝麻、小核桃、山药、干贝、栗子等食物，忌吃或少吃芦荟、荸荠、柿子、生萝卜、洋葱、辣椒、酱、白酒及香烟等。

肾阳虚应多吃生姜、辣椒、葱等甘温益气之品。忌吃性寒生冷之物，如冷饮、生冷的瓜果等。

小寒养生药膳食谱

中医认为寒为阴邪，最寒冷的节气也是阴邪最盛的时期，从饮食养生的角度讲，要特别注意在日常饮食中多食用一些温热食物以补益身体，防御寒冷气候对人体的侵袭。日常食物中属于热性的食物主要有鳟鱼、辣椒、肉桂、花椒等；属于温性的食物有糯米、高粱米、刀豆、韭菜、茴香、香菜、荠菜、芦笋、芥菜、南瓜、生姜、葱、大蒜、杏子、桃子、大枣、桂圆、荔枝、木瓜、樱桃、石榴、乌梅、香橼、佛手、栗子、核桃仁、杏仁、羊肉、猪肝、猪肚、火腿、狗肉、鸡肉、羊乳、鹅蛋、鳝鱼、鲻鱼、鲢鱼、虾、海参、淡菜、蚶、酒等。特别要提出的是，小寒时节正是吃麻辣火锅、红焖羊肉的好时节。下面介绍几个适合于小寒食用的食疗方：

1. 当归生姜羊肉汤

当归 20 克，生姜 30 克，羊肉 500 克，黄酒、调料适量。将羊肉洗净，切为碎块，加入当归、生姜、黄酒及调料，炖煮 1～2 小时，食肉喝汤。有温中补血、祛寒强身的作用，适用于神疲乏力、面色苍白、畏寒肢冷等血虚及阳虚的人群。

2. 羊肾红参粥

鹿肾（或羊肾）1 只，红参 3 克，大米 100 克，调料少许。将羊肾切开，剔去内部白筋，切为碎末，红参打为碎末，大米洗净，加入适量水及调料，煮 1 小时食用。有益气壮阳、填精补髓的作用，适用于虚弱无力、腰膝酸软、畏寒怕冷、耳聋耳鸣、性功能减退等肾阳不足的人群。

3. 胡桃仁饼

胡桃仁(或核桃仁)50 克，面粉 250 克，白糖少许，将胡桃仁打为碎末，与面粉混合在一起，加水适量，搅拌均匀，烙为薄饼食用。有补肾御寒、润肠通便的作用，适用于肾虚腰痛腿软、畏寒怕冷、大便干结等肺肾两虚的人群。

另外，小寒节气正处于"三九"寒天，是一年中气候最冷的时段。此时正是人们加强身体锻炼、提高身体素质的大好时机。但要根据个人的身体情况，切不可盲目，即使身体强健的人，也要讲究一下锻炼的方式和方法。

4. 素炒三丝

［配料］干冬菇1.5两，青椒2个，胡萝卜1根，植物油、白糖、黄酒、味精、盐、水淀粉、鲜汤麻油适量。

［做法］冬菇水发洗净，挤干水分，切成细条，胡萝卜、青椒洗净切丝。锅内放油烧热，将三丝入锅煸炒后，放黄酒、糖、再煸炒，然后加鲜汤、盐，待汤烧开后加味精，用淀粉勾芡，淋上麻油，盛入盘内即可。

［功效］健脾化滞，润燥。

饮食禁忌：狗肉忌与绿豆，杏仁，菱角同食。

患有顽固性皮肤瘙痒症者忌食香菇。

5. 丝瓜西红柿粥

［配料］丝瓜500克，西红柿3个，粳米100克，葱姜末、盐、味精适量。

［做法］丝瓜洗净去皮，切小片西红柿洗净切小块备用。粳米洗净放入锅内，倒入适量清水置火上煮沸，改文火煮至八成熟，放入丝瓜、葱姜末、盐煮至粥熟，放西红柿、味精稍炖即成。

［功效］清热，化痰止咳，生津除烦。（患有痤疮的人可长期食用）

大寒

大寒是二十四节气之一最后一个节气。每年1月20日前后太阳到达黄经300°时为大寒。《月令七十二候集解》："十二月中，解见前（小寒）。"《授时通考·天时》引《三礼义宗》："大寒为中者，上形于小寒，故谓之大……寒气之逆极，故谓大寒。"这时寒潮南下频繁，是中国大部分地区一年中的最冷时期，风大，低温，地面积雪不化，呈现出冰天雪地、天寒地冻的严寒景象。

大寒时节的养生方法

1. 注意休息，添加衣物

大寒养生起居，按中医养生专家指示应该，早睡晚起，劳逸结合，养精蓄锐。一天到晚要记得增添衣物防寒防风。正应对了那句老话："大寒大寒，防风御寒"。在"大寒"节气应尽量避免在早晨和傍晚出门，因为一般昼夜温差较大，人体容易受寒，引发疾病。许多女性体质易寒凉，女性在阴阳里属阴，往往被形容为月亮，水容量高，更易寒凉。在大寒节气，更应做足保暖功课。重点部位就是腰、膝、双脚，尤其是经期，要添加衣物，适当饮食温补。

2. 防护身体的重点部位

现在骑电动车上下班的人很多，街上随处可见穿着时尚，短裙、长靴的年轻女性，衣着单薄，骑着电动车在寒风里穿行。美则美矣，身体可要小心了。骑电动车最好不要穿裙子，这样把膝盖暴露在凉风中，非常容易受到寒气侵袭。"膝关节本身是腔隙关节，直接对着风吹，寒气很容易进去。"不仅要穿厚实点，还应该戴上护膝进行额外的防护。此外，许多女性朋友都有感受，冬天双足经常冰凉，腰部也容易发凉，一定要穿厚的鞋袜，不要穿低腰裤。

3. 早睡一小时

大寒是二十四节气的最后一个，此时正值生机潜伏、万物蛰藏的冬季，人体的阴阳消长代谢也处于相当缓慢的时候。大寒养生要顺应冬季"藏"的原则，最简单的方法是早睡晚起，每天多睡 1 小时。早睡可以养人体的阳气，晚起可以养阴气，使精气内聚以润五脏，从而增强身体的免疫力。对于上班族特别提倡早睡 1 小时。老年人尤其要注意不宜过早起床，晨练要推迟一些，最好待日出后再出门。早晨寒气生发，有时还有雾气，极易寒邪侵入。

4. 睡前泡泡脚

大寒养生建议睡前养成热水洗脚或泡脚的习惯。"寒从脚起，冷从腿来"，人的腿脚一冷，全身皆冷。在冬夜入睡前，可用热水或药汤先泡泡脚，以达到畅通血脉、改善睡眠质量的功效，尤其是对那些经常在夜间看书、写作、久坐到深夜的人，临睡前更应热水泡脚。

5. 运动锻炼

大寒养生运动，在冬季，运动锻炼是养生的精髓所在。因为这也是有老话的。俗话说，"冬天动一动，少闹一场病"。

在"大寒"节气里，气候一冷一热很容易感冒。所以如果要运动的话，最好等到太阳出来以后再进行户外锻炼。由于户外气温比室内低，人的韧带弹性和关节柔韧性都没有之前的灵活，为避免造成运动损伤。专家建议冬天在运动前先要做一些运动前的热身准备。

6. 冬日健身，出汗伤阳，有氧运动最适宜

我们对养生保健越来越重视，即使是在冬季也有很多人积极进行体育锻炼。这当然是好事，但是冬季锻炼要注意方法，否则就可能出现适得其反的情况。冬日健身以室内活动为主，但也不妨去室外走走，让新鲜空气把肺内的污浊之气排出去，并且让脸庞沐浴在冬天的寒冷中也是有益无害的。五脏精华之血，六腑清阳之气皆会于面，遇到冷空气，面部的腠理、毛孔都会收缩起来，里面是热的，外面是冷的，所以不会受伤。

女人啊，你的幸福在哪里？

冬季可循序渐进地进行一些有氧运动，比如快走、慢跑、跳绳、踢毽子、打太极拳、打篮球等，既运动了肢体，也加强了气血循环运行，使气血旺盛，气机通畅，血脉顺和，全身四肢百骸才能温暖。中、老年人可在居室中坚持脸部、手部、足部的冷水浴法，来增强机体的抗寒能力。大寒时节的运动应注意适宜、适度，同时室外活动不可太早，待日出后再进行为好。

室外运动要等到太阳露头再出门。冬三月是闭藏的季节，水冻地坼，无扰乎阳，所以这个季节要早卧晚起，太阳不出来最好不要出门。

冬天运动，尽量不要出汗。冬天一出汗就会伤阳，就会伤心。这是因为，汗是心之液，出汗就把阳气伤了，机体抵抗力就低下了，这在冬天是违背养生规律的。所以，冬天室外运动不能跑，不能跳，最好太阳出来慢慢走，慢慢溜达散步。

建议女性经常跳绳，"跳绳是很好的有氧运动，让肢体很快热起来，而且气血循环也得到了加强"。气血旺盛，自然四肢就不容易发凉，身体含氧量高，也有利于滋养脏器与大脑。有的人膝关节不好，可以改为原地踏步，跺着脚走，对于改善足部血液循环立竿见影。

7. 哮喘病人少出门

大寒期间也是感冒、肺炎、哮喘等呼吸系统疾病的高发期；有心脑血管基础疾病、哮喘、肺气肿的人要格外注意。由于持续的低温，使得皮肤血管收缩，血压升高，心脏的工作量增大，容易诱发高血压和心脏病。干燥寒冷的气候，还容易使老年人患感冒、肺气肿和支气管炎。

这些病症都会加重冠心病的症状，并可诱发心绞痛。所以，有心脑血管病史的老年人在此节气中尤其要注意保暖，早晚要少出门，避免感冒。外出时一定加穿外套，戴上口罩、帽子、围巾。哮喘病人要尽量少出门，最近门诊上哮喘病发的老病号也明显增加，"这个时候，哮喘病人出来一个喘一个"。

8. 保持室内湿度，常喝水

如果室内经常开暖气或空调，除了要经常开窗通风外，最好再使用一些空气加湿器之类，以提高空气中的湿度。在晚上睡觉时，如果使用电热毯，也尽量不要开过夜或开得太热。此外，在冬天，人应该有意识地增加饮水量，千万不要等口干后才想到去喝水。建议在入睡前和起床后，都应先喝一杯温水。而在沐浴前后最好也能各喝一点水，以补充人体流失的水分。

9. 大寒养生着眼于"藏"

心血管患者忌情绪波动民间俗有"暖身先暖心，心暖则身温"的说法。这也就是说，只有心神旺盛、气机通畅、血脉顺和，全身四肢百骸才能温暖，人体才能抵御得住严冬酷寒的侵袭。大寒养生着眼于"藏"。人们在此期间要控制自己的精神活动，保持精神安静、心绪安宁，慢性心脑血管疾病患者尤忌情绪过度波动。

大寒的易发疾病及调理方法

1. 注意保暖，以防天冷引发的疾病

据统计，在大寒节气中，心肌梗死、脑卒中的发病率均达到全年最高水平。此外，一些血管弹性较差的高血压患者，在大寒时节一天之内的血压波动往往会增大，而很多患有老慢支的病人只要稍不留神，也容易在此时节旧疾复发。体虚年高的人最好居住在温暖的室内，尽量减少出门或冒触风寒。

从室内到室外，但凡温差较大时，不妨要先在门廊里适应一下冷空气，再出门也不迟。大寒时分是一年之中寒气最重的时候，养生的第一要义就是要御寒保暖！"专家强调，御寒保暖特别要注意保护暴露在外的部位，如头面部、手足部。

大寒时节除了要注意防寒之外，还须防风，衣着也要随着气温的变化而随时增减。具体来说，还需根据各人的不同体质分门别类地进行保护，比如：胃寒脾虚的人特别容易受寒，建议此类人最好戴一个围兜来保护脾胃，平日也可以多吃一些山药、红枣等健脾益气的食物；而肾阳亏虚、慢性腰腿疼痛的患者受寒之后可能会加重病情，不妨使用一个腰托来防寒。专家建议，除了御寒保暖之外，大寒时节人们晨起出门前，不妨喝些热饮，比如：牛奶、豆浆等，以起到振奋脾胃的作用。

2. 注意调节身体，防止年底工作压力大击垮身体

值得一提的是，大寒时节正处于元旦后、春节前，对于上班族来说，正是一年之中工作最繁重的时候，人体极易疲劳，耗精伤神。因此，在这一段日子，尤其要注意休息，保持心情平静。对于老年人来说，更应注意避免过喜或伤心，保持心情舒畅，心境平和，使体内气血和顺，做到"正气存内、邪不可干"，降低心脑血管系统疾病的发病风险。

3. 大寒时节防胃病

除了前文说到的冬季都要预防感冒外，大寒时期还要注意防胃病。

隆冬季节，人体受寒冷刺激后血液中的组织胺增多，胃酸分泌旺盛，胃肠发生痉挛性收缩，机体抗病力及适应性也随之降低，故有胃病的老年人冬季就容易旧病复发，甚至引起胃出血、胃穿孔等严重并发症。所以，大寒的饮食应遵守保阴潜阳的饮食原则。饮食宜

减咸增苦以养心气，使肾气坚固，切忌粘硬、生冷食物，宜热食，防止损害脾胃阳气，但燥热之物不可过食，食物的味道可适当浓一些，要有一定量的脂类，保持一定的热量。此外，还应多食用黄绿色蔬菜，如胡萝卜、油菜、菠菜等。另外，由于大寒适逢春节，一般家庭都会准备丰富的过年应节食物，此时要注意避免饥饱失调，同时可以多吃具有健脾消滞功效的食物，如淮山、山楂、柚子等，也可多喝如小米粥、健脾祛湿粥等进行调理。

冬季老年人要特别注意胃部保暖，饮食宜选温软、淡素及易于消化的食物为好，并做到少食多餐，忌食生冷，戒除烟酒，积极参加体育锻炼，改善胃肠血液循环，减少胃病发病机会。

总体来说，我们现在的生活水平比以前大大提高了，主要面对的问题不是缺乏营养，而是营养过剩。如果能"管住嘴，迈开腿"，身体上的很多小毛病甚至能够不治而愈。

英国广播公司（BBC）摄制的《揭秘食物真相》系列纪录片做过一个很有趣的实验。为了验证吃类人猿的食物是否对人们的健康有益，十多名志愿者被禁闭在动物园的笼子里，每天只能生吃各种蔬菜和水果，每晚只能睡在露天帐篷中，陪伴他们的除了星空就是周围的大猩猩、老虎、狮子——当然，这些猛兽都是关起来的。经过十二天的折磨，医生经过检查他们的身体发现：这些志愿者每个人的身体健康状况都得到了显著的改善。有位以前非常厌恶蔬菜和水果、体内胆固醇严重超标的志愿者，甚至因此喜欢上了蔬菜和水果。

可见，我们如果能下定决心，坚决地改掉很多不良的生活习惯，健康状况是一定能够大大得到改善的。

大寒适宜吃的食物

1. 温暖的滋补汤粥

"大寒大寒，防风御寒，早喝人参、黄芪酒，晚服杞菊地黄丸"。古语说得真是精辟。在这个呵气成冰的季节，看厨房里蓝色的火苗舔着锅底，小砂锅咕嘟咕嘟冒着热气，芪杞炖子鸡、山药羊肉汤、八宝饭……丝丝清香钻进你的鼻孔，食欲就这样被挑起。

2. 多吃黑色食物

大寒与立春相交接，进补量应逐渐减少，以顺应季节的变化。在进补中应适当增添一些具有升散性质的食物，为适应春天升发特性做准备。这个时期，是感冒等呼吸道传染性疾病高发期，应适当多吃一些温散风寒的食物，以防御风寒邪气的侵扰。日常饮食中常用的辛温解表、发散风寒的食物有紫苏叶、生姜、大葱、辣椒、花椒、桂皮等。在饮食上应以性温的食物为好，切忌黏硬、生冷，宜热食。但燥热之物不可过食，也不要贪吃过凉的、反季节的水果。

在严寒天气，人体为了保持一定热量，必须增加体内糖、脂肪和蛋白质的分解，产生更多能量以满足机体需要，必须多吃富含"能量"和维生素的食物。严寒也影响着人体泌尿系统，排尿增多，随尿排出的钠、钾、钙等无机盐也较多，还要多食用一些富含无机盐的食物，可适当增加动物内脏、瘦肉类、鱼类、蛋类等食物，也可以多吃甲鱼、海参、桂圆、栗子等温热滋补食品。山药、黑木耳、芋头、红枣等都是温性食物，有温肾的作用。海虾、海参也有补肾的作用。在中医理论中，食有五色五味，五色中黑色走肾，五味中咸味走肾。因此要多吃黑色食物，口味可适当偏咸一点。

大寒养生药膳食谱

干燥寒冷的大寒时节，温补的汤粥最适宜，下面是几款经典的大寒美食，既好喝，又滋补，是中医典籍都有记载的药膳。

1. 八宝饭

糯米 100 克、大米 100 克、赤小豆 50 克、薏米 50 克、莲子 20 克、枸杞子 20 克、桂圆肉 20 克、大枣 50 克。

将赤小豆、薏米、莲子用清水洗净，浸泡 2 小时，再加入糯米、大米等，用旺火蒸熟，加白糖适量食用。有健脾益气、养血安神的作用，适用于身体虚弱、倦怠乏力等气血两虚的人群。

2. 芪杞炖子鸡

童子鸡 1 只（约 500 克）、黄芪 30 克、枸杞子 30 克、白术 10 克，调料适量。

将童子鸡洗净，切为小块，加入诸补益中药和葱姜蒜盐酒等调料，用文火慢炖 1 小时，食肉喝汤。有补中益气、滋阴助阳、增强机体抗病能力的作用，适用于体质虚弱、易患风寒感冒者。

3. 发散风寒汤

鸡蛋 1 个、香菜 10 克、葱白 5 克、生姜 5 克，盐、味精等调料适量。

鸡蛋搅拌均匀，香菜、葱白、生姜洗净后切为碎末。将清水在锅中烧开，加入少许水淀粉，使水略稠后，将搅拌好的鸡蛋慢慢倒入，使之成片状。再加入香菜、葱、姜及盐、味精等调料，出锅前加入香油少许。有祛风散寒、发汗解表的作用，适用于轻度感冒初期。

4. 山药黑芝麻糊

山药 15 克，黑芝麻 150 克，粳米 60 克，鲜牛奶 200 克，冰糖 100 克，玫瑰糖 6 克。

粳米用清水浸泡 1 小时，捞出滤干。山药切成小颗粒。黑芝麻洗净后晒干，入锅炒香，加鲜牛奶和清水拌匀，磨成浆，滤出浆汁。锅中加适量水，放入冰糖，大火煮溶，将浆汁倒入锅内与冰糖搅匀，加入玫瑰糖，边煮边搅拌成糊，熟后即成。有滋补肝肾的功效。

5. 枸杞鸡肉汤

鸡半只，枸杞子 15 克，怀山药 30 克，生姜片 15 克，精盐适量。

将鸡肉洗净切块，倒入开水锅中烫一下取出，以去除腥味，然后把鸡块放入沙锅中，加入怀山药、枸杞子、生姜片及适量开水，用小火煮至肉烂汤香。当主餐，随意食用。有补肝益肾、温中益气的功效。

6. 山药羊肉汤

羊肉 500 克，淮山药 50 克，葱白 30 克，姜 15 克，胡椒粉 6 克，黄酒 220 克，精盐 3 克。

将羊肉剔去筋膜，洗净，略划几刀，再放入沸水沙锅焯去血水。将葱、姜洗净，葱切成段，姜拍破。把羊肉、怀山药放入沙锅内，加适量清水，先用大火烧沸后，撇去浮沫，放入葱白、生姜、胡椒粉、黄酒，转用小火炖至羊肉酥烂即成。有补脾肾、温中暖下的功效。

第三章 女性的生理周期

女性一生有三个重要的生理周期，这三个生理周期一定要作为养生重点来对待。如果这三个周期处理好，女人一生基本上就可以健康无虞了。

这三个重要的生理周期是：经期、孕产期、更年期。

（一）经期

正确认识经期

月经，又称作月经周期，指女性每月一次的有规律的阴道流血现象。当女性进入青春期后，卵巢逐渐成熟，并开始分泌女性激素，子宫内膜随之发生变化而产生月经。女孩一般在 12 岁左右出现第一次月经，第一次月经来潮叫做月经初潮。正常的女性月经，月经周期平均为 28 天，月经持续时间一般为 3 ～ 5 天，月经期的月经血量为 20 ～ 120 毫升，多数在 50 毫升左右。严格说来，伴随着这种出血，卵巢内应有卵泡成熟、排卵和黄体形成，子宫内膜有从增生到分泌的变化。但是在临床上常有不经过排卵而有子宫出血的现象，叫做无排卵性月经。月经又称为月事、月水、月信、例假等，癸水也指月经，见于《古今医统》。

女人在更年期之后会月经停止。

月经对女人来说非常重要。月经量的多少，经期的长短，经期提前或者延后，经期内有无胸闷、腹痛、头晕等症状，往往是跟身体其他方面的问题是有关联的。想要保养好自己的身体，女人一定要重视经期，调养好这个关键的生理周期。

月经不调是怎么回事？

月经是女性正常的生理现象。当月经的色、量、质、经期、周期及伴随的症状发生改变时，就出现月经不调。表现为月经过多、过少、经期延长、经间期出血、经行乳房胀痛、情志异常、月经先期、后期、先后不定期等。

如果女性在间隔25天甚至更短就出现了下一次的月经，那这就是月经前置，即经期提前。经期提前在临床上发现跟之后的一些器质性病变有关联，因此，经期提前也被看做器质性病变的一个信号。有经期提前现象的女性就要格外注意自己是否有子宫肌瘤、卵巢囊肿、息肉等健康隐患。

经期的延后，也叫生理曲线轴的延长。当女性的生理周期在31天之外，说明她的生理周期是延长了，但这种现象不会给女性带来特别大的麻烦，除非这种时间上的延长达到了一周以上。这个时候就要看是否是气血亏虚、体内寒淤、子宫内膜不脱离造成的。经期延后可能导致排卵混乱，造成意外怀孕。意外怀孕然后再流产的话，对女性身体的伤害非常大。

经期一般是5天到7天。如果经期过长，经血过多，就可能造成气血亏损，引发女性贫血、低血压、低血糖等病症，导致女性的各种寒症。

出现月经不调的原因很多，可能因神经内分泌功能失调引起，育龄期女性月经不调，一般多是因卵巢黄体功能不好引起。部分患者是由器质性疾病或药物等引起，如生殖器官局部的炎症、肿瘤及发育异常、营养不良、甲状腺、肾上腺皮质功能异常、糖尿病、肝脏疾患、血液疾患等，以及使用治疗精神病的药物、内分泌制剂等，一定要请专业医师检查，以明确诊断。

月经病的治疗原则，重在治本以调经。在中医看来，经期提前是虚火旺所致，建议少吃燥热食物，可多喝滋阴健胃的粥、豆浆等；不是因疾病造成的经期延后，可多吃补血的食物，如红枣、葡萄、红苋菜等；经期需均衡营养，不主张擅自进补，可适量吃些蛋白质和含铁食物，如香菇鸡汤、牛肉汤、热牛奶等。

总之，调理月经不只是吃点当归就行，可能要补血、或活血，甚至破血化淤；可能要补肾、养阴或温阳，而且在月经周期的不同时期，每个人的体质不同，治疗也就不同。

月经不调怎么办？

月经不调是一种常见的妇科疾病，表现为月经周期或出血量的异常，或是月经前、经期时的腹痛及全身症状全身症状。

月经不调会给女性的心理造成不小的负担，那么月经不调怎么办？有没有哪些措施需要女性朋友在日常生活中多加注意呢？

1. 防止受寒

一定要注意经期勿冒雨涉水，无论何时都要避免使小腹受寒。

2. 尽量使你的生活有规律

熬夜、过度劳累、生活不规律都会导致月经不调。让你的生活有规律，你的月经可能就会恢复正常。

3. 多吃含有铁和滋补性的食物

补充足够的铁质，以免发生缺铁性贫血。多吃乌骨鸡、羊肉、鱼子、青虾、对虾、猪羊肾脏、淡菜、黑豆、海参、胡桃仁等滋补性的食物。

4. 调整自己的心态

如果你的月经不调是由于受挫折、压力大而造成的，那么你必须调整好自己的心态。而且如果你已经月经不调，保持良好的心态也是非常必要的。

5. 必要时去看医生

如果持续出血24小时后没有减少，而且出血量大，或者月经少到没有，应马上去看医生。

月经不调需要女性朋友在平日多加注意，从饮食、心情、生活作息等方面进行调理，此外，也可以选用一些活血理气的调经药，如调经祛斑胶囊、阿胶当归口服液、人参归脾丸、补血调经片、调经止痛片、桂枝茯苓丸、加味逍遥丸等，均可用于治疗月经不调，且具有良好的疗效。

月经不调药膳食谱

1. 生姜红糖清宫饮

可用生姜、红糖或加一些大枣来煮水喝，可以调理宫寒血瘀，帮助身体排除子宫内的淤血。

2.四物汤

四物汤，由当归、川芎、白芍、熟地黄四味中药组成，是以补血调血为主要功用的方剂，被誉为"一切血病的总方"、"肝经调血之专剂"。本方是治疗营血亏虚，血行不畅的常用方剂。现代常化裁用于治疗月经不调，

〔组成〕熟地15克，当归15克，白芍10克，川芎8克。

〔功用〕补血和血。

〔加减法〕

1）若痛经可加香附12克，延胡索10克；

2）兼有气虚者，加入党参18克，黄芪18克；

3）若血虚有寒者，则加肉桂粉4克，炮姜4片；

4）若出现崩漏，则加入茜草根8克，艾叶10克，阿胶10克。

3.蒜泥茄子

原料：

中等长茄子2根、蒜5瓣、盐、糖、鸡精、醋、香油、食用油。

做法：

长茄子洗净，用手掰开。注意：要用手掰开！放在笼屉中，开水蒸7、8分钟，不可蒸的太过，以茄子不变色为准，茄子要铺放整齐，不要码在一起。蒸好的茄子取出，晾一会，就开始撕成茄条，不要弄得太细那样就不好吃了，但是也不要太粗，也会影响口感。茄条撕好后，将蒜剁碎，放在茄子上，调入适量的盐、糖、鸡精，再用热至九成的热油泼香，拌匀，食用前滴几滴香油，拌匀，即可食用。

这道菜尽量每天吃，连续吃一周，对治疗月经不调有非常好的效果。这是一个百用百验的食疗良方。

闭经要怎么调理？

闭经是妇科疾病中常见的症状，可以由各种不同的原因引起。通常将闭经分为原发性和继发性两种。凡年过18岁仍未行经者称为原发性闭经；在月经初潮以后，正常绝经以前的任何时间内（妊娠或哺乳期除外），月经闭止超过6个月者称为继发性闭经。

中医认为闭经的原因是肝肾不足，气血亏虚，血脉失通。临床上造成闭经的原因有很多，可能跟肝有关，因为肝主情志，所以可能是情绪上的波动造成的闭经；也有因为受到惊吓，

伤到肾气，也会造成闭经或经期紊乱；可能跟脾有关，脾淤气滞、脾虚，脾纳血不足，气血亏损，也会导致闭经。治疗上，因气血不足则应补益气血；因肾虚则需补益下元；因寒凝则需温经散寒；因气滞则需疏肝理气；因血瘀则需活血化淤。可根据不同的症状实行辨证施治施食。

食疗方法：

1. 桃仁牛血汤

主料：桃仁 10 克，新鲜牛血 200 克（凝固）。

做法：将牛血切成块状，与桃仁加清水适量煲汤，食盐少许调味，饮汤食牛血。具有破淤行血，理血通经，美肤益颜功效。适用于闭经、血燥、便秘等症。

2. 木耳核桃糖

黑木耳 120 克，胡桃仁 120 克，红糖 200 克，黄酒适量。将木耳、胡桃碾末，加入红糖拌和均匀，瓷罐密封。每次服 30 克，1 日 2 次，直至月经来潮。具有滋肝肾、益气血、养冲任功效。适用于子宫发育不良之闭经。

3. 乌豆双红汤

乌豆（黑豆）50 ～ 100 克，红花 5 克，红糖 30 ～ 50 克。将前 2 味置于炖盅内，加清水适量，隔水炖至乌豆熟透，去红花，放入红糖调匀。具有滋补肝肾、活血行经、美容乌发功效。适用于血虚气滞型闭经。

怎样养血调经？

女人经血顺畅了，才能脸色红润，健康美丽。经、孕、产、乳是女性特殊的生理特点，决定了女性生理"以血为主，以血为用"。女性通过养血，可以达到调经、美容的目的。那么，月经不调，气色不好，吃什么好？

如何通过饮食达到养血调经、美容呢？人体由于先天禀赋差异和后天条件的影响，可以形成不同类型的体质，从阴阳两个方面分有：偏于阴虚型或偏于阳虚型。

根据月经情况大致也可以分为两类：月经稀发或月经量多。

一、月经稀发：如闭经、月经量少、月经后错等

属阴虚体质者：

月经闭止 6 个月以上；或月经量明显减少或经期不足 2 天；或经期后错超过七天以上。

颧红唇干，五心烦热，盗汗干咳，舌红，少苔，脉细数。

奶黄香粥

主料：牛奶 250 毫升，鸡蛋黄 1 个，香梨 2 个，粳米 100 克。

配料：冰糖适量。

制作方法：

（1）梨去皮、核，切成丁，加适量的冰糖蒸 15 分钟。

（2）鸡蛋煮熟，取黄，打碎。

（3）牛奶放入洗净的粳米熬成粥状。

（4）将梨丁和蛋黄放入煮好的粥中即可。

功效：清热润燥、养血调经。

食谱分析：牛奶又名牛乳，味甘性平，入心、肺经，能养血补虚、益肺生津、润肠。治疗各种虚损之证，牛奶中富含蛋白质、多种氨基酸，脂肪、碳水化合物、钙、铁、磷、镁、钾、钠等元素及多种维生素。粳米健脾和胃、补中益气、除烦止渴。鸡蛋黄滋阴润燥、养血益肾，含大量卵磷脂。香梨味甘性凉，入肺、胃经，能生津润燥、清热止咳、除烦解毒。

属阳虚体质者：

月经闭止 6 个月以上；或月经量明显减少或经期不足 2 天；或经期后错超过七天以上。面色萎黄，神疲肢倦，头晕眼花，心悸气短，腰膝酸软，舌淡，脉细缓或细弱。

黑糯米粥

主料：大枣 30 克，桂圆 10 粒，黑糯米 100 克。

配料：红糖适量。

制作方法：

（1）大枣洗净待用。

（2）桂圆去皮洗净待用。

（3）黑糯米洗净，加入大枣、桂圆适量水煮成的粥状，依口味加入适量红糖即可。

功效：温肾健脾、补血调经。

食谱分析：大枣味甘性温，入脾、胃经，温以补脾经不足，甘以缓阴血，和阴阳，调营卫，生津液。大枣中含有蛋白质，糖类、有机酸、多种维生素及钙、铁、磷等微量元素。桂圆肉味甘平质润，能养血安神，补心益脾。黑糯米味甘性温，入脾、胃、肺经，能补中益气。

此粥味道香甜，可供早晚食用，是滋补强身美容的佳品。

二、月经量多：崩漏（功血）、月经量多、月经提前、经间期出血等

属阴虚体质者：

经血非时而暴下不止或淋漓不尽；或月经量多；或经期提前；或经间期出血。

经血鲜红，面色潮红，烦热少寐，口干便结，舌红，少苔，脉细数。

莲藕木耳老鸭煲

主料：鲜莲藕 500 克，黑木耳 60 克，老鸭 1 只。

配料：精盐、鸡精、生姜、黄酒适量。

制作方法：

（1）莲藕洗净，切块待用。

（2）黑木耳温水泡发，择洗干净，待用。

（3）老鸭洗净加生姜、黄酒熬汤至八成熟后，放入莲藕、黑木耳煮熟后，放入适量精盐、鸡精适量即可。

功效：滋阴清热、凉血止血。

食谱分析：莲藕为干涩性凉，入心、肝、胃经，能化淤止血。黑木耳凉血止血，利肠通便。老鸭味甘性寒，滋阴养胃，含蛋白质、脂肪、碳水化合物、钙、铁、磷、核黄素、烟酸等营养物质。

常喝此煲对于月经量多且阴虚内热体质者，效果尤佳。可以滋阴清热，调整月经周期，减少出血。

山药栗子猪肚煲

主料：鲜山药 500 克，栗子 50 克，猪肚 1 个。

配料：生姜、料酒、精盐适量。

制作方法：

（1）鲜山药去皮，洗净，切块待用。

（2）栗子去皮洗净待用。

（3）猪肚用面粉或精盐、促反复搓洗数遍后，用水洗净切块，加姜、酒、清水适量，煲至八成熟后，加山药、栗子煲熟加适量精盐即可。

功效：健脾和胃、益肾调经。

食谱分析：山药入肺、脾、肾三经，补肺健脾益肾，性平而不寒不燥。栗子味甘性温，

入脾、胃、肾经，能养尉健脾补肾止血。猪肚味甘性温，入脾、胃经，为血肉有情之品，健脾胃，补虚损，是虚劳羸弱者营养的佳品。

此煲鲜香可口，可供中、晚餐食用，脾胃虚弱者食之甚佳。

饮食禁忌：阴虚者，忌食辛辣燥热之品；阳虚者，忌食寒凉冷积之品；经少者，忌酸涩苦寒之品；经多者，忌温热辛辣之品。

痛经的解决办法

1. 痛经的原因

月经期间发生剧烈的小肚子痛，月经过后自然消失的现象，叫做痛经。多数痛经出现在月经时，部分人发生在月经前几天。月经来潮后腹痛加重，月经后一切正常。腹痛的特点与月经的关系十分密切，不来月经就不发生腹痛。因此，与月经无关的腹痛，不是痛经。痛经可分为原发性痛经和继发性痛经两种。原发性痛经是指从有月经开始就发生的腹痛，继发性痛经则是指行经数年或十几年才出现的经期腹痛，两种痛经的原因不同。原发性痛经的原因为子宫口狭小、子宫发育不良或经血中带有大片的子宫内膜，后一种情况叫做膜样痛经。有时经血中含有血块，也能引起小肚子痛。继发性痛经的原因，多数是疾病造成的，例如子宫内膜异位、盆腔炎、盆腔充血等。近年来发现，子宫内膜合成前列腺素增多时，也能引起痛经。因此，需要通过检查，确定痛经发生的原因之后，针对原因进行治疗。

2. 痛经的药疗方法

治疗痛经最快最有效的办法，是用云南白药。云南白药粉3克左右，用热的高度白酒送服，2分钟之内就可以止痛。但是这种药疗方法治标不治本，想要真正解决痛经问题，应该调达气血。

3. 痛经的饮食调养

妇女在行经前后或经期，出现下腹及腰骶部疼痛，严重者腹痛剧烈，面色苍白，手足冰冷，甚至昏厥，称为"痛经"，亦称"行经腹痛"。痛经常持续数小时或1～2天，一般经血畅流后，腹痛缓解。本病以青年妇女较为常见，是妇女常见病之一。中医认为痛经多因气血运行不畅或气血亏虚所致。临床常见有气滞血淤、寒凝胞宫、气血虚弱、湿热下注等症。饮食疗法能起到较好的防治作用。痛经患者在月经来潮前3～5天内饮食宜以清淡易消化为主。应进食易于消化吸收的食物，不宜吃得过饱，尤其应避免进食生冷之食品，因生冷食品能刺激子宫、输卵管收缩，从而诱发或加重痛经。月经已来潮，则更应避免一切生冷及不易消化和刺激性食物，如辣椒、生葱、生蒜、胡椒、烈性酒等。此期间病人可适当吃些有酸味的食品，如酸菜、食醋等，酸味食品有缓解疼痛的作用。此外，痛经者无论在经前或经后，都应保持大便通畅。尽可能多吃些蜂蜜、香蕉、芹菜、白薯等。因便秘可诱发痛经和增加疼痛感。有人认为，痛经病人适量饮点酒能通经活络，扩张血管，使平滑肌松弛，对痛经的预防和治疗有作用。如经血量不多可适量地饮些葡萄酒，能缓解症状，在一定程度上还能起到治疗作用。葡萄酒由于含有乙醇而对人体有兴奋作用。情绪抑郁引起痛经者适当喝点儿葡萄酒，能够起到舒畅情绪、疏肝解闷的作用，使气机和利。另外，葡萄酒味辛甘性温，辛能散能行，对寒湿凝滞的痛经症，可以散寒祛湿，活血通经；甘温能补能缓，对气血虚弱而致的痛经，又能起到温阳补血、缓急止痛的效果。

痛经患者平时饮食应多样化，不可偏食，应经常食用些具有理气活血作用的蔬菜水果，如荠菜、洋兰根、香菜、胡萝卜、橘子、佛手、生姜等。身体虚弱、气血不足者，宜常吃补气、补血、补肝肾的食物，如鸡、鸭、鱼、鸡蛋、牛奶、动物肝肾、鱼类、豆类等。

推荐食物——生姜

生姜指姜属植物的块根茎。性温，其特有的"姜辣素"能刺激胃肠黏膜，使胃肠道充血，消化能力增强，能有效地治疗吃寒凉食物过多而引起的腹胀、腹痛、腹泻、呕吐等。吃过生姜后，人会有身体发热的感觉，这是因为它能使血管扩张，血液循环加快，促使身上的毛孔张开，这样不但能把多余的热带走，同时还把体内的病菌、寒气一同带出。当身体吃了寒凉之物，受了雨淋或在空调房间里久待后，吃生姜就能及时消除因肌体寒重造成的各种不适。

常言道："冬吃萝卜夏吃姜，冬天吃姜是砒霜。"姜不仅要冬天吃，而且要上午吃，下午吃姜，也是砒霜。因为姜有驱寒解表的功能，吃姜之后，它可以帮助你把身体的毛孔打开，但是冬天是一个需要收敛的季节，精气藏于内，这个时候把毛孔打开，精气被姜的力量推出去，就伤元气了。

吃姜要吃老姜。老姜是那种皮很厚的，皱皱巴巴，样子不好看的。不要吃那种皮很嫩的、被硫黄熏得黄黄的那种姜。老姜没有经过这种处理，没有毒害，有益于健康。

生姜的具体功效：

1）抗氧化，抑制肿瘤

生姜中所含的姜辣素和二苯基庚烷类化合物的结构均具有很强的抗氧化和清除自由基作用；抑制肿瘤作用；吃姜能抗衰老，老年人常吃生姜可除"老人斑"。

2）开胃健脾，促进食欲

在炎热的夏天，因为人体唾液、胃液分泌会减少，因而影响食欲，如果饭前吃几片生姜，可刺激唾液、胃液和消化液的分泌，增加胃肠蠕动，增进食欲。这就是人们常说的"冬吃萝卜，夏吃姜"，"饭不香，吃生姜"的道理。

谁说夏日没胃口，姜黄炒饭能让你胃口大开。这道美味佳肴的具体做法是：1、材料：白饭两碗、青豆、红萝卜丁、香菇丁、木耳丁、青椒丁、红椒丁各2汤匙、姜末半汤匙、姜黄粉1茶匙、生抽1茶匙、盐少许；2、做法：热锅放适量油，下所有蔬菜拌炒，下酱油和少许盐；下白饭，中火翻炒至饭粒分明，再下姜黄粉炒至均匀即可关火品尝。

3）防暑、降温、提神

在炎热的气温下吃一些生姜能起到兴奋、排汗、降温，提神的作用。对于有一般暑热表现，如头昏、心悸、胸闷、恶心等情况的病人，适当喝点姜汤是大有裨益的。中国传统的防暑中成药——人丹就含有生姜成分，其作用就是健胃、提神、醒脑。

4）杀菌解毒，消肿止痛

科学研究发现，生姜能起到某些抗生素的作用，尤其是对沙门氏菌效果更好。在炎热的气温下，食品容易受到细菌的污染，而且生长繁殖快，容易引起急性胃肠炎，适量吃些生姜可起到防治作用。生姜提取液具有显著抑制皮肤真菌和杀来头阴道滴虫的功效，可治疗各种痈肿疮毒。另外，可用生姜水含漱治疗口臭和牙周炎。

5）防晕车，止恶心呕吐

吃生姜具有防止恶心、止呕吐的作用，如果有由于某些运动而引起的"运动适应不良症"，吃点生姜就可以使其得到缓解。有研究证明，生姜干粉对因运动引起的头痛、眩晕、恶心、呕吐等症状的有效率达90%，且药效可持续4小时以上。民间用吃生姜防晕车、晕船，或贴内关穴，有明显的效果，因此而有"呕家圣药"之誉。

经期带给女人的四大好处

经期并不是讨厌的烦恼，应该把它看做是享受关爱、体贴自己的日子。可以用在家舒适地躺在沙发上看一场电影、吃一个巧克力蛋糕来宠爱自己。而且，经期还有实打实的甜蜜实惠。

1. 经期可适量吃甜食

月经第一天，人体的糖代谢速度比平时高16%，到了第2～3天，糖分代谢可在原基础上再提高一成。所以，平时不敢吃甜食的怕胖的女性朋友可以放心地尝尝甜品了。更重要的是，经期晚上的新陈代谢不会像平时一样缓慢，也就是说，晚上适量吃点东西，在这个阶段也是无伤大雅的。不过，记住从经期第四天开始，身体的代谢就恢复正常了。

2. 经期可以适量喝可乐

碳酸饮料中的特殊成分会引起骨骼里的钙流失，但在经期，骨骼会产生自我防御反应，防止钙流失。所以，喜欢喝可乐的女性朋友在此期间可以不用忍着了，适量喝点碳酸饮料吧。但是千万记住，不能加冰，要喝常温的才可以。

3. 经期可以多补充美容觉

此时由于激素水平上升，皮肤状态也最好，如果能多补充睡眠，睡足了，你的气色、精神会非常好。

4. 经期按摩，提升胸线的最佳时间

传统认为，经期不能按摩。但是美国纽约大学的医学专家指出，轻柔舒缓的按摩能放松肌肉，减少痛经。只要不在后腰、子宫周围过度按压，就不用担心健康问题。而且，此时按摩胸部，对乳房塑形、提升胸线特别有效。

经期不能吃的食物

花椒、丁香、胡椒：月经期应吃清淡、味平、富含营养的物质，不宜吃刺激性强的辛辣食物，以免刺激血管扩张。花椒、丁香、胡椒这类食品都是作料，在平常做菜时，放一些可使菜的味道变得更好。可是，在月经期的妇女却不宜食用这些辛辣刺激性食品，否则容易导致痛经、经血过多等症。

螃蟹：性大凉，能清热凉血散淤，女子行经期间，忌食生冷寒凉之物，尤其是患有寒性痛经之人，更当忌吃。

田螺：性大凉，能清热。月经期间忌吃田螺等寒性之物。

梨：月经期间切忌多食生梨。

柿子：柿子中含有鞣酸，易与铁结合而妨碍人体对食物中铁的摄取，由于女人在经期时流失大量血液，需要补充铁质，所以不宜进食柿子。

西瓜：经期的妇女应禁食。

竹笋：竹笋性寒，又含较多的粗纤维和难溶性草酸钙，女性在经期应忌食。

食盐：女子在月经期来潮前吃过咸的食物是有害的。过咸的食物会使体内的盐分和水分储量增多，从而造成在月经来潮之前发生头痛、激动、易怒等现象。

总之，经期饮食方面，要忌食生冷。祖国传统医学认为，血得热则行，得寒则滞。月经期如饮食生冷，一则有碍消化，二则损伤人体阳气，导致内寒产生，寒凝滞，可使经血运行不畅，造成经血过少，甚至痛经。即使在酷暑盛夏季节，经期也不宜吃冷饮。月经期饮食以烧熟、温热食品为宜，在冬季还可适当吃一点羊肉、鸡肉、桂圆等温补食品。

（二）孕产期

每一位孕妇都难以较准确地判断受孕的时间，所以，医学上规定，以末次月经的第一天起计算预产期，其整个孕期共为 280 天，10 个妊娠月（每个妊娠月为 28 天）。孕妇在妊娠 38～42 周内分娩，均为足月。由于每位女性月经周期长短不一，所以推测的预产期与实际预产期有 1～2 周的出入也是正常的。

孕产期是女人一个很重要的生理周期。在此周期内，女人受孕、怀胎、生产。在孕产期，女人完成延续后代的重要任务。因此，应该更加注意自己的身体保养。

要做妈妈了，这是件令所有女性欣喜、兴奋的事儿。可是，在欢喜的同时，也许你还会生出几分忧虑：准爸爸身高不够理想，怎么才能让宝贝将来长高个子呢？准妈妈和准爸爸皮肤都有点黑，有什么办法能让宝贝白一点儿呢？准妈妈眼睛近视，担心遗传给孩子，怎样做才可以尽量避免这种情况出现呢……这些问题都是准妈妈要考虑的，那么要怎么做，才能让自己的宝宝又健康又漂亮呢？

怎样让宝宝健康漂亮？

女人的最佳怀孕时间是七月份。这个时候阳气最盛，马上就要往回收敛。此时固胎容易，养胎也容易。准妈妈的身体在此时最好，能够给宝宝提供足够的营养。

女性在怀孕期间如果能有意识地进食某些食物，会对腹中胎儿的生长发育起到意想不到的微妙作用。巧妙科学地调配饮食，能帮助您扬长避短，摆脱缺憾，帮助您塑造一个称心如意的漂亮宝贝。

第1步：给宝宝美丽的肤色

有的父母肤色偏黑，准妈妈就可以多吃一些富含维生素C的食物。因为维生素C对皮肤黑色素的生成有干扰作用，从而可以减少黑色素的沉淀，使日后生下的婴儿皮肤白嫩细腻。食物中维生素C含量丰富的有番茄、葡萄、柑橘、菜花、冬瓜、洋葱、大蒜、苹果、梨、鲜枣等，其中尤以苹果为最佳。苹果富含维生素和苹果酸，常吃能增加血色素，不仅能使皮肤变得细白红嫩，更对贫血的女性有极好的补益功效，是孕妇的首选水果。

第2步：让宝宝皮肤细腻有光泽

如果父母皮肤粗糙，孕妇应该经常食用富含维生素A的食物，因为它能保护皮肤上皮细胞，使日后孩子的皮肤细腻有光泽。这类食物包括动物肝脏、蛋黄、牛奶、胡萝卜、番茄以及绿色蔬菜、水果、干果和植物油等。

第3步：培育光泽油亮的乌发

如果父母头发早白或者略见枯黄、脱落，那么，孕妇可多吃些含有维生素B族的食物。比如瘦肉、鱼、动物肝脏、牛奶、面包、豆类、鸡蛋、紫菜、核桃、芝麻、玉米以及绿色蔬菜，这些食物可以使孩子的发质得到改善，不仅浓密、乌黑，而且光泽油亮。

第4步：拥有明眸和良好的视力

孕妇可以多吃些富含维生素A的食物，比如动物肝脏、蛋黄、牛奶、鱼肝油、胡萝卜、苹果等等。其中尤以鸡肝含维生素A最多。

保证胎儿眼睛正常发育的要点：

1）准妈妈在孕期前3个月内要预防病毒性感染，不要任意服药。

2）不要做X线腹部照射，因为这时胎儿的眼睛对放射线特别敏感，容易引起先天性白内障等眼病。

3）多吃新鲜蔬菜、水果，富含钙质和维生素A、D的食物，避免因营养不良而引起胎儿先天性眼病。

第5步：打造强健筋骨

如果父母个头儿不高，孕妇应吃些富含维生素D的食物。维生素D可以促进骨骼发育，促使人体增高，尤其对胎儿、婴儿作用明显。此类食品有虾皮、蛋黄、动物肝脏和蔬菜。

第6步：让他更加聪明伶俐

所有的父母都想提高孩子的智力，那么，孕妇就应在怀孕期间多吃些含碘丰富的食物，比如海带等海产品，用以补充胎儿对碘的需要，促进胎儿甲状腺的合成，有利于胎儿大脑的发育。这类食品中尤以海带为最佳，海带含有丰富的蛋白质、脂肪酸和钙、铁等微量元素。食用海带不仅可以补碘，还可以促进人体新陈代谢、提高机体抗感染能力。鱼类是健脑的最佳食品之一，孕妇每天都应吃 100 克左右，以促进胎儿的生长发育。

孕产期应该怎样调理身体？

第一个月

在妊娠第一个月，大部分孕妇在身体上没有什么反应。

第一个月是宝宝的神经管、四肢、眼睛开始分化时期，此时一旦遇到有害物质，这些组织和器官的细胞就停止发育而残缺不全，出现畸形。

在此期间，尽量不要到剧院、舞厅、商店等人集聚的地方，避免与患流感、风疹、传染性肝炎等患者接触。尽量不用药。病毒和药物都可能影响宝宝的发育。

远离电磁污染，听音响、看电视时要保持一定的距离。尽量少用电脑、微波炉、手机等。暖气刚停的时候，孕妇不要睡电热毯，因为它可以产生电磁场，对孕妇和胎儿存在危害。

避免饮浓茶、浓咖啡及可乐型饮料，孕妇最理想的饮料是白开水。

洗衣要用肥皂，不宜用洗衣粉；洗碗要选用不含有害物质的洗洁精。

你在切生肉后一定要洗手，炒菜、吃涮羊肉等时一定要把肉炒熟涮透。以防生肉中的弓形体原虫感染胎儿。

淘米、洗菜不要将手直接浸入冷水中，寒冷刺激有诱发流产的危险。没有热水器的家庭要买几副胶皮手套。

妊娠第一个月，宝宝需要的营养并不多。不过从现在开始必须培养良好的饮食习惯，不挑食，不偏食，保持营养平衡。

在医生指导下继续补充叶酸，它将最大限度地保护受精卵不发生畸形。

第二个月

第 5 周后，胚胎进入器官分化期，易感性最大，避开病毒、有毒化学物质、放射线仍是至关重要的。

早孕反应是从妊娠 4～7 周开始的，反应的时间、症状、程度因人而异。

少数孕妇反应严重，80% 的孕妇有反应，也有部分孕妇无反应。

妊娠反应一般表现为恶心、食欲减退，空腹时要吐，头晕乏力，不能闻油烟或异味。这些反应怀孕三个月后会自然消失。

每天增加一小时睡眠时间，注意休息。

保证充足的氧气，每天到绿地或林荫中散步一小时。

精神愉快十分重要。你和宝宝的神经系统虽然没有直接联系，但有血液物质及内分泌的交流，你的情绪变化会引起某些化学物质的变化。

在饮食上，应选择清淡可口和易消化的食品。此时，能吃多少就吃多少，不必太介意营养够不够的问题。

注意不要缺水，让体内的有毒物质能及时从尿中排出。

这一时期最容易发生先兆流产和自然流产，应避免用力的动作。

第三个月

妊娠第三个月，是指从第九周开始的四周内。

本月仍然是胎儿最易致畸时期，怀孕的准妈妈们谨防各种病毒和化学毒物的侵害。

如果胃口不好，要吃得精，多吃蛋白质含量丰富的事物及新鲜水果、蔬菜等。制作上要清淡、爽口。

如果你呕吐得厉害，要去医院检查，输液治疗很有效。

如果你感到腰酸、腰痛，可吃一些阿胶，将十克阿胶与适量白糖加水蒸食。或者服用几天六味地黄丸，每日二次，一次一丸。一般而言，正常孕妇不会有腰痛的感觉，多为先兆流产征兆，应引起重视，及时治疗。

要保证充足的睡眠，每天中午最好睡一到两小时。

在体内大量雌激素的影响下，从本月起，口腔出现一些变化，如牙龈充血、水肿以及牙龈乳头肥大增生，触之极易出血，医学上称此为妊娠牙龈炎。孕妇要坚持早、晚认真刷牙，漱口，防止细菌在口腔内繁殖。

温度适宜时每天应到公园、绿地散步一小时。

蚊虫叮咬后，切忌涂用清凉油。

叶酸的补充应持续到第三个月末。

本月末，你应该到街道办事处指定医院办理围产保健手册，以便今后定期进行产前检查。

第四个月

妊娠第四个月是指第十三孕周开始的四周内。

此时胎儿的眼、耳、鼻已完全形成。胎盘也发育成熟，母亲与胎儿已紧密连成一体。

易造成流产的危险期基本结束，本月至七月为最安定的时期。

到胎儿满十六周时，身长约十八厘米，差不多有母亲的手掌那么大，体重约一百二十克。胎儿泡在羊水里，就像宇航员在太空里一样，轻飘飘地来回转动。

进入第四个月，早孕反应消失。

你需要增加营养，要保证食物的质量，使营养平衡。从各种食物中普遍吸收各种营养素。对生成胎儿的血、肉、骨骼起着重要作用的蛋白质、钙、铁等成分，这个阶段的需求量比平时大得多。由于维生素与钙的作用，促进骨骼生长的维生素D比平常的需要量多出四倍。热量只需增加百分之五至十。

第四个月是宝宝长牙根的时期，你要多吃含钙的食物，让孩子在胎里就长上坚固的牙根。注意少吃含白砂糖多的食物，因为白砂糖有消耗钙是副作用，且易引起发胖。

你可选用红糖，红糖中钙的含量比同量的白糖多两倍，铁质比白糖多一倍，还有人体所需的多种营养物质。有益气、补中、化食和健脾暖胃等作用。

少吃含盐多的食品，盐分吸收太多，会在后期引起浮肿和妊娠中毒症。

节制冷饮。

夏季不要长时间地使用电风扇，在有空调的屋子里不要待得太久。

饭量增加后，容易便秘。预防便秘应多吃粗粮及粗纤维果菜，多饮水，多活动。还可以饮些酸牛奶和蜂蜜，起到润肠通便作用。切不可滥用泻药，有可能引起子宫收缩而导致流产、早产。

最好每天洗澡。洗澡不要过冷或过热，以 34～35℃ 为宜，要选择淋浴或擦浴。

内衣要选择通气性、吸湿性好的纯棉织品，每天换洗。有实验证明，化纤乳罩是产后乳水不足的重要原因。

你应去医院做一次微量元素检查，以便补充不足的元素。

好的心情是胎教的第一步。

第五个月

第五个月是指第十七孕周之后的四个星期，此期胎儿的运动神经和感觉神经已开始发育，出现肌肉的细微活动。肝脏开始造血，全身开始长毛，头发、指甲长出来。孕妇下腹部的隆起开始明显。

在 18 ～ 20 孕周内会感到胎动。

刚出现胎动时好像肠子在蠕动，这时的胎动不很活跃，而且不一定每天都能感觉到，不必由于有一天没有感到胎动就惊慌失措。

注意你的体重。妊娠中的妇女体重平均要增加 10 ～ 12.5 公斤，母亲肥胖容易诱发糖尿病、妊娠中毒症等，引起胎儿发育不正常。

有条件的话，在家中备体重计，一星期称一次。怀孕中期，每周体重增加不超过 500 克。

增大的子宫使你必须采用侧卧位睡眠，尤以左侧位为好。不过，单一的左侧卧位会使心脏受压，所以适当的左右交替是必要的。

为了翻身方便，不宜睡软床。

由于怀孕后体内激素的变化，可能会发生皮肤瘙痒。孕妇皮肤瘙痒是妊娠期较常见的生理现象，不需要特殊治疗，孩子出生后就会消失。经常洗澡、勤换内衣、避免吃刺激性食物、保证睡眠充足、保证大便通畅，都有助于减轻皮肤瘙痒。

发生腿抽筋现象主要是因孕妇血液中缺钙造成的。

面部出现蝴蝶形"妊娠斑"的孕妇外出时应戴遮阳帽。

这个月的产前检查要做 B 超，以了解胎儿的大小、活动情况、心跳、羊水量、胎盘位置、器官发育情况等。

记着去上产前学习班，学习班有产科医院主持，或有妇幼保健机构组织，与许多准妈妈在一起听课，会增加你的信心。

第六个月

满二十孕周后第六个月。

这一时期，胎儿已长出头发、眉毛、睫毛，骨骼已经长得很结实，但还没有皮下脂肪，所以很精瘦。胎儿在充足的羊水中能够自由地移动身体的位置，甚至可以大头朝下"拿大顶"。

皮肤表面开始附着胎脂。

胎儿长约 30 厘米，重约 650 克。

孕妇的肚子接近典型孕妇的体形。子宫底高 18 ～ 21 厘米。

应该穿上腹部宽松的孕妇服装。衣料选用轻软、透气、吸湿性好的真丝、纯棉织品为佳，不宜用化纤类织品。

由于钙质等成分被胎儿大量摄取，你有时会牙痛或患口腔炎，注意口腔卫生。

此期有的孕妇会出现脚面或小腿浮肿现象，站立、蹲坐太久或腰带扎得过紧，浮肿就会加重。一般浮肿不伴随血压高、尿蛋白，属于怀孕后的正常现象。

如果浮肿逐渐加重，要到医院检查。

注意防止便秘，多吃含粗纤维的食物，如绿叶蔬菜、水果等，还应多饮水，每天至少喝六杯开水。有浮肿的孕妇晚上少喝水，白天要喝够量。

妊娠期易患尿路感染。多喝水是保证尿流畅通的有效方法。

实验证明，妊娠六个月的胎儿已具备了记忆、听力和学习的能力。可以开始音乐胎教。保证充足的睡眠，适当的活动及良好的营养补充。最关键的是保持愉快的心情。

◎提示：

介绍几种妊娠浮肿的食疗方：

方一：鲤鱼片 100 克，入麦片粥内烫熟，加盐、味精、葱、姜末少许。

方二：赤小豆 30 克，与麦片 30 克同煮粥，加饴糖一匙。

方三：冬瓜 250 克，煎汤，日服两次。

第七个月

这个时期，胎儿眼睑打开，已经有眼睫毛。

胎儿的大脑也发达起来，感觉系统也显著发达起来。胎儿的眼睛对光的明暗开始敏感，听觉也有发展，不过，听觉发育完成还要到妊娠第八个月的时候。身长 35～38 厘米，体重约 1000 克左右。

孕妇宫高约 26 厘米。

保证充足的睡眠。睡眠中母亲的脑下垂体会不断产生促进胎儿生长的荷尔蒙。

食物的质比量重要，宜多供给动物性食品和豆类食品。提倡食物的多样化。

要学会腹式呼吸，它可以将充足的氧气输送给胎儿。正确的姿势是：背后靠一小靠垫，把膝盖伸直，全身放松，把手轻轻放在肚子上。然后开始做腹式呼吸，用鼻子吸气，直到肚子膨胀起来；吐气时，把嘴缩小，慢慢地、有力地坚持到最后，将身体内的空气全部吐出。注意吐气的时候要比吸气的时候用力，慢慢地吐。每天做三次以上。

此期的胎教应继续给胎儿听音乐。此外，抚摩你的腹部也是很好的胎教方法。抚摩的动作有摸、摇、搓或轻轻拍等，一天 3～4 次，当能摸出胎头、背部及四肢时，可进行轻轻拍摸。在抚摩的同时，与胎儿对话，对胎儿更有好处。

要进行乳房清洗、按摩。此期孕妇脚容易浮肿，睡觉时，最好把脚稍微垫高一些。

避免拿重东西、向高处伸手、突然站起来等动作。

为了防止便秘，你应每天早晨喝牛奶和水，多吃水果及纤维多的食物。

第八个月

这时胎儿已接近成熟，即使到了母体外也可以生存了。到了孕晚期，谨防妊娠中毒症。

妊娠中毒症的主要表现有：浮肿、蛋白尿、高血压。控制体重，保持营养平衡和足够的睡眠是预防该症的有效措施。

可以利用胎动对宝宝进行家庭监护。每天早中晚各测一小时，三次数字相加乘以四即为十二小时的胎动数。正常 30～100 次之间。

如胎动每小时低于 3 次或比前一天下降一半以上，说明胎儿在宫内有缺氧现象，应到医院急诊。

为了防止以后哺乳时发生乳头皲裂，经常擦洗乳头，然后涂一些油脂。

对哺乳充满自信的心态将是产后母乳喂养成功的基本保证。

应多吃营养价值较高的蛋白质，含有矿物质和维生素的食物。要控制脂肪和淀粉类食物的摄入，以免胎儿过胖，给分娩带来困难。

腹部擦液体维生素 E 或油脂，以增加腹部皮肤的弹性，减少妊娠线的出现。

切忌慵懒，随意打发日子。

介绍几种消除分娩时肌肉无效紧张的方法，每天练习半小时。

浅呼吸——像分娩时那样平躺着，嘴唇微微张开，进行吸气和呼气间隔相等的轻而浅的呼吸。此法用于解除腹部紧张。

短促呼吸——像分娩那样，双手挽在一起，集中体力连续做几次短促呼吸。为的是集中腹部力量，使胎儿的头慢慢娩出。

肌肉松弛法——肘和膝关节用力弯曲，接着伸直放松。这是利用肌肉紧张感的差异进行放松肌肉的练习。

第九个月

第九个月是指满三十二孕周后的四个孕周内。

此时胎儿大脑中某些部分还没有成熟，但已经相当发达了。对于外部刺激，他（她）不仅用整个身体动作，而且能够用面部表情作出反应了，有喜欢或讨厌的表情变化。

这个月的胎儿对来自母亲体外的光开始有反应。

胎儿的体内的各个器官都发育成熟，身体变成圆型，皮肤有光泽。身长约 45 厘米，体重约 2500 克。

妊娠到了第九个月，宫底高达 30 厘米左右。

越来越大的腹部使你心慌气喘、胃部胀满，要注意一次进食不要太多，少食多餐，把吃零食也算作饮食的一部分。

不刺眼的温柔的光，能增强胎儿大脑对明暗反应的节奏性，促进大脑的发育和成熟。建议未来的爸爸用手电筒移动照射未来妈妈的腹部，训练宝宝对光的敏感性。

随着腹部的膨大，消化功能继续减退，更加容易引起便秘。多吃些薯类、海草类及含纤维多的蔬菜。

沉重的身体加重了腿部肌肉的负担，会抽筋、疼痛，你睡觉前可以按摩腿部或将脚垫高。

许多孕妇会腰痛，不必太介意，分娩后自然痊愈。

由于精神上的疲劳和不安以及胎动、睡眠姿势受限制等因素，你可能会经常失眠。不必为此烦恼，睡不着干脆看一会书，心平气和自然能够入睡了。

离预产期还很远，却多次出现宫缩般的疼痛，或者出血，这就是早产的症状，应立刻到医院检查。

到了安排家事的时候了，因为你随时可能突然住院。不要因主妇不在，使家人措手不及。

就要到冲刺的时候了，不要以肚子为借口放纵自己醋吃醋睡，适量运动有助于你顺利分娩。

要多吃蔬菜，同时要控制盐的摄入量。

产后恢复注意事项

产后恢复，是指女性在生产完毕之后，常常会因为身体过于虚弱而需要一定的恢复和保养，而这种恢复和保养被称之为产后恢复。产后恢复包含的主要方面有产后私处的护理以及产后的体形恢复、产后的子宫恢复和产后的心理恢复，女性在恢复期间一定要注意营养饮食的均衡。

产后不少孕妇的腹部松弛，乳房丰满，显得肥胖腰粗。这需要通过活动和锻炼来逐步恢复体型。一些年轻的妈妈爱美心切，生产过后就急于通过节食来恢复苗条身材，往往会造成营养不良，对母婴的健康都不利。

产后的运动应是适当的、循序渐进和动静交替的。

第一周从产后的第一天开始，可以练习三项运动。

第一项是盆底肌运动。这是一个练习缓慢的蹲下和站起的运动。

我们可以根据自己体力的情况，每天尽量多做几次。这项运动可以增强盆底肌，如果分娩中你有缝合的伤口，它还可以帮助你愈合伤口。

第二项，脚踩踏板运动。它能改良血液循环，防止腿部肿胀。踝部用力将两腿向上弯，再向下弯，反复练习。

第三项是做增强腹部肌肉的练习。

当呼气时紧缩腹部的肌肉，维持数秒钟后再放松。

从产后第 5 天起，如果感觉良好，你还可以做压紧腹部的练习。仰卧在床上，用两个枕头撑住头和两肩，两腿弯曲并少许分开，两臂交叉放在腹部上面。然后在抬起头部和两肩时，呼气并用两手掌轻压腹部的两侧，把腹部的两侧紧压在一起。这种姿势保持数秒钟，然后吸气，放松。重复做 3 次。

产后第 2 周，可逐渐再增加一些运动。每项运动都要重复多次，但都要以你感到舒适为限度。

向后弯曲运动。坐直，两腿弯曲并稍微分开，两臂在胸前合拢。然后呼气，与此同时你的骨盆稍向前倾斜，并将身体慢慢向后弯，直到你感觉腹部肌肉被拉紧为止。在你感到舒适的情况下，尽量将这种姿势保持的长一些。在保持阶段，可以采取正常呼吸方式。然后放松，吸气坐直，准备在进行下一次练习。

向前弯曲运动。仰卧在平面上，两腿弯曲，两脚少许分开，两手靠放在大腿上。呼气，抬起头及两肩，身体向前伸，使两手尽可能的碰到双膝，如果你的双手一开始不能碰到两膝，也不要紧，继续做下去。做完吸气并放松。

侧向转体运动。仰卧在床上，两臂平放在身体两侧，两手掌分别靠拢在两大腿的外侧。头部微微抬起，身体向左侧偏转，左手滑动到达小腿。再仰卧，然后向右侧重复上述动作，左、右两侧各连续 2 ～ 3 次。

如果你做了剖宫产手术，可以从产后的第二周开始活动。

女性体形恢复的最佳时间是产后半年内；乳房护理则为顺产 24 小时后，剖宫产 48 小时后；妊娠纹恢复的最佳时间在产后半年至 1 年内；骨骼变宽恢复和产道恢复产后两周即可开始。

科学进行产后塑身

产后塑身是很多新妈妈的苦恼。减去怀孕时期增长的体重是很重要的，否则在未来变得超重或肥胖的可能性会加大。提醒新妈妈产后减肥应该注意以下一些问题。

1. 何时开始产后塑身

如果是母乳喂养，通常建议在孩子出生 6～8 周之后再开始尝试积极瘦身运动，因为产后身体需要时间恢复及保持良好的乳汁供应。

2. 产后塑身进度

根据美国妇产科医师学会（ACOG）和美国兰多国际孕产护理研究学会（SUN LOADING）的建议，哺乳时每周减去 1 磅（1 磅 =453.59237 克）体重是安全的，并且不会对婴儿的成长有负面影响。如果未进行母乳喂养，则建议新妈妈们每周减去 1～2 磅的体重。

3. 产后塑身食物选择

在进行母乳喂养时，明智地选择广泛多样的健康食品，以保证母乳中含有足够的维他命和矿物质。美国医药协会（AMA）建议，在进行瘦身计划时，也要补充多种维他命。为了有足够的乳汁供应，所有的哺乳期妇女每天需要额外摄入 500 卡路里能量。哺乳时，每日所需的蛋白质也从 46 克提高到 71 克（等同于 3 客富含蛋白质的食物），从而保持供应良好乳汁所必需的瘦体重（lean body mass），断奶后才可逐步吃一些类似植物的 oslim 草本来逐步降低脂肪。

4. 产后最佳时间和方式

哺乳时期结束后可以安全快速地瘦身，建议吃类似 oslim 草本天然植物来安全分解脂肪，降低身体体重，及时恢复孕前体重，这样最健康安全。

5. 产后减肥运动安排

跟开展任何一项瘦身活动一样，在开始有规律的体育运动之前，需要得到医生的认可。研究人员发现，中等强度的运动都不会影响母亲的哺乳能力，还能帮助瘦身并保持成果。

产后减肥需要考虑到更多的营养膳食等多方面因素，不能盲目吃减肥药减肥，应该科学健康的瘦身，这样，新妈妈才能更加健康地进行产后减肥。

（三）更年期

科学认识更年期

更年期对于女性来说，是特指女性卵巢功能从旺盛状态逐渐衰退到完全消失的一个过渡时期，包括绝经和绝经前后的一段时间。中医称之为"围绝经期综合征"。妇女生命的三分之一时间将在绝经（更年期最突出的表现）后度过。因此，必须重视和做好更年期不同时期的预防和保健措施。

在更年期，妇女可出现一系列的生理和心理方面的变化。多数妇女能够平稳地度过更年期，但也有少数妇女由于更年期生理与心理变化较大，被一系列症状困扰，影响了身心健康。因此，每个到了更年期的妇女都要注意加强自我保健，以便顺利地度过人生转折的这一时期。

更年期需要注意的健康问题

女性在更年期易出现以下症状：

1. 潮热——是更年期女性经常遭遇的症状。

2. 心悸——也就是心慌，也是更年期最常见的症状之一。

3. 精神、神经症状表现异常。

4. 腰酸背痛——是更年期妇女骨质疏松的早期症状。

更年期如果调理不当，还会引发一些疾病。例如：

1. 血管功能失调：阵发症潮红及潮热，即突然感到胸部、颈部、面部发热，出汗、畏寒，有时伴心悸、胸闷、气短、眩晕等症状；

2. 精神、神经症状：更年期妇女往往有忧虑、抑郁、易激动、失眠、好哭、记忆力减退、思想不集中等，有时喜怒无常，类似精神病发作；

3. 肿瘤易发：更年期为常见肿瘤的高发年龄，常见的有子宫肌瘤、子宫颈癌、卵巢肿瘤等。一定要注意定时体检，早些发现，早治疗。

此外，更年期抑郁症也很常见，但却往往不被注意，误认为不过是精神不快而已，这是特别要注意的。由于机体虚弱、精力不足、皮肤松弛、颜容色衰而感到悲哀，加重了紧张不安、焦虑抑郁，因而坐卧不安、顿足叹息、惶惶不可终日。有的常把自己过去生活中的一些缺点认为莫大罪过，担心自己将失去能力，变成废人，成为家庭和社会的累赘，自责自罪，甚至产生轻生念头和发生自杀行为。也有的认为自己已病入膏肓，危在旦夕。抑郁症是一种严重的疾病，必须及时诊治。

更年期应该怎样保养身体

女性更年期首要关键是调整好心态，不要把更年期看成衰退期，而要把自己当成"婴儿"一样来养护，这样就会有不一样的人生。

养阴是第二个关键，包括不要熬夜、不要太劳累、不要随意生气、适度锻炼、少食油腻、多和朋友交流、多到户外活动等。如果症状较重，可以找医生帮助调养。

睡眠不好是困扰更年期女性的重大问题，大都是肾虚引起的心肝火旺，常发生在压力大、节奏快的女性身上，解决的办法是放慢步调，晚上避免喝刺激性饮料、避免吃葱姜蒜等；平时要注意滋阴、养心安神，如服用麦冬、枸杞、五味子等。另外，活血消脂的山楂、何首乌和桑叶加上运动，可帮助减肥。

上文已经说过，更年期是女性由生育功能旺盛走向衰退的过渡时期，卵巢分泌雌激素的功能减退直至消失，导致内分泌功能失调及自主神经功能紊乱，而出现潮热汗出、头晕、烦躁易怒、心悸失眠、浮肿甚至身体发福等问题，这都是雌激素减少惹的祸。那么有的女性朋友就会说，我通过吃药或者保健品，来刺激身体继续产生雌性激素，这样对身体是否有好处呢？我的建议是：含有雌性激素的药品和保健品一定要谨慎服用，万不可听信那些花言巧语的广告，一定要遵医嘱。

总之，处于更年期的女性朋友，对个人、家庭、社会以及过去、现在和未来，都要有正确的认识和评价，要合理地对待。子女亲属也要对更年期的妇女的心理、生理变化有所了解。如果她们出现某些症状如烦躁、发怒时，需要家庭成员的谅解、同情和照顾，使之平稳地度过更年期。

更年期调理药膳食谱

更年期的主要症状是由于自主神经功能失调引起的心血管症状，精神症状及新陈代谢障碍。如高血压、面色潮红、眩晕、耳鸣、眼花、失眠、记忆力减退、焦虑、抑郁、神经过敏、易激动、情绪不稳、关节肌肉疼痛、月经紊乱等等。但是，您应该知道，更年期的这些症状都是暂时的，只要通过积极的锻炼，配合医生的治疗，尤其应重视自身的调养，完全可以推迟更年期的到来或减轻病理现象的出现，平平稳稳地过渡到老年期。

下面，我向大家介绍几个简单易做，又对更年期的调养很有益处的食谱。

1. 小麦百苓粥：适用女性更年期综合征的心烦易怒，心悸怔忡，烦热多汗，夜寐多梦。

2. 小麦粳米粥：适用妇女更年期心悸，怔忡不安、自汗，盗汗等女性更年期综合症状。

3. 小麦龙枣汤：适用于妇女更年期心悸乏力，出汗多，睡眠不宁等症状。

4. 七宝粥：红豆 50 粒，黑豆 64 粒，黄豆 56 粒，莲子 21 粒，红枣 24 枚，核桃仁 8 个。先将红豆、黑豆、黄豆煮沸 15 分钟后再入莲子、核桃，再煮沸 10 分钟入红枣。1 日 3 次。作用是强肾、健脾。

5. 地黄枣仁粥：酸枣仁 30 克，生地黄 30 克，大米 100 克。功用是补阴清热。适用于五心烦热、面热汗出、耳鸣腰酸、烦闷易怒、口苦尿黄、多梦便干等症。

6. 莲子山药粥：山药片 30 克，莲子 30 克，糯米 100 克。将山药、莲子、糯米一同放入锅中，加入清水后，上火烧开过后，改用小火煮至米烂粥成即可停火。功效是益气滋阴、养心益肾、安神。

第四章 女性的生命周期

女人的生命可以按七年划分为一个周期。

女性十四岁初潮，二十八岁是身体最棒的年龄，三十五岁开始掉头发，四十二开始身体逐渐进入"老化期"，四十九绝经，进入更年期。这是古代女性的生理周期，现在差不多每一个阶段都提前了。

但更重要的道理不在这里，而是讲到了一个男女的、阴阳的世界的差别。在《黄帝内经》里，以阳气为主的男性的生命成长周期为偶，为八，八岁、十六岁、二十四岁、三十二岁、四十岁、四十八岁、五十六岁、六十四岁，转一大圈而至"人生七十古来稀"，这是男人；以阴血为主的女性生命周期为奇数，为七，七岁、十四岁、二十一岁、二十八岁、三十五岁、四十二岁、四十九岁、五十六岁、六十三岁，每七年一次大变化。

《黄帝内经》上讲：

女子七岁，肾气盛，齿更发长。

二七，而天癸至，任脉通，太冲脉盛，月事以时下，故有子。

三七，肾气平均，故真牙生而长极。

四七，筋骨坚，发长极，身体盛壮。

五七，阳明脉衰，面始焦，发始堕。

六七，三阳脉衰于上，面皆焦，发始白。

七七，任脉虚，太冲脉衰少，天癸竭，地道不通，故形坏而无子也。

丈夫八岁，肾气实，发长齿更。

二八，肾气盛，天癸至，精气溢泻，阴阳和，故能有子。

三八，肾气平均，筋骨劲强，故真牙生而长极。

四八，筋骨隆盛，肌肉满壮。

五八，肾气衰，发堕齿槁。

六八，阳气衰竭于上，面焦，发鬓斑白。

七八，肝气衰，筋不能动，天癸竭，精少，肾脏衰，形体皆极。

八八，则齿发去。

也就是说，到男三十二，女二十八，就是两性的生命最旺盛的顶峰年龄，这就是孔子所说的"而立"之年。之前人都是持续上升的，到此时是个什么标志呢？就是人生都要走下坡路了，所以，"而立"之年就是走下坡路的开始。持续的下坡，身体每况愈下，那就要求越来越内敛，跟着身体一起节约着来，要学会"敛藏"，情、志、欲、神等等的，都要内收了，"而立"之始，就是一个不断收敛、增厚的过程。

身体的自然变化，人也必须要跟上去，去适应，女性天生阴柔，一天天衰减，再不知道怎么去照顾它，保护它，那就只会衰落得更快，而女性只要解决不了容颜衰老的减慢问题，信心、毅力什么的都就会转身离去，只会更加快速地迈向怨妇的行列。

因为本书是讨论女性养身的，所以男性如何养身我们暂不讨论。下面，我们就把女性在生命周期各个阶段应该注意哪些问题，应该怎么针对可能出现的疾病做怎样的预防，来详细地展开论述。

（一）女孩七岁时的身体状态和保养方法

《黄帝内经》说"女子七岁，肾气盛，齿更发长"。

这句话的意思是女子七岁会牙齿更换，头发会越来越长。上面这句话的后面两个词明显地颠倒了一下，这个变化暗示着什么呢？我们知道，小男孩小女孩七八岁时都会换牙，而换牙本身可以看做是肾功能的一个表现，因为牙齿是肾的花朵，是由肾气所主，而头发长短是由肝气所主。

肾是主收藏的，肝是主条达的、发散的、生发的，这就有一个很重要的道理：女子是收敛在前，生发在后；男子是生发在前，收敛在后。

如果女孩儿先天肾气不足的话，肾气无法推动乳齿掉落，第二批牙齿就无法生长，或者生长出来会有"避让"乳齿的现象，牙齿就会长得参差不齐。因此，七岁的女孩子要注意养精蓄气，家长可以给孩子多吃一些枸杞、山药，黑色食品如黑芝麻、黑豆等补肾补气的食品。这种调养有助于女孩精气的调达，能够提高女孩的免疫力，有助于头发的生长和牙齿的顺利更替。

推荐食物——枸杞

枸杞这一植物资源在我国的利用历史是很悠久的。早在两千多年前，我国最早的一部诗集——《诗经》《小雅》中的《扒杜》与《北门》两篇诗中都有"砂彼北山，言采其祀"的诗句。据《诗经选译》的译文，其意是"登上北山头，为把枸杞采"。这里虽未说明采的是叶还是果，但可肯定登高采摘是有实用价值的东西。

唐宋以后，在农书和医书中关于枸杞栽培和利用的记载颇多。唐代陆龟蒙祀菊赋序称春苗态肥日，得以采撷之，以供左右盔案，及夏五月，枝叶老硬，气味苦……这显然是指春时将枸杞苗叶及嫩芽作蔬食。

宋代吴择撰《种艺必用》的种枸杞法："秋冬间收子，于水盆中按取，曝乾。春，熟地作畦，畦中去土五寸，勾作垄。垄之中缚草撑，如臂长，与畦等，即以泥涂草撑上。以枸杞子布于泥上，即以细土盖，令遍，又以烂牛粪一重，又以土一重，令畦平。待苗出，水浇之。堪吃便剪。兼可以插种。"这是讲种枸杞菜的方法。

元代鲁明善著《农桑衣食撮要》也提及枸杞作蔬栽培，说"苗出，99之。春间嫩芽叶可作菜食。"至今我国甫方一些地方常将枸杞作蔬食，尤以广州近郊栽培较普遍，有细叶枸杞与大叶枸杞两个蔬食品种。叶供菜食，通常和肉或鸡蛋泡汤，味鲜甜，且有清热之效，是春天的时鲜菜。枸杞芽叶营养丰富，据分析，每100克含蛋白质5.8克，脂肪1克，糖6克，含有胡萝卜素、硫胺素、核黄素、燕酸、抗坏血酸等多种维生素以及钙、铁、磷等成分。

枸杞朋友们一定都不陌生，枸杞的吃法有很多，最常见到的就是煲汤的时候放入枸杞还有泡水喝，枸杞是很名贵的中药材，有很好的美容养颜的功效，是纯天然的保健食材，适当的食用对人体有很大的好处，枸杞有助于调节我们的睡眠，具体地介绍一下枸杞的食疗功效与枸杞的禁忌。

1. 明目

擅长明目，所以俗称"明眼子"。历代医家治疗肝血不足、肾阴亏虚引起的视物昏花和夜盲症，常常使用枸杞子，著名方剂杞菊地黄丸，就以枸杞子为主要药物。民间也习用枸杞子治疗慢性眼病，枸杞蒸蛋就是简便有效的食疗方。

2. 提高机体免疫力

枸杞有提高机体免疫力的作用，可以补气强精、滋补肝肾、抗衰老、止消渴、暖身体、抗肿瘤的功效。

3. 保护肝脏

枸杞子中的甜菜碱，可抑制脂肪在肝细胞内沉积、促进肝细胞再生，因而具有保护肝脏作用。

4. 降"三高"

调节血糖，降低血压，防治高血压、心脏病、动脉硬化等症。枸杞子还有兴奋大脑神经、兴奋呼吸、促进胃肠蠕动等作用。

禁忌：

1. 不适宜外感实热、脾虚泄泻者服用。

2. 有酒味的枸杞已经变质，不可食用。

3. 宜上火人群忌食。

民间枸杞子的吃法：

枸杞子是一种已经走入千家万户的保健食品，因为它鲜红的外衣，近似血色，所以很多人对它的偏爱远远胜过其他补药。《本草纲目》中说枸杞子能够"久服坚筋骨，轻身不老，耐寒暑。 补精气不足，养颜，肌肤变白，明目安神，令人长寿。"枸杞子一年四季都可以服用。那么一年四季应该怎样配伍达到它的最佳效果呢？

春天，万物复苏，人体阳气渐渐升发。枸杞味甘平补，春季可以单独服用，也可与味甘微温之品同时服用，助人阳气生发，比如说黄芪等。

夏日炎炎，人们总是渴望一壶甘凉的茶水消除暑热，枸杞子味甘，如果配伍菊花、金银花、绿茶等，饮用后感觉心旷神怡。尤其是与菊花配伍，可以滋阴明目，清除肝火。

秋季树叶凋零，空气干燥，人们总感觉到口干唇裂，皮肤起屑，用很多润肤霜也难以抵挡萧瑟的秋风。这个季节吃枸杞子需要配滋润食品，比如雪梨、川贝、百合、玉竹等，效果更好。当然，也可以配用一些酸性的食品，如山楂等，以达"酸甘化阴"之效。

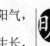

进入冬季，人们将自己裹进厚厚的棉衣中以助自身阳气抵御寒冷。枸杞子能够平补阳气，天天服用，特别是配伍羊肉、肉苁蓉、巴戟天、金匮肾气丸等一起用，有助于人体阳气生长，抵抗自然界严寒。

不过，不是人人都能享受如此美食的，那些脾胃虚弱有寒湿、泄泻者；外感热邪时等都不能吃枸杞子，否则会雪上加霜。

枸杞与煲汤、泡酒、泡茶：

用枸杞煲汤、泡酒、泡茶是我国民间的一贯传统，确能起到一定的保健功效，但经科学家长期研究表明，枸杞中的一些功能营养成分如枸杞多糖、胡萝卜素等均难溶于汤、水、酒中，不能被人体充分吸收。

枸杞汁

"取其精华、去其糟粕"是加工枸杞汁最精炼的总结，枸杞汁采用优质宁夏枸杞，选料极其严格。加工过程中去除了枸杞子的皮和籽粒后，运用高新生物工程技术，充分保留了枸杞子的主要功能成分及营养要素，并使上述易溶或难溶的有益成分均匀分散于整个饮料中，从而使之更便于直接吸收或发挥其功能作用。这与大豆蛋白质不易消化吸收，而加工成为豆腐后提高了蛋白质的利用率道理是相似的。

女孩七岁左右容易出现的健康问题：

1. 遗尿

有一些七岁女孩由于肾经不足，会出现遗尿现象。遗尿，即三岁以上的儿童在睡眠中小便自遗，醒后方觉的一种病症。七岁女童的遗尿，多是因为肾经不足，需要通过食疗的办法来滋肝养肾。上文说到的枸杞子就是很好的一味食疗药材。

这里再告诉大家两个调理儿童遗尿的药膳食谱。

【方一】

山药、益智仁（盐炒）、乌药各60克，猪脬1具。前3味共为细末，用纱布包好，与猪脬共炖至熟。日2次，吃肉饮汤。

【方二】

羊肉250克，大蒜15克，调料适量。将羊肉洗净，煮熟切片，大蒜捣，同放大盘内，加适量熟食油（或熟油辣椒）、酱油、精盐等拌匀食。

2. 咳症

儿童咳嗽的年龄对诊断有十分重要的意义，如果出生后即出现咳嗽现象，往往提示着孩子有先天畸形的可能，如气管软化、喉裂、气管食道瘘（TOF）等。如果咳嗽发生在出生后的几个星期内，就要考虑化脓性肺部疾病、原发性肺吸入、胃—食管反流及衣原体感染等疾病。对于一般幼童而言，最常见的还是感冒引起的咳嗽。如果孩子咳中带痰，但没伴随急促的呼吸，可能是普通感冒。如果孩子由喉部发出略显嘶哑的声音，有时干咳，有时带痰，则可能是因流感引起的。近年来，由于过敏性疾病导致的咳嗽有增多趋势，如果孩子接触花粉等异物就咳嗽，就要考虑过敏性疾病。正常情况下，咳嗽仅是孩子正常的生理防御反射，通过咳嗽能将呼吸道内的分泌物或异物排出体外，因此，如果清晨孩子起床时轻微地咳嗽，家长不必太担心，因为这意味着他在清理前一天晚上积存在呼吸道内的黏液。需要注意的是，3岁以下的幼儿因为咳嗽反射较差，可能咳嗽时间较长，如果此时家长急着给孩子服药止咳，会使痰液不能顺利排出，进而蓄积在气管和支气管内，造成气管堵塞，导致孩子窒息。

在中医看来，咳嗽往往是肺脏疾病的表现，或者因为其他脏腑有病累及肺部而引起。咳嗽发生的原因，有外感咳嗽和内伤咳嗽两大类。外感咳嗽多因风、寒、热、燥等外邪侵袭所致，往往有发病急、病程短、常常并发感冒的特征。内伤咳嗽则有脾虚、肺虚、肾虚的区别，其特征是病情缓、病程长、反复发作。尽管治疗小儿咳嗽总的原则是"理肺、健脾、固肾"，但是不同类型的咳嗽在用药上是完全不同的。治疗时，需要根据风寒咳嗽、风热咳嗽、肺热咳嗽、肺寒咳嗽、痰湿咳嗽、阴虚咳嗽、肺脾气虚咳嗽、肺肾两虚咳喘等若干证型进行治疗，同时结合使用涌泉穴穴位敷贴。

值得注意的是，家长也可以通过观察孩子的舌苔来判断孩子的咳嗽类别。如果孩子的舌苔是白的，则是风寒咳嗽，说明孩子寒气重，此时应吃一些温热、化痰止咳的食品。如果孩子的舌苔呈现黄色或红色，则是风热咳嗽，说明孩子内热较大，应给孩子吃一些清肺、化痰止咳的食物。而内伤咳嗽多为久咳、反复发作的咳嗽，家长应注意给孩子吃一些调理脾胃、补肾、补肺气的食物。

推荐食物——车桑叶

车桑叶的功效：

疏散风热，清肺润燥，清肝明目。用于风热感冒，肺热燥咳，头晕头痛，目赤昏花。

1、疏散风热：用于风热感冒及目赤肿痛，常配菊花。

2、清肝明目：用于风火目疾（如急性结膜炎）。配黑芝麻名桑麻丸，用于肝阴不足、肝阳上亢引起的头晕、视物昏花。

3、清肺润燥：用于肺热燥咳，本品苦寒清泄肺热，甘寒益阴，凉润肺燥，故可用干燥热伤肺、干咳少痰，轻者可配杏仁、沙参、贝母等同用，如桑杏汤；重者可配生石膏、麦冬、阿胶等同用。

桑叶的作用：

1. 桑叶善于散风热而泄肺热，对外感风热、头痛、咳嗽等，常与菊花、银花、薄荷、前胡、桔梗等配合应用。桑叶不仅可用于风热引起的目赤畏光，且可清肝火，对肝火上炎的目赤肿痛，可与菊花、决明子、车前子等配合应用。至于肝阴不足，眼目昏花，桑叶还可配滋养肝肾的女贞子、枸杞子、黑芝麻等同用。

2. 桑叶轻清发散，能散风热，但作用较弱。临床主要用于清泄肺肝，如风热袭肺、咳嗽多痰，或燥热伤肺、干咳无痰；以及风热上攻或肝火上炎、目赤肿痛等症，为常用的药品。配牛蒡子、前胡，则散风清肺；配石膏、麦冬，则清燥润肺；配菊花、决明子，则清肝明目。

3. 桑叶有解痉作用。

4. 桑叶有抗病原微生物作用。桑叶煎剂在体外试验对金黄色葡萄球菌、乙型溶血性链球菌、白喉杆菌和大肠杆菌等均有一定抑制作用。另外，还可杀灭钩端螺旋体。

5. 桑叶有抗炎作用。

6. 桑叶有降血糖作用。其所含的蜕皮甾酮对多种方法诱导的血糖升高均有降糖作用，可促进葡萄糖转化为糖原，但不改变正常动物的血糖。

7. 桑叶有降低血压的作用。桑叶提取液给狗麻醉后股静脉注射，出现暂时血压降低，但不影响呼吸。

8. 桑叶对平滑肌有影响，其对动物动情子宫有兴奋作用，对鼠肠肌有抑制作用。

9. 桑叶还有降血脂、利尿作用。

润肺止咳的小偏方

一、杏仁炖雪梨

取甜杏仁 15 克，去皮打碎，雪梨 1 只，洗净去皮切片，同放入碗内，加冰糖 20 克，放水适量，置锅内隔水炖煮 30 分钟即可服用。每天早晚各 1 次，连服 3 ～ 5 天。

二、川贝炖雪梨

取雪梨 1 只洗净，横断切开，去核后放入川贝末 6 克，然后将两瓣并拢，用牙签固定，放入碗中加冰糖 20 克，放水适量，隔水炖煮 30 分钟即可。吃梨喝汤，每日 1 次，连服 3～5 日。

三、陈醋冰糖汁

冰糖 100 克捣碎置入容器中，再倒入陈醋 450 毫升，浸泡 3 天冰糖溶化后即可服用。于早饭前、晚饭后各服 15 毫升，长期服用止咳化痰效果更佳。

四、萝卜陈皮汤

白萝卜 1 个，切片，在锅内放入白胡椒 5 粒、生姜 10 克、陈皮 5 克，煮汤，再加冰糖 50 克。用于疾病早期咳嗽频繁发作、咽喉发痒、咳声重浊、痰白清稀。

五、罗汉果茶

广西罗汉果 9 克，水煎服。用于咳嗽不爽，痰黄黏稠不易咯出。

六、丝瓜汁

秋季丝瓜，取汁，隔水蒸热后饮用。用于咳嗽时间较长、痰多、色黄黏稠、咯吐不爽或有热腥味。

3. 便秘

便秘是指大肠运动缓慢，水分吸收过多，造成大便干燥硬结，排泄困难；排便次数明显减少、排便时间间隔较久（＞2 天），无规律，或虽有便意而排不出大便。现在的孩子缺少运动，身体机能下降，气虚，肠蠕动过缓，所以也常出现便秘的现象。

如果排除由于先天性肛门闭锁、直肠闭锁、先天性小肠闭锁或小肠狭窄等器质性缺陷引起的便秘需要及时就医解决的情况，一般性的便秘基本可用食疗和按摩来解决。

食疗治便秘

首先，便秘不都是因为内火大。

中医将便秘分为热秘、气秘、虚秘、冷秘四类，热秘、气秘属于实症，虚秘、冷秘属于虚症。热秘也就是常说的内火大。当我们吃了过多属性辛辣、燥热的食物，或温补过头而未及时疏泄时，就会使肠道燥热而发生便秘。

气秘是由于身体缺乏运动、心情抑郁而使得身体内的气机运行受阻，肠蠕动变得缓慢，于是大便久久不能排出。

气血两虚、肠胃功能弱、水的摄入量少等都可能导致肠蠕动无力、肠道干燥，很难将大便推行到直肠，此为虚秘。

冷秘就是五脏六腑长期受寒，阳气不足，导致体虚而使肠道传送能力大大降低，排便艰涩。

偶尔便秘，可以说是属于实证便秘，只要少食或停食那些热性的、容易引起上火的食物，吃些凉性的食物，比如蜂蜜水、萝卜水、香蕉、梨等来降内热，同时注意锻炼身体，如饭后散步等，一般很快就能正常排便了。如果是长期便秘，那就要归为虚症便秘了，需要针对这种情况来制定一个详细的温补身体的饮食计划，长期、坚持不懈地执行。有一位养生专家马悦凌老师曾教过一个非常简单易行的好办法，就是通过看舌头的颜色来辨别到底是虚证便秘还是实证便秘。如果舌头红则说明内热大，是热秘，也就是实证便秘；舌头颜色淡则说明是体虚寒，是虚证便秘。

实证便秘主要可以通过饮食来调节。如果孩子是实证便秘，除了吃一些上文说过的蜂蜜水、萝卜水、香蕉、梨等食物，还可以给她吃些韭菜、芹菜、红薯等富含纤维素的食物。

我本人非常不赞同给孩子用番泻叶等中药来治疗便秘。也尽量不要用成人开塞露给孩子通便，如果动不动就用这种药，一方面，由于孩子的消化系统发育还不完善，容易导致孩子肠胃功能紊乱，发生腹泻；另一方面，会让孩子对药物产生依赖，久而久之使得肠壁对刺激的敏感性变得越来越弱，造成只有在强烈的刺激下才有便意、甚至刺激已经很强烈了但也仍无便意的恶劣后果。应该通过食疗或者按摩这类无副作用的方法来解决孩子的便秘问题。

推荐食物——红薯

红薯，又名番薯、甘薯，含糖十分丰富，纤维多，维生素 A 和维生素 C 含量也颇多，具有补虚冷、健脾胃、强肾阴等功效。食用纤维是人体排除废料、消除毒素的利器，因为纤维素可以保留水分，促使粪便增大体积，蠕动肠壁，利于排便。维生素 C 和 B 是胡萝卜中富含的两种最好的抗氧化剂，是体内消除自由基的最佳物质。

红薯治疗便秘的效用非常神奇，比很多人鼓吹的"香蕉酸奶"疗法要有效得多。很多人认为酸奶中含有乳酸菌，能活化肠内的消化功能，帮助抵抗疾病。但实验结果显示，酸奶确实含有很多乳酸菌不假，可在经过胃的强酸环境后，这些有益菌类到达大肠时已经所剩无几。所以短期内喝酸奶对提升人体内有益菌的数目基本上没有太大帮助，反倒是多吃富含食物纤维的食品更有助于通便。

红薯中含有食物纤维，食物纤维对于现代人来说显得尤为宝贵。医学研究证实，缺乏具有通便作用的食物纤维，可诱发各种生活习惯病和大肠癌。红薯经过蒸煮后，部分淀粉发生变化，与生食相比可增加40％左右的食物纤维。多种不溶于水的纤维的增加，可有效刺激肠道，促进排便。人们在切红薯时会发现，从皮下会渗出一种白色液体。这种白色液体中的紫茉莉甙，具有缓下作用。食物纤维与紫茉莉甙的作用相加，使得红薯的通便作用具有不急不缓的良好效果。

红薯的味道很好，小孩子容易接受，喜欢吃。不仅常发生便秘问题的儿童可以通过多吃红薯来调节身体，那些想要减肥的年轻女性也可以通过吃红薯达到目标。

吃红薯不仅不会发胖，相反能够减肥、健美、防止亚健康、通便排毒。每一百克鲜红薯仅含2克脂肪，产生99千卡热能，大概为大米的1/3，是很好的低脂肪、低热能食品，同时又能有效地阻止糖类变为脂肪，有利于减肥、健美。红薯含有大量膳食纤维，在肠道内无法被消化吸收，能刺激肠道，增强蠕动，通便排毒，对老年性便秘也有较好的疗效。现在很多叶类蔬菜都可能存在有过量农药的问题，吃的时候要用淡盐水泡很久才能解毒，但红薯、土豆、芋头类根茎蔬菜就不存在这个困扰。因此，红薯实在是一味物美价廉、疗效显著的食材。

红薯粥能很好地预防便秘。

这种粥食用无任何副作用，还可以充饥止渴。红薯吃法多样，或烤或煮，或将红薯去皮后切成丁块与大米一起熬粥食。其中红薯丁与大米熬成粥食，通便效果尤佳。红薯吃完了，就以胡萝卜等代之，或生食西红柿、香蕉等，亦有异曲同工之妙。每晚吃点红薯粥，或者直接煮红薯当主食吃，再吃点蔬菜，第二天早上肯定排便畅通。如果年轻女性朋友晚上不吃饭，那么早上吃一碗红薯粥，一个小时之后，肚子就会有响动，想要上厕所。饱受便秘苦恼的朋友们，或者是家里的小朋友有便秘情况，正为此发愁的妈妈们，赶快试试这个秘方吧！

按摩治便秘

如果是虚证便秘，多年大便不通畅，食疗难以见效，就不妨试试按摩法。

按摩之所以能治疗便秘，是因为按摩促进了肠道蠕动，刺激了相关的穴位，使大便容易排出。这种方法不伤肠胃，安全又有效。

1. 揉脐摩腹

接受按摩者仰卧，两掌掌心向下叠加起来，按于脐部，稍微用力顺着大肠的起始方向画圆圈揉动，在脐部揉30次；再逐渐扩大范围，大范围全腹按摩50次；最后把降结肠部位由上而下推30次。

按摩过程中会感觉到肠道在随着按摩一起运动，出现肠鸣、排气感、便意。如果是正患有便秘，可每天做2次，1个星期之内可消除便秘；如果是平时做保健，则每天1次即可。

此套按摩主要按到了那些穴位呢？这些穴位又有什么奥秘？

（1）神阙穴。它是任脉上的穴位，在肚脐中央。按揉神阙穴可温阳救逆、利水固脱。

（2）天枢穴。它是足阳明胃经上的穴位，在肚脐中央左右旁开2寸处，是大肠的募穴（募穴，指胸腹部汇聚脏腑之气的腧穴）。按揉天枢穴可调中和胃，理气健脾。

（3）中脘穴。它是任脉上的穴位，在肚脐正上方4寸处，是胃的募穴。按揉中脘穴可和胃健脾、降逆利水。

（4）大横穴。它是足太阴脾经上的穴位，在肚脐中央左右旁开4寸处。按揉大横穴可温中散寒，调理肠胃。

2. 其他通便奇穴

（1）支沟穴。它是手少阳三焦经上的穴位，在手臂背面腕横纹之上3寸处，尺骨与桡骨之间。按揉支沟穴可清热泻火、通腑降逆，是治疗便秘的要穴。

用拇指指端按揉支沟穴1～2分钟，可双侧对称同时按揉，力度要稍大。

（2）足三里穴。它是足阳明胃经上的穴位，在外膝眼下3寸、距胫骨外侧1寸处。按压足三里穴可健脾和胃、通经活络。用拇指指端按压足三里穴5分钟，每按压1分钟可暂停一下再继续。由于此穴相对其他穴位来说藏得较深，且小腿部的肌肉也较丰厚，所以按压时要用力，使足三里穴有酸胀的感觉。

（3）承山穴。它是足太阳膀胱经上的穴位，在腿肚肌肉紧张后出现的交角处。按压承山穴可理气止痛，舒筋消痔。用拇指指端按压承山穴3分钟，再用拇指指腹按揉25次。

请注意：这里所说的"寸"是指同身寸，即以某人肢体的某些部位的宽度来作为给此人取穴的度量单位。如：某人拇指指节横纹的宽度对此人而言就是1寸；将某人的食指、中指、无名指和小指并拢，以中指中节横纹为水平线的四横指宽对此人而言就是3寸；食指、中指并拢的两横指宽就是1.5寸；食指、中指、无名指并拢的三横指宽就是2寸。

4. 免疫力低下，儿童肥胖症

很多家长觉得自家的孩子体质弱，易生病。这跟孩子免疫功能下降有关系。那么，是什么导致了这种现象呢？

首先是由于孩子运动量的减少。孩子学习压力过大，没有时间运动、游戏，致使身体得不到锻炼，越来越弱。

第二，吃的食物中油炸、烧烤类食品过多，五谷杂粮太少。滋腻的东西进入体内，孩子的脾胃弱难以消化，脾功能越来越弱，就会造成身体机能下降。另外，现在孩子糖的摄入量过高。我小的时候，一年也吃不到几块糖，可是现在的孩子，一天就吃好几块糖，再加上红烧类饭菜、零食、饮料中的糖分，造成孩子糖的摄入量过多。据调查，现在孩子吃的糖，是上一代人的125倍！这些糖分进入脾胃，就会导致脾胃失和。因为"病在脾胃而不食甘甜"，脾胃本来就弱，再吃那么多甘甜的东西，就会造成脾胃功能的压制，使脾胃功能失去平衡。

脾弱，也导致了现在很多儿童都有肥胖症的健康问题。

儿童肥胖症的发病率逐年攀升，跟现代社会生活水平大大提高、孩子摄入过多的营养、糖分，并且缺乏运动等因素相关。儿童肥胖症是指儿童体内脂肪积聚过多。如果孩子的体重超过按身高计算的平均标准体重的20%，或者超过按年龄计算的平均标准体重加上两个标准差以上时，即为肥胖症。

孩子过于肥胖，不仅会影响她的日常生活，还可能导致她在同龄人中失去自信，不愿意与人交流，甚至可能引起自闭症。而且儿童肥胖症通常伴随着免疫低下、大脑活力下降、体虚懒动、性早熟等症状，对孩子的健康也是一个很大的威胁。肥胖症还可能引起高血压、冠心病、糖尿病等，给孩子的未来造成潜在的危害。

对于儿童肥胖症，先期的预防比治疗更重要。家长要培养孩子多吃蔬果、杂粮以提升孩子的脾、气。像麦芽、薏米、芡实、荞麦一类的杂粮，煮粥或做成小糕饼给孩子吃，对孩子的健康大有裨益。其实，孩子的饮食习惯是由父母潜移默化地培养出来的。有些家长在孩子做了什么值得表扬的事时，一高兴就喜欢说："走，带你吃麦当劳！""给你做红烧鸡翅！""给你买巧克力蛋糕！"长此以往，孩子会将受到奖励的愉悦心情与这些高热量的食物联系在一起，越来越依赖这种不健康的食品。所以，想让孩子养成健康的饮食习惯，家长们首先要从自我做起，以身作则。

如果孩子的体重已经超标了，那么就应该制定合适的饮食管理原则，帮助孩子把体重降下来。

儿童肥胖症的自然疗法

孩子的减肥跟大人不同，因为控制营养摄入量的同时，还必须保证孩子长身体所需要的营养能供应得上。因此，肥胖症儿童的饮食管理原则如下：

原则之一：要满足儿童基本营养及生长发育的需要。饮食构成以碳水化合物为主的高蛋白、低脂肪食物。其中蛋白质供给能量占 30%～35%，脂肪供给能量占 20%～25%，碳水化合物供给能量占 40%～45%。青春期生长发育迅速，此期蛋白质供给能量可增至 50%～60%。每日食物供给总能量的减少量，依其肥胖严重程度而定。严重肥胖者，可按理想体重的需能量减少 30% 或更多。

原则之二：宜选用热量少、体积大的食物，以满足患儿的食欲，不致引起饥饿的痛苦。如绿叶菜、萝卜、豆腐等。进餐次数不宜过少，必要时，两餐之间可供低热量的点心。每餐进食的量应合理。

原则之三：体重不宜骤减。患儿的体重控制要逐渐施行，最初以控制体重增加为目的，以后使体重逐渐下降。当降至该年龄正常值以上 10% 左右时，不再严格限制饮食。

原则之四：每日的饮食要注意补充维生素及矿物质。患儿的每日饮食应以瘦肉、鱼、禽蛋、豆类及其制品、蔬菜、水果为主，限制脂肪摄入量。

原则之五：家长必须与患儿长期合作，鼓励患儿坚持饮食治疗的信心，才能获满意疗效。

另外，在做好饮食管理的同时，也应该给孩子制定一个运动计划。通过增加运动，提高能量的消耗，这是减轻肥胖者体重的重要手段之一。但因为肥胖小儿运动时气短、运动笨拙而不愿运动，需要家长、护士、患儿合作，共同制定运动计划。开始应选择容易坚持的运动项目，提高对运动的兴趣，比如游泳、踢毽子、跳舞等等，都是不错的选择，能让孩子产生兴趣，乐于锻炼。运动量根据孩子的耐受力的增强，也要逐渐增加。但是，过于剧烈的运动会使食欲增加，应该避免。

最后，要减轻孩子的精神负担。有些家长由于对于女儿的肥胖过分忧虑，到处求医，对孩子的进食习惯经常指责，干预过甚。这些都可引起孩子精神紧张，甚至产生对抗心理，应注意避免。一些焦躁的父母会求助于减肥药物，但是这种做法是非常错误的，对孩子的健康无益。

推荐食物——五谷杂粮粥

材料1：薏米、荞麦米、红稻米、燕麦米、大黄米、黑米、黑糯米、糙米、红豆、黑豆、莲子

材料2：大红枣、葡萄干、枸杞子、核桃仁、燕麦片

材料3：紫薯、山药

将材料1里的杂粮洗干净、莲子去掉莲芯，不用浸泡，洗净后就放入砂锅中，加入8～10

倍的水后，盖好砂锅盖子，开火煮，煮至锅中水开后（根据材料量、水量时间不等，一般不超过10分钟），关火，不要开盖，焖1个小时。

焖煮的时候，将紫薯、山药去皮切成块，红枣洗净去核切块，核桃仁掰成小块，花生米、葡萄干、枸杞子洗净待用。

焖一个小时后，打开锅盖，米豆均已软，莲子也快熟了。

这时，将处理好的材料2、材料3倒入锅中，略搅匀，盖上盖子，再次开火煮，煮至锅中水开即关火（第二煮需要的时间很短，3、4分钟即可开锅），不要开盖，再焖1个小时。

第二次焖够1小时后，所有材料已经彻底熟透，粥便煮好了。这时打开锅盖，看一下粥的情况，如果浓稠度正合适则可以直接食用了。如果觉得水有些多，可以倒入一些即食燕麦片增加浓稠度。

小技巧：

1、材料1（薏米、荞麦米、红稻米、燕麦米、大黄米、黑米、黑糯米、糙米、红豆、黑豆、莲子）都是较难煮的，所以要先下锅，材料2（大红枣、葡萄干、枸杞子、核桃仁、燕麦片）、材料3（紫薯、山药）容易熟，要后下锅，燕麦片是备选材料，根据情况添加。

2、这些材料中，黑糯米、大黄米是增加黏性的，还可以加入白糯米。最后加入的燕麦片也可以大大增加粥的黏性和浓稠度。

3、薯类还可以选择红薯、芋头，也可加入栗子、南瓜等其他材料。

4、利用这种省火煮粥法，常见的谷物杂粮中有两样不宜直接使用：一个是干芡实，一个是大个的白芸豆。干芡实通过两次焖煮后，仍是很难煮软。大白芸豆因其中含有一种毒蛋白，必须彻底煮熟煮透后才可食用。而目前还无法判断这样的焖煮法是否能将这种毒素破坏，为保险起见，还是不用为佳。如果用则要先将白芸豆浸泡后煮至八成熟，再与其他材料一起制作。干芡实也要先煮软。

（二）女子十四岁时的身体状态和保养方法

《黄帝内经》说女子"二七，而天癸至，任脉通，太冲脉盛，月事以时下，故有子"。

这句话的大体意思是：女子在二七一十四岁时会"天癸至，任脉通"。任脉走人体前面的正中线，从会阴处一直上到人中。任脉又主血，所以任脉主胞胎，它主女子的生育。女子到十四岁时，由于任脉通畅、血足了，起于会阴的太冲脉主阳气，也跟人的性有关，冲脉气带着任脉血而行，所以它们主发育人的第二性征。比如，女子到十四岁时就会来月经，长乳房，这些第二性征的象就全出现了。

有的女性会说，我不是正好十四岁的时候来的月经，这怎么计算呢？在古人看来，哪怕女子是十八岁来月经，她的生理年龄也就相当于十四岁；如果她十岁来月经，这一年也相当于生理年龄的十四岁。

前面我们提过，古代认为女子十四岁会来月经，只要女子一来月经就标志着成熟的开始，这时就要把头发盘上，让媒婆知道，这个孩子已经长大成熟了，可以定亲了。但就结婚来说，不是十四岁就可结婚。中国古代的规定是"女子二十而嫁，男子三十而娶"，因为女子在三七二十一岁到四七二十八岁之间，肾的功能、肝的功能会达到一个极点，这时女子身体最健壮。所以，古人认为女子二十而嫁，在生命状态的最高峰期一定可以养育一个很健壮的孩子。这个我们会在下文中展开论述。

月经的到来是女性周期的一个里程碑。它是生殖阶段的开端，是女性健康的一个转折点。月经的从无到有是一个根本的转变，因而月经初潮是一个高度脆弱的时刻，需要特别的关照和保养。

十四岁的女孩要注意调节肾气，防止肾阳不足、宫寒等症状。古时候人们都知道女人要保养身体，就应该少吃生冷的食物，以防止体内寒气过重。可是现在的女孩子不论冬夏，都喜欢吃冰激凌、冰棍等食品，这对她们正在发育的身体来说伤害很大。家长们应该告诉自家的女孩儿少吃这类东西，从小就养成知道保养身体的好习惯。

推荐食物——红枣

中国的草药书籍《本经》中记载到，红枣味甘性温、归脾胃经，有补中益气、养血安神、缓和药性的功能；而现代的药理学则发现，红枣含有蛋白质、脂肪、糖类、有机酸、维生素A、维生素C、微量钙多种氨基酸等丰富的营养成分。

营养分析

1. 枣能提高人体免疫力，并可抑制癌细胞：药理研究发现，红枣能促进白细胞的生成，降低血清胆固醇，提高血清白蛋白，保护肝脏，红枣中还含有抑制癌细胞，甚至可使癌细胞向正常细胞转化的物质；

2. 经常食用鲜枣的人很少患胆结石，这是因为鲜枣中丰富的维生素C，使体内多余的胆固醇转变为胆汁酸，胆固醇少了，结石形成的概率也就随之减少；

3. 枣中富含钙和铁，它们对防治骨质疏松产贫血有重要作用，中老年人更年期经常会骨质疏松，正在生长发育高峰的青少年和女性容易发生贫血，大枣对他们会有十分理想的食疗作用，其效果通常是药物不能比拟的；

4. 对病后体虚的人也有良好的滋补作用；

5. 枣所含的芦丁，是一种使血管软化，从而使血压降低的物质，对高血压病有防治功效；

6. 枣还可以抗过敏、除腥臭怪味、宁心安神、益智健脑、增强食欲。

红枣的功效：

1. 健脾益胃：脾胃虚弱、腹泻、倦怠无力的人，每日吃红枣七颗，或与党参、白术共用，能补中益气、健脾胃，达到增加食欲、止泻的功效；红枣和生姜、半夏同用，可治疗饮食不慎所引起的胃炎如胃胀、呕吐等症状。

2. 补气养血：红枣为补养佳品，食疗药膳中常加入红枣补养身体、滋润气血。台大免疫学孙安迪博士大力提倡平时多吃红枣、黄耆、枸杞，能提升身体的元气，增强免疫力。

3. 养血安神：女性躁郁症，哭泣不安、心神不宁等，用红枣和甘草、小麦同用（甘麦大枣汤），可起到养血安神、舒肝解郁的功效。

4. 缓和药性：红枣常被用于药性剧烈的药方中，以减少烈性药的副作用，并保护正气。如："十枣汤"中，用大枣缓解甘遂、大戟、芫花等泻药的毒性，保护脾胃不受伤害。

红枣是补气养血的圣品，同时又物美价廉，民众无需购买坊间昂贵的补品，善用红枣即可达到养生保健的功效。

红枣的作用：

1. 增强人体免疫力。大枣含有大量的糖类物质，主要为葡萄糖，也含有果糖、蔗糖，以及由葡萄糖和果糖组成的低聚糖、阿拉伯聚糖及半乳醛聚糖等；并含有大量的维生素 C、核黄素、硫胺素、胡萝卜素、烟酸等多种维生素，具有较强的补养作用，能提高人体免疫功能，增强抗病能力。

2. 增强肌力，增加体重。实验小鼠每日灌服大枣煎剂，共 3 周，体重的增加较对照组明显升高，并且在游泳试验中，其游泳时间较对照组明显延长，这表明大枣有增强肌力和增加体重的作用。

3. 保护肝脏。有实验证实；对四氯化碳肝损伤的家兔，每日喂给大枣煎剂，共 1 周，结果血清总蛋白与白蛋白较对照组明显增加，表明大枣有保肝作用。

4. 抗过敏。大枣乙醇提取物对特异反应性疾病，能抑制抗体的产生，对小鼠反应性抗体也有抑制作用，提示大枣具有抗变态反应作用。

5. 镇静安神。大枣中所含有黄酮——双——葡萄糖甙A有镇静、催眠和降压作用，其中被分离出的柚配质C糖甙类有中枢抑制作用，即降低自发运动及刺激反射作用、强直木僵作用，故大枣具有安神、镇静之功。

6. 抗癌，抗突变。大枣含多种三该类化合物，其中烨木酸、山植酸均发现有抗癌活性，对肉瘤S——180有抑制作用。枣中所含的营养素能够增强人体免疫功能，对于防癌抗癌和维持人体脏腑功能都有一定效果。

红枣熟吃补血效果最好，易于吸收。谚语有说："每日吃三枣，七十不显老。"红枣不但具有很高的营养价值，有蛋白质、糖、抗环血酸、钙、铁、维生素等多种微量元素，而且有很高的药用价值。《本草纲目》上记载："大枣味甘平无毒，主治心腹邪气，安中，养脾气，平胃气，通九窍，助十二经，补少气……和百药，久服轻身延年。"红枣的品种有很多，其中以北方产的个大、坚实肉厚的大红枣，补血效果最好。

红枣的吃法也很多，可以煲粥，可以做枣泥，也可以煮红枣莲子糖水，如果嫌麻烦，煮熟了直接吃也可以。"健康教主"马悦凌就给出一个方子：每天用 10 ～ 15 个红枣加水小火煮上十几分钟，吃枣喝汤，坚持长年喝，是最经济实惠的补血方法；此外，红枣还可以在铁锅里炒黑后泡水喝，就是红枣茶，长年喝红枣茶的女性，皮肤白皙，美容效果不错。

相关人群：

一般人群均可食用。

1. 中老年人、青少年、女性尤宜食用；

2. 有宿疾者应慎食，脾胃虚寒者不宜多吃，牙病患者不宜食用枣，便秘患者应慎食。

食物相克：枣忌与海鲜同食。

制作指导：

1. 枣皮中含有丰富的营养素，炖汤时应连皮一起烹调；

2. 红枣配鲜芹菜根同煎服，对降低血脂胆固醇有一定效果。

女孩十四岁容易出现的健康问题及调养方法

十几岁的青春少女是一道亮丽的风景。但少女期也会有很多烦恼。生活中常常会见到一些小姑娘一脸的"青春美丽疙瘩痘"，或是有月经不调、肥胖等烦恼。这些问题如果不经调养，很有可能会伴随一生。

1. 宫寒血淤

女孩子先天就是肾阳不足，气血的运化功能弱。所以青春期女孩子的宫寒、阳虚等症状表现得尤为明显。

宫寒不止是在青春期，几乎在女性的一生中都可能出现，给女性朋友的健康带来困扰。是指妇女因先天的体质或风寒引起的肾阳不足，是肾虚、子宫寒、血寒的综合叫法。有 60% 的女性经常吃冷饮及雪糕，其中经常吃为 19%，偶尔吃为 41%；有 55% 的调查女性有减肥行为。在大部分女性都有常吃冷饮、减肥、穿着单薄的习惯，而这些习惯正是宫寒的诱因。还有比如肾虚，性生活不卫生、频繁，经期性生活，工作、生活、家庭压力大，经常熬夜等都会引起女性宫寒。

宫寒的人往往会感到手脚冰凉、小腹发冷，于是便会认为自己的子宫温度比别人低，这是一种误解。"宫寒"其实是中医对女性患者虚症的一种俗称，主要是指肾阳虚或脾肾阳虚。

肾阳虚的宫寒者可能会表现为以下症状的一种或多种，比如脸色晦暗、黑眼圈、唇周发暗、全身怕冷、手脚不温、月经不调、不孕、头晕耳鸣、性欲减退、喜温喜暗、夜尿多等。

脾肾阳虚的宫寒者的表现是在肾阳虚的症状基础上会多增加一些消化系统的症状，比如胃口差、经常腹胀、吃生冷食物后易腹痛腹胀甚至腹泻、大便溏薄等。

宫寒除了给女性带来很多生理的不适，而对于未婚未育的女性，宫寒还可能导致女性不孕症发生，引发心理、家庭、伦理等社会问题。

那么，青春期的女孩子要怎样预防宫寒呢？

第一，注意暖脚。

女孩子本来就讲究干净，现在生活条件又好，很多女孩就一天洗两遍澡，甚至经期也不例外。洗澡的时候光脚踩在冰凉的地上，寒从足下生，直接入肾。寒则血凝，导致孩子的气血开始不畅，造成宫寒血淤。

第二，少吃冷饮。

像冰激凌、冰镇饮料这种东西，家长最好少让家里的女孩儿碰。冰冷的东西会让青春期的女孩体内寒气过重，也会造成宫寒血淤。

第三，对于已有宫寒问题的女孩，除了接受医生的治疗之外，生活中还要注意加强运动（非月经期），可选择一些适合女孩子的柔性运动，如太极拳、呼啦圈、瑜伽、慢跑等。

最后，多吃一些高蛋白易吸收的食物，如鱼、鸡肉等；少吃生冷的食物，在秋冬季节还可以选用温性的药材，比如党参、北芪、巴戟天、杜仲等来煲汤，或制成膏方进补，改善体质。

宫寒推荐汤谱

根据中医"虚则补之，寒则温之"的原则，结合肾阳虚和脾肾阳虚的症状，专家拟定两条汤谱，供女性朋友参考。

（1）肾阳虚：肉桂羊肉复元汤

配料：肉桂 5 克，枸杞 10 克，生姜 3 片，新鲜羊肉 100 克。

烹饪方法：将以上配料放入 500 毫升炖盅，加水 300 毫升，隔水炖，大火煮沸后，改文火炖 30 分钟，加盐调味。

（2）脾肾阳虚：参芪巴戟乌鸡汤

配料：红参 10 克，黄芪 10 克，巴戟天 10 克，生姜 3 片，乌鸡肉 100 克。

烹饪方法：将以上配料放入 500 毫升炖盅，加水 300 毫升，隔水炖，大火煮沸后，改文火炖 30 分钟，加盐调味。

提醒：以上汤谱如果需改炖盅为煲汤，朋友们可以适量增加药膳的配料用量。

另外，平时宜进食具有补益助阳或温肾健脾作用的食物，如狗肉、羊肉、鸡肉、猪肚、韭菜、红枣、生姜、核桃胡椒、辣椒等；少吃性质寒凉、易伤阳气食物，如萝卜、豆腐、苦瓜、芹菜、冬瓜、菠菜、香蕉等。

2. 青春期月经不调

女孩青春期面临的变化之一就是月经的到来。月经是女性特有的一种正常生理现象，是少女性成熟的标志。调节月经周期的激素不仅仅对子宫和卵巢产生强烈的影响，而且影响代谢的速度、葡萄糖耐受、食欲、食物摄入、情绪和行为。大部分女孩都能很快适应月经期，相安无事，有一些却在经期开始就受着生理和精神上的困扰。

这种困扰多表现为腹部绞痛或疼痛，多在经期或者持续到经期头痛、粉刺加重、食欲加强（特别是甜食类的）、胸部胀痛、腹泻、紧张或者抑郁等症状。这些反应可能的起因是改变了对调节月经周期的主要的激素——雌激素和黄体酮的反应，特别是雌激素能改变大脑的神经信号传导从而改变情绪，使人抑郁。而大脑中充足的脑血清能使人振奋，相反，血清素不足会产生焦虑，血液中雌激素水平的自然升降能影响月经周期后期的大脑中血清素的活性。

对付经期的这些不良反应，从营养学角度来讨论，与维生素 B6、维生素 E 有些关系。

有上述不良反应的女性均有激素水平异常，而这些激素的活性依赖于维生素 B6，可以尝试适量服用一些。

另外一个原因是 VE 的缺乏，临床验证有经期各种不适的女性，服用后可有效缓解胸胀、胸痛；充足的钙可缓解经期情绪异常、水肿、食欲异常等现象。

月经前期和经期有不适的女性，在此期间不应使用含咖啡因的饮品。当然充足的睡眠和适当的活动在调节情绪上非常重要，并要限制咖啡、盐、酒精等的摄入。

月经期妇女全身抵抗下降，为了不影响女性的日常生活、工作和社交活动，确保身体健康，所以月经失血就要通过补血来调理。这些补血食品再合理搭配其他的食品，就可以满足经期的生理需要，如猪肝汤、猪肝都是很好的补血食物，含铁、蛋白质等物质丰富，汤又是热性，所以很适合经期服用。

常见的补血食品有黑豆、发菜、胡萝卜、面筋、菠菜、金针菜、龙眼肉等，补血饮食有炒猪肝、猪肝红枣羹、姜枣红糖水、山楂桂枝红糖汤、姜汁薏苡仁粥、黑木耳红枣饮料等。

总之，月经期应遵循平衡膳食的原则，并结合月经期特殊的生理需要，为自己搭配合理膳食，同时要注意饮食宜忌，以确保健康。

月经期间的饮食

女性的益颜健体饮食调养的原则之一，就是与月经周期变化相吻合的"周期饮食"。这也是男女间益颜健体饮食调养中最主要的一个不同点。

不少女性，在月经来潮的前几天（月经前期）会有一些不舒服的症状，如抑郁、忧虑、情绪紧张、失眠、易怒、烦躁不安、疲劳等。一般认为，这与体内雌激素、孕激素的比例失调有关。此时，女性应选择既有益肤美容作用，又能补气、疏肝、调节不良情绪的食品、药品，如卷心菜、柚子、瘦猪肉、芹菜、粳米、鸭蛋、炒白术、淮山药、苡米、百合、金丝瓜、冬瓜、海带、海参、胡萝卜、白萝卜、胡桃仁、黑木耳、蘑菇等。

在月经来潮时，可出现食欲差、腰酸、疲劳等症状。此时，宜选用既有益肤美容作用，又对"经水之行"有益的食品、药品。宜选用的食品与药品有：羊肉、鸡肉、红枣、豆腐皮、苹果、薏苡仁、牛肉、牛奶、鸡蛋、红糖、益母草、当归、熟地、桃花等。

古人赵之弼云："经水之行，常用热而不用寒，寒则止留其血，使浊秽不尽，带淋瘕满，所由作矣。"因此，在月经期间，许多在平时有很好的益肤美容作用的食品也应禁食，如梨、香蕉、荸荠、石耳、石花、菱角、冬瓜、芥蓝、黑木耳、兔子肉、大麻仁等。

月经来潮时，要丢失一部分血液。血液的主要成分有血浆蛋白、钾、铁、钙、

女人啊，你的幸福在哪里？

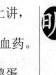

镁等无机盐。这就是说，每次来月经都会丢失一部分蛋白质与无机盐。因此，从原则上讲，月经干净之后的1～5天内（月经期后），应补充蛋白质、矿物质等营养物质及用一些补血药。在此期间可选用既可益肤美容又有补血活血的作用的食品与药品有：牛奶、鸡蛋、鹌鹑蛋、牛肉、羊肉、猪胰、芡实、菠菜、樱桃、龙眼肉、荔枝肉、胡萝卜、苹果、当归、红花、桃花、熟地、黄精等。

月经期的饮食调养

月经期间，抵抗力下降，情绪易波动，有的人可出现食欲差、腰酸、疲劳等症状。因月经失血，尤其是月经过多者，每次月经都会使血液的主要成分血浆蛋白、钾、铁、钙、镁等丢失。因此在月经干净后1～5日内，应补充蛋白质、矿物质及补血的食品。选用既有美容、又有补血活血作用的食品和中药，如牛奶、鸡蛋、鸽蛋、鹌鹑蛋、牛肉、羊肉、猪胰、芡实、菠菜、樱桃、桂圆肉、荔枝肉、胡萝卜、苹果、当归、红花、桃花、熟地、黄精等。

月经期间，还应补充一些有利于"经水之行"的食品，如羊肉、鸡肉、红枣、豆腐皮、苹果、薏苡仁、牛奶、红糖、益母草、当归、桂圆等温补食品。有食欲差、腰痛等症状时，饮食宜选用营养丰富、健脾开胃、易消化的食品，如大枣、面条、薏苡仁粥等。为保持营养平衡，应同时食用新鲜蔬菜和水果。食物以新鲜为主，不仅味道鲜美，易于吸收，且营养破坏较少。

有一位叫赵晓兰的中医名家，现在在加拿大，是当地很受欢迎的养生专家。她在她的著作中提到，用鸡蛋、原蔗糖和家酿米酒做的滋补汤，青春期少女喝这种蛋汤非常好，有助于加强血液循环，滋补身体，使身体保持温暖，有利于气血的顺畅流动和脏腑器官的协调运转。具体的做法如下：

米酒蛋汤：

材料：水1杯（约280毫升），原蔗糖1汤匙（约15毫升），鸡蛋2只，米酒3汤匙。

做法：

1. 在中等大小的锅里倒入一杯水和原蔗糖，用中高火煮开。

2. 水开后打入两个鸡蛋，再煮开。加米酒，关火。趁热盛出。

月经期的饮食宜忌

月经是成年女子的正常生理现象，但月经来潮期间，肌体也会受到一定的影响，比如抵抗力降低，情绪容易波动、烦躁、焦虑等。因月经失血，使体内的铁元素丢失较多，尤其是月经过多者。因此，月经期除了避免过分劳累，保持精神愉快外，在饮食方面应注意以下宜忌。

（1）忌生冷，宜温热。祖国医学认为，血得热则行，得寒则滞。月经期如食生冷，一则伤脾胃碍消化，二则易损伤人体阳气，易生内寒，寒气凝滞，可使血运行不畅，造成经血过少，甚至痛经。即使在酷暑盛夏季节，月经期也不宜吃冰淇淋及其他冷饮。饮食以温热为宜有利于血运畅通。在冬季还可以适当吃些具有温补作用的食物，如牛肉、鸡肉、桂圆、枸杞子等。

（2）忌酸辣，宜清淡。月经期常可使人感到非常疲劳，消化功能减弱，食欲欠佳。为保持营养的需要，饮食应以新鲜为宜。新鲜食物不仅味道鲜美，易于吸收，而且营养破坏较少，污染也小。月经期的饮食在食物制作上应以清淡易消化为主，少吃或不吃油炸、酸辣等刺激性食物，以免影响消化和辛辣刺激引起经血量过多。

（3）荤素搭配，防止缺铁。妇女月经期一般每次失血约为30～50毫升，每毫升含铁0.5毫克，也就是说每次月经要损失铁15～50毫克。铁是人体必需的元素之一，它不仅参与血经蛋白及多种重要酶的合成，而且对免疫、智力、衰老、能量代谢等方面都发挥重要作用。因此，月经期进补含铁丰富和有利于消化吸收的食物是十分必要的。鱼类和各种动物肝、血、瘦肉、蛋黄等食物含铁丰富。生物活性高，容易被人体吸收利用。而大豆、菠菜中富含的植物中的铁，则不易被肠胃吸收。所以，制定食谱时最好是荤素搭配，适当多吃些动物类食品，特别是动物血，不仅含铁丰富，而且还富含优质蛋白质，是价廉物美的月经期保健食品，可选择食用，满足妇女月经期对铁的特殊需要。总之，月经期仍应遵循平衡膳食的原则，并结合月经期特殊生理需要，供给合理膳食，注意饮食宜忌而确保健康。

3. 如何应对青春期的粉刺

粉刺，困扰着很多女孩的青春期。每个女孩子都希望自己在青春期皮肤依然光滑，不会长痘痘。有的因为脸部有痤疮，甚至会产生自卑、抑郁的负面情绪。

为什么有的人从青春期就开始长痘痘，有的人甚至一辈子也不长？这有可能要追溯到基因里。遗传因素在其中占到很大一部分作用。

青春期的激素分泌能刺激到皮肤的腺体，皮肤的天然油脂是由深层的腺体产生并通过微小的导管送到皮肤表面，以滋润肌肤表面。有粉丝问题的皮肤，这些微小的导管多被阻塞，含油的分泌物在导管内积累产生。

对付粉刺，营养学的办法是维生素A及同族、视黄酸或者维生素A制剂，外涂到皮肤上，这使导管放松，让里面的油能正常地流动。但长期使用这样的制剂，会使其中的酸烧坏皮肤并导致小脓包的形成，有暗疮的危险。

用得比较多的还是抗生素药片或者软膏，外用抗生素不会烧伤皮肤，一些抗生素乳膏里面含有矿物质锌，能使它们对皮肤的附着力增强，减少肿胀。口服药物异维A酸由维生素A制成，但比维生素本身作用更强，对粉刺囊的深层损伤有效果。少女期可以用这样的药物来治疗粉刺，但女性孕期因为补充营养不均衡，也长粉刺的话，请不要用这种药物。因为异维A酸会导致婴儿产生严重的出生缺陷。

尽管维生素A制成的药物能成功的治疗粉刺，但是维生素A本身对粉刺没有多大的效果，而且维生素A补充过量会产生毒性。有的庸医没有尽到责任去提醒他的病人。青春期的女孩子一定要注意，定量的维生素A对于皮肤是必要的，但是过多的维生素A则会破坏我们的身体组织。

而与粉刺加重有关的食物，这一时期也应该控制用量了。比如巧克力、可乐饮料、多脂肪的或者油腻的食物、奶、坚果、糖以及含碘的食物或盐。糖、含碘及含盐的食物、奶等这些要注意控制摄入量，而可乐、糖果、油腻的食物要注意忌口了。特别是一些纯能量的食物，基本没有营养价值，只会造成身体代谢负担。

肥胖也是粉刺形成的重要原因之一。

心理的影响同样非常重要。心理上的紧张能明显使粉刺加重。有的孩子每逢考试脸上会增加很多痘痘。疲劳感也会加重粉刺，如熬夜、睡眠不规律，粉刺马上会给你好看。晒太阳和游泳有益处，也许是由于它们能让身体放松，太阳中的紫外线能杀死细菌，水能清洁皮肤。

青春期的一些反应，有一种补救措施非常有效，那就是时间。健康的身体，光滑的皮肤，需要主人用营养的食物，充足的水分来维持它，锻炼来刺激它，充分的休息来修复它。

（三）女性二十一岁时的身体状态和保养方法

《黄帝内经》上说女子"三七，肾气平均，故真牙生而长极"，字面意思是，女人到了二十一岁时，肾气平均，开始长智齿，并且所有的牙齿都长齐了。

二十一岁的女性身体机能相对比较旺盛，所以在这一阶段应该适当进补来维持身体的良好状态。因为女性在每个月的经期都会流失一定的钙质，所以应该适当补充此类营养物质。

那么，女性在二十一岁时应该怎样养生呢？

二十岁出头的女性朋友在身体机能上可以说是处于一个上升期，是非常好的状态。这个时候除了适量补充营养维持这种好状态之外，还应通过药膳调理、适度锻炼等方式调理自己的气血。气血顺畅了，自然就能为以后的养生打下一个良好的基础。

第一，养肝，是女人一生的养生重点。

很多女性得病，身体失调，是从肝开始，身体正面的两肋感觉不舒服，发胀或者有疼痛感，这两侧就是肝经所处的位置。因为现代人容易劳累、气恼，这两样加起来很容易伤肝，女性本身就有月经期，每个月亏血，而肝是藏血的器官，如果平时就不太在意，更容易伤肝。

那么，肝受损会引发什么病症？

第一步可能会出现睡不好觉、失眠等症状，容易发火。肝病的下一步就是伤脾，脾虚会不想吃饭，肚子发胀，大便不成形，再往后就会引发肾病，出现腰酸腿软、下肢水肿病症。但是如果你不养肝，其他的养生方法效果就不明显，因为你的病根都在肝，如果想不得病，保护好肝，气恼劳累应尽量避免。

我国中医主张以内调外，外病内治。比如面色暗，可以喝一些红糖、玫瑰花，吃些黑芝麻、核桃仁；出现黄褐斑，要补肝肾，食疗活血；白气虚，要多吃山药、黄芪炖鸡。如果症状太严重，还是要到医院治疗。此外，女性美容品要尽量用天然的。

第二，年轻女性要开始懂得养气血。

很多女人常问怎样养颜、养气血，气血对女人很重要吗？我的回收是：当然很重要。

《内经》中指出："血气不和，百病乃变化而生"，气血的盛衰和运行状态，对人的生、长、壮、老均起着决定性作用。《女科百问•卷上》指出："男子以精为本，女子以血为源。"对于女性来说，更是"以血为本"，因为女性气血充盈调畅，经、孕、产、乳期功能就正常；气血失调，则会导致经、孕、产、乳期功能的异常。气血失调表现为气血不足，或气滞血淤，或气虚血淤等，因此对女性疾病的治疗，理血、养血、活血是非常重要的法则。

那么，我们应该怎样来补气血呢？

气血不足，首先要分清楚是气血两虚，或是气虚血淤，是气滞血淤，还是气不摄血。治疗上补气、补血的偏重是不同的。有时要补血活血，有时要理气活血，补脾胃、补肾气又是补气血的根本大法。

比如一女老师面色灰暗、气短神疲，她服用了"固元膏"，也常服用红枣、人参之类，但面色总不见好转。经检查，她患有较重的颈椎病，经补益肝肾、活血通络治疗后，气色大为好转。

而日常补法，饮食很重要。

首先，日常的饮食要多样化。"五谷为养，五果为助，五畜为益，五菜为充"。

其次，要注意经常吃些补养气血的食物，如红枣、猪血、枸杞、当归等，每周吃两次猪肝也是补血的良好食物。

需要着重指出的是在月经周期的调养。行经期不能食冷，可用生姜、红枣、红糖泡水喝；如果月经量少，也可加当归。火气太盛，月经量太多，可用鲜藕、鲜芹菜各2～3两取汁服用，或用鲜荸荠200克取汁服用。经行不畅者还可服少许红花酒或山楂酒。经后期适当补充些养血食物，如桑葚子、龙眼肉、猪肝、鸡蛋、枸杞、胡萝卜、菠菜等，也可用龙眼肉、红枣、粳米煮粥早晚热服。注意感冒时不要服用。

推荐食物——薏苡仁

中药里所说的"薏苡仁"其实就是我们生活中所说的"薏米"。薏米是非常好的养生食品。有一个成语叫"薏苡明珠"，这个成语的意思是无端受人诽谤而蒙冤。它来自于一个历史故事：

东汉名将马援领兵到南疆打仗，军中士兵很多都染上了瘟病。当地民间有种用薏苡仁来治疗瘟病的方法，马援让军医以此给士兵们治病，果然很有疗效。马援平定南疆纷乱胜利凯旋之后，带回了这种犹如灵丹妙药的薏苡仁。谁曾想在马援去世之后，朝中有人诬告他带来的几大车薏苡仁是搜刮来的明珠。这一事件，朝野都认为是一宗冤案，故把它称为"薏苡之谤"。后来白居易还写过"薏苡谗忧马伏波（即马援）"的诗句。

把薏苡仁看作跟明珠一样宝贵的东西，其实也说明了薏苡仁的珍贵价值。薏苡仁作为一种中药，有着悠久的历史。早在《神农本草》中就有记载，薏苡仁是禾本科植物薏苡的种仁，其性味甘、淡、凉，入脾、肺、肾经，有健脾、补肺、清热、利湿等功用，可用于关节炎、脚气病、阑尾炎乃至肿瘤等疾病。

现代研究表明，薏米含蛋白质16.2%，脂肪4.6%，糖类79.2%。冬天用薏米炖猪脚、排骨和鸡，是一种滋补食品。夏天用薏米煮粥或作冷饮冰薏米，又是很好的消夏健身的清补剂。薏米的种仁和根又能入药治病。近年来，大量的科学研究和临床实践证明，薏米还是一种抗癌药物。难怪桂林地区有首民谣这样唱道："薏米胜过灵芝草，药用营养价值高，常吃可以延年寿，返老还童立功劳。"

特别要说明的是，薏苡仁还有养颜和美容功效。我国医书古籍中都有记载，薏苡仁是极佳的美容食材，具有治疣平痘、淡斑美白、润肤除皱等美容养颜功效。尤其是薏苡仁中含有的蛋白质分解酵素能使皮肤角质软化，维生素 E 更是有抗氧化作用。

由于薏苡仁是五谷类中纤维质最高的，低脂肪、低热量，又具有健脾利湿的功效，因此，它还是减肥的最佳主食，对于肥胖且伴有下肢水肿的人效果尤佳。

但是，薏苡仁虽然好，也不是适合所有人吃的。因为薏苡仁偏寒，会使身体冷虚，所以平素怕冷的虚寒体质的人不适合长期服用。怀孕的女性朋友，以及在经期的女性也应该避免食用。此外，薏苡仁较难消化，因此也不要过量食用，一般人每人每天尽量不要超过50 克。

年轻的女性朋友一般身体火力较足，又常常面临痘痘和控制体重的烦恼，因此，我向你们推荐这一款薏苡仁这款食物。只是一定要记住，任何药膳的服用都要适度、适量哦。

女性二十一岁时容易出现的健康问题和调养方法

1. 过度减肥导致的体虚

很多年轻女孩为了迎合当下的"骨感美"潮流，本来就不胖，还要通过节食等办法来减肥。我接触过一些病例，就是年轻女孩过度减肥导致闭经，这样对身体造成的危害是非常大的。体内脂肪短时间内减少 20% 以上，就容易月事紊乱，甚至造成营养不良型闭经。如果确实需要减肥，也应该适度，合理，通过适度节食并加强运动来逐步地减肥。美女的标准，应该是前凸后翘，微有小腹，而不是骨瘦如柴。谨防过度减肥影响健康，得不偿失。

2. 乱用护肤品导致的皮肤问题

现在有很多爱美的女孩子想让皮肤变得更白嫩，于是在网上查了些偏方，就去中药店抓来药材，打成粉末往脸上敷。她们也真敢啊！我曾经接待过一个二十多岁的女性患者，就是因为自己乱敷自制面膜，面部泛发毛囊炎，不少地方化脓，局部有结节形成，非常严重。

中医的确有用来敷面、点眼、吹喉的中药粉，但是即使在过去的年代，制作的时候也是非常讲究，要净选药材，像制作豆粉那样打粉、水飞、过滤、沉淀、曝干、碾粉配方、瓷瓶封存。那时候没有现在的高科技，但制作起来也是精益求精，尽量保证这些药粉足够卫生，足够细腻。如果药粉不够细腻，黏膜根本吸收不了药性，甚至会有刺激性；如果不够卫生，不仅不能滋养皮肤，甚至会引起危害！

很多女孩子因为爱美反而"毁容"。民间良方虽多，乱用危害很大。请珍惜您的皮肤，千万不可乱用偏方，乱敷面膜。

（四）女性二十八岁时的身体状态和保养方法

《黄帝内经》里面提到，女性"四七筋骨坚，发长极，身体盛壮"。意思是，女性在二十八岁时，身体状态达到了一个顶峰，非常健康。古人认为女性在二十岁到三十岁之间是最佳生育年龄，因为身体足够健壮，可以生下健康的孩子。

其实古人的寿命比现代人要短，因此无需过于刻板地遵照古人的生育年龄标准。不过，现代医学也表面，女性想要生育的话，尽量不要超过三十五岁才怀孕生子。在三十五岁之前生育，无论对产妇的恢复还是对婴儿的健康都是更有利的。

二十八岁的女性不仅要面临结婚生子的问题，在工作方面也到了一个非常关键的阶段。无论是在企业还是在政府机关，这个年龄意味着女性朋友已经脱离了刚毕业时期的青涩稚嫩，到了可以承担一定责任的阶段了。

所以，常常有这个年龄段的女性朋友找到我咨询健康问题。她们多数是在工作、家庭的双重压力下进入亚健康的身体状态。适度锻炼，平衡饮食，调整心态，放缓生活节奏，给自己的人生做"减法"就是我对处于这个年龄段女性的养生建议。

推荐食物——黄花菜

黄花菜又名金针菜、忘忧、萱草，因其花瓣肥厚、色泽金黄，食之爽滑，营养价值同木耳、草菇，是人们喜爱的一种传统蔬菜。黄花菜能显著降低血清胆固醇的含量，有较好的健脑、抗衰老之功效，故而民间又称之为"健脑菜"。

日本保健专家列举的八种健脑食物中，居首位者便是黄花菜。他说："黄花菜对预防老年人智力衰退，是一种良药。"

黄花菜味鲜质嫩，营养丰富，含有丰富的花粉、糖、蛋白质、维生素C、钙、脂肪、胡萝卜素、氨基酸等人体所必需的养分，其所含的胡萝卜素甚至超过西红柿的几倍。黄花菜性味甘凉，有止血、消炎、清热、利湿、消食、明目、安神等功效，对吐血、大便带血、小便不通、失眠、乳汁不下等有疗效，可作为病后或产后的调补品。

常吃黄花菜还能滋润皮肤，增强皮肤的韧性和弹力，可使皮肤细嫩饱满，润滑柔软，皱褶减少、色斑消退。黄花菜还有抗菌免疫功能，具有中轻度的消炎解毒功效，并在防止传染方面有一定的作用。

但黄花菜是近于湿热的食物，疥损伤、胃肠不和的人以少吃为好，平素痰多，尤其是哮喘病患者不宜食用。同时，鲜黄花菜不可生食，因其含有秋水仙碱，食用后会引起咽喉发干、呕吐、恶心等现象，须加工晒干后再食用，这样就无副作用发生。

关于黄花菜的传说

黄花菜又叫萱草、忘忧草，除了是餐桌上的美食，也是文艺界的明星。

相传，秦末农民起义领袖陈胜，起义前家境贫寒，又身染疾病，全身浮肿，不得不以乞食度日。

一日，有位姓黄妇人蒸了些萱草花送给陈胜。陈胜饥寒交迫，见萱草花香气扑鼻，便狼吞虎咽，吃完后赞不绝口："好吃，好吃！"不久他发现自己身体舒坦多了，浮肿渐渐消退了。

陈胜称王之后，感激黄母恩情，将她请进宫迁盛宴之中。陈胜面对无数珍馐佳肴而毫无食欲，黄母见状，便又蒸来一盘萱草花请他品尝。陈胜端起碗，谁知更难咽下，连声说："味不及当年。"黄母说道："饥饿之时，萱草无异于山珍海味。吃腻了鱼肉之后，萱草堪似良药苦口。"陈胜听后羞得跪地而拜。因此，萱草又称"忘忧草"，萱草能够治病也流传开来。

根据现代药理学研究，萱草根对血吸虫、结核菌均有一定的抑制作用。中医认为：萱草根具有利水、凉血之功。主治水肿、小便不利、淋浊、带下、黄疸、便血、崩漏、乳痈、男妇腰痛等症。

《本草纲目》谓："萱草味甘而气微凉，能祛湿利水，除热通淋，止咳消烦，开胸宽膈，令人心平气和，无有忧郁。"

女性二十八岁时容易出现的健康问题及调养方法

1. 女性在二十八岁之后要注意预防妇科方面的疾病

一次女性疾病调查，结果发现，30岁左右的女性，曾患有阴道炎、乳腺增生、子宫肌瘤和宫颈糜烂者均达到了50%以上。患病率之高，患者年龄之小，都让人吃惊。

（1）80% 有性生活女性患宫颈疾病。调查结果：确诊患宫颈糜烂的年龄，20～25岁为72.72%；26～30岁为17.48%。

只要有性生活的女性，80%以上都有不同程度的宫颈疾病。宫颈糜烂防不胜防，情绪、激素和体液状况都可能诱发。轻度不用刻意治疗，注意卫生，加强免疫力即可。中、重度患者应到正规医院诊治。有性生活的女性要每年做TCT涂片检查，以提前发现宫颈病变。

（2）生殖道感染类疾病。调查结果：参与调查的人群患过生殖道感染的比例最高，为31.97%。其中确诊阴道炎患病年龄时小于30岁的占五成以上。用妇科洗液自行清洗的占61.95%；无症状后自行停药达51.75%。

阴道炎的发病率的确很高，年龄也越来越小，这是与性生活年龄提前、卫生措施不当有重大关系。预防应该每天用清水洗外阴，健康状况下无需用护理液，以免打乱阴道自身免疫导致菌群失调；还要注意性生活卫生。从调查来看，患者最爱自行医治，擅自服药或停药，反而会导致阴道炎反复发作。

（3）尿路感染尿路感染是女性的常见病，我国疾病谱调查显示，有30%以上女性一生中出现过一次以上的尿路感染。这是因为女性尿道短而宽，距阴道和肛门较近，正常的性生活就可以把细菌带入尿道。年轻的职业女性长时间过度紧张、过度疲劳，又缺乏运动，可导致免疫力下降。加之饮水过少，长时间憋尿，月经期使用护垫，都容易使细菌从尿道口进入尿道，发生膀胱炎、输尿管炎，或肾盂肾炎（也称上尿路感染）。新婚期女性因疲于迎来送往、性生活频繁而发生蜜月性膀胱炎。典型症状为尿频、尿急、尿痛，或有尿急又排尿不畅的感觉。在这部分人群中，大部分患者经过正规治疗后不再复发，部分体质较差、未经正规治疗的患者则易反复发作，一两年后可能会发展为慢性肾盂肾炎。若不能完全治愈，或反复发作的肾盂肾炎，10～15年后会发展成为肾衰竭。

（4）七成子宫肌瘤患者不到30岁。调查结果：确诊患有子宫肌瘤的年龄20～30岁达71.08%；31～35岁为21.31%。子宫肌瘤被称为"妇科第一瘤"。30多年前得肌瘤的不多，年轻人得的就更少了。而如今30岁以前的患者竟达到71.08%，的确十分惊心。

预防子宫肌瘤的关键是不乱吃。子宫肌瘤的主要发病因素是长期大量的雌激素刺激，所以预防的关键在吃，要少吃含动物雌激素的食物、反季果蔬、含激素保健品等。如果肌瘤较小、无症状、无并发症及变性者，每3～6个月复查即可。

（5）警惕乳腺疾病。不要乱用丰胸产品。

乳腺增生跟内分泌紊乱，雌孕激素不平衡有很大关系。一般无需吃药，因为乳腺增生与情绪有密切的关系，要少生气，保持活泼开朗心情，经前少吃咸。有些美容机构号称按摩可治疗乳腺增生，是毫无医学根据的，充其量只能使乳房的皮肤、外观有些改观。如果使用含激素的美容产品来丰胸，还可能会加重病情，甚至导致乳腺癌。

现在生活条件好了，很多女性朋友为了追求美丽常过量使用雌性激素。比如用雪蛤煮木瓜来丰胸，摄入了过多的雌性激素，胸不一定能丰起来，却有可能让身体的内分泌功能紊乱。一旦身体的内分泌失调，有可能变成酸性体质，成为癌细胞生长的"乐园"。

2. 女性在二十八岁之后要警惕"亚健康"状态

二十八岁的女人不仅要面对永远忙不完的工作、复杂的人际关系，还要同时应对烦恼的婚姻、烦琐的家务——面对生活。许多现代女性最深的感受是"活得好累！"不仅心累，身体也疲劳乏力、反应迟钝、活力降低，对什么事都提不起精神，常常感觉焦虑、烦乱、无聊和无助，到医院检查，却什么毛病也没有。其实，这就是亚健康。

随着社会生活节奏加快，女性的工作与生活的压力增大，尤其是在繁忙嘈杂的都市，女性亚健康人群越来越多。加强对女性亚健康的特点、规律、预防等方面的研究，已经成为现代医学一项重要课题。

据调查，在众多的亚健康表现中，便秘、颈椎劳损、失眠成为女性们最烦恼的三大问题。

（1）便秘

便秘指的是排便不顺利。食物从摄入到残渣的排出，一般应在 24 小时内完成。如果排便不畅，这些残渣就会堆积在肠子里，将肠子变成了垃圾堆放场，任凭这些残渣发酵、变质、散发出可怕的毒素。这些毒素又被肠壁吸收，进入血液循环被输送到人身体的各个部位，将导致人的心血管系统、呼吸系统、消化系统及内分泌系统的失调，带来一系列的亚健康症状。便秘的可怕之处还在于，它会导致肠道、肛肠病变甚至癌变。因此绝不能轻视便秘的危害。

（2）颈椎劳损

颈椎劳损也是白领亚健康最常见的表现之一，是令广大白领们苦不堪言的大问题。他们由于长期低头伏案工作，不健康地使用颈椎，使颈椎长时间地维持在前屈位，导致颈后肌群长时间地处于紧张状态，极易引发颈椎小关节紊乱、颈项肌劳损、落枕、项背肌筋膜炎甚至颈椎病。主要表现为颈背部肌肉酸痛不适，颈椎活动明显受限，还可表现为心慌失眠、头痛头晕、恶心呕吐等。颈椎劳损病情严重时甚至出现走路不稳、如踩棉花样感觉，常常痛苦不堪，严重影响日常的工作和身体健康。

（3）失眠

面对紧张的工作、繁重的压力，谁都有可能产生焦虑、紧张的不良心境，严重时还会出现心理障碍，女人亚健康失眠就是这样产生的。除了工作压力导致的失眠，上班族们加班、过多的夜生活及应酬等不良睡眠习惯破坏了正常的生物钟，长期久坐少动使身体素质下降，加上不健康的饮食习惯给神经与胃部带来的负担，都会促使白领亚健康失眠的产生。

如果任由亚健康的状态发展下去，身体就可能出现更加严重的问题。因此，应及时调节身体，消解"亚健康"。

那么，处于这个年龄段的女性应该怎样保养自己呢？

要预防以上说到的健康问题，就要在日常生活中多用心。

第一，对于年轻女性来说，千万不要忽视尿路感染、阴道炎、宫颈糜烂等"小病"。一旦发病，就要彻底治疗。所谓彻底，就是停用抗生素后，连续三周尿培养检查没有细菌。减少泌尿系统再次感染的方法是：多饮水，每天喝1500毫升水；不要憋尿；同房后排尿一次。同时，还要适度锻炼，提高机体免疫力。注意外阴卫生，包括每天用温水清洗、勤换内裤等。

第二，要想摆脱亚健康，女性上班族们应及早养成健康的生活习惯、改善自己的身体状况，必要时可以经中医的把脉诊断，服用中药来进行调节治疗，以避免更深重的负面影响。临床运用针灸与推拿相结合的手段，灵活运用按、摩、推、拿、揉、捏、颤、打等中医推拿手法，配以局部理疗、牵引等疗法，治疗颈椎病、腰腿痛，可以修复损伤的软组织、促进血液中生物活性物质的改变，可以明显减轻颈椎疼痛，局部血液运动得到增强，从而能够促进软组织修复。另外，在日常生活中，白领们也需要小心防范，睡觉时枕头不可过高、过硬或过平；防风寒与潮湿；改正不良姿势，减少劳损，适时进行颈部活动，以减轻肌肉紧张度等。

第三，不要熬夜。

古人有句话，说"男靠吃女靠睡"，美女是"睡"出来的。因此，女性朋友每天晚上11点前要睡觉，最好在晚上9点钟睡觉。睡觉，是人生第一件大事。熬夜的人，无论男女，伤肾伤肝，气血双亏，照镜子，脸都灰土一片。因此，早起没关系，但晚睡不行。特别是总感觉精神郁闷的人，肯定是睡的太晚，伤肝伤精伤胆。尤其对女性来说，保养肝脏非常重要。每晚11点以后肝脏开始排毒，如果睡得太晚，就会伤肝伤气血，甚至导致内分泌紊乱，对女人身体的影响非常不好。熬夜的时候过于兴奋，就会导致失眠。

因此，要早睡不要熬夜，养成健康的作息时间。如果刚开始调整睡觉时间还适应不了的话，可以在睡前两个小时内做做冥想，不要考虑工作、生活上的烦心事，泡泡热水澡，喝杯热牛奶，让自己轻松下来，慢慢入睡。

第四，宁热勿冷。特别是夏天，不能吃冷物；冬天吃冷物没关系，但夏天不能吃，夏天如果天热，就喝热水，出汗后就舒服了。特别是夏天不能喝冰凉的啤酒。此为万病之源，喝完后，"五脏俱损，百病丛生"。煲汤也不要常喝，伤胃气。常喝汤的人，胃气受损严重。南方人的煲汤的办法其实不合理。偶尔喝点没关系，但常喝，身体反而虚得厉害。

第五，饮食要规律。很多年轻女孩因为工作忙，或者是要减肥，都有不吃早餐的习惯。不吃早餐对身体危害非常大，会引发慢性胃炎、胃溃疡等多种疾病，尤其是对女性来说更为严重。不吃早饭会使人体火力不足，致使女性体寒，而这会使盆腔内的血管收缩，导致卵巢功能紊乱，伤害子宫，引起月经量过少或过多，月经失调，引发其他并发症，甚至导致不孕。因此，现代女性特别是职场白领还是应养成良好的饮食习惯，尤其是一定要按时吃早餐，坚持科学饮食，特别是不能不吃早饭而空腹外出，最容易影响身体健康。

（五）女性三十五岁时的身体状态和保养方法

《黄帝内经》中说，女性"五七阳明脉衰，面始焦，发始堕"。有的女性朋友看到这里一定会不太乐意，因为在现代社会，三十五岁还算风华正茂的年纪呢。但是，三十五岁的确是女性身体健康从最佳状态开始慢慢回落的一个转折点。在这个阶段，我们要清醒地认识到身体健康将要面对的威胁和挑战，这样才能采取相应的办法，来保护自己的身体不受到疾病的侵扰。

尽早树立防癌意识

看到这个标题，很多女性朋友都会说："我还年轻啊，我身体一直很好啊，要不要说得这么严重？"

这个真的不是焦老师哗众取宠，故意吓唬你们。因为现在中国国内的癌症发病率真的是在大幅增加，而且有年轻化的趋势。焦老师身边已经出现了几个很惨痛的例子。一个刚工作还不满五年的年轻女孩，还有一个刚当了爸爸还没有一年的男孩子，分别罹患乳腺癌和淋巴癌，让人觉得非常痛心。

现在社会压力太大，我们吃的食物又有太多不健康的食品。癌症，可能在你未曾留意的时候，悄悄地、不怀好意地向你越走越近。所以，不管工作有多忙多重，一定要注意自我调节，记住身体健康是最重要的！没有健康，赚再多的钱也是白搭。并且，要养成定期体检的习惯。三十五岁之后，要每隔半年就去做一次常规的全身体检。身体一旦出现不舒服的状况，不要在网上做无谓的"自检"，要立刻去医院做正规检查。

前一阵子看过一本书，是一位身患癌症的中年女性写的，叫《癌症日记》。这个作者是海归博士，家庭原本美满幸福，自己也是事业有成，却在年仅三十几岁的时候得了癌症。她在住院治疗的时候写了七十几篇日记，结集出版。作者在完成这本书之后不久就去世了。她的日记里有一段话："在生死临界点的时候，你会发现，任何的加班（长期熬夜等于慢性自杀），给自己太多的压力，买房买车的需求，这些都是浮云。如果有时间，好好陪陪你的孩子，把买车的钱给父母亲买双鞋子，不要拼命去换什么大房子，和相爱的人在一起，蜗居也温暖。"每次读到她这段拿命写出来的话，我都忍不住会热泪盈眶。

永远记住，在这个世界上最最重要的就是健康。健康意味着一切！只有你身体健康，才能陪伴家人，带给他们幸福和快乐。如果没有了健康，家庭会支离破碎，亲人会痛不欲生。而那些钱财、地位、名望都像云烟一样，随风即逝，丝毫不用眷恋。

警惕！疲劳到癌症只有五步！

人体产生疲劳的原因在于过多的压力。很多老人都说，他们年轻那会儿哪有这么多得癌症的！但是那会儿是因为大家日子虽然过得穷，却没有这么大的压力，而且吃的食物都是纯天然的，不会打这么多农药，不会经过这么多道加工程序，不会添加这么多有害成分。

现代人，不管是男的还是女的，都要面临很大的压力。工作过量、忧虑烦恼、容易沮丧、用药频繁，都会造成疲劳。加之现代人生活节奏快，缺乏运动锻炼，都会造成自律神经无法保持平衡，造成疲劳。

第一步，轻度疲劳。

轻度疲劳阶段，吸入的氧气量会减少，血液中的氧气浓度与血糖值下降，于是身体会发出警戒，令我们产生疲劳的感觉。

要消除这种疲劳，只需花上5分钟即可。大约进行5次深度深呼吸，并可摄取少量甜食，状况就能有所改善。

第二步，昏昏沉沉。

在这个阶段，血液中的氧气浓度与血糖值持续下降，导致肌肉或内脏局部组织陷入氧气与营养不足的困境。

除了深呼吸之外，此时应该做一些轻度的体操，让僵硬或者沉重的部位获得伸展，时间持续10～20分钟才有效果。重点在于通过适当的活动恢复正常血流，让我们的体内产生热能。比方说工作时多半站着的人，休息时间就要采取或坐或卧的姿势。老是伏案工作的人，休息时一定要站起来，手臂举高，借此松弛肩膀肌肉，另外，扩胸的动作也不可缺少。

第三步，精疲力竭。

肌肉或内脏等部位的含氧量与营养不足的状况更加严重，已经踏进即使轻度运动也无法恢复体力的阶段。情绪会显得焦躁、易怒。其次，从身形来看，活动过度则会身形消瘦，或者为了消除压力而暴饮暴食变得肥胖。体温持续维持低温状态，肤色颜色暗沉，甚至脸部等处长出一颗颗的小疹子。颈、肩、背、腰部的僵硬感越发严重。睡觉时辗转难眠，容易落枕，躺在床上还会腰痛。更严重的，睡觉时会鼾声大作。年轻人出于压力，也会发生睡眠中磨牙的现象。

这第三步的疲惫现象一定要设法解决掉。这是把疾病挡在身体之外的关键阶段，决不能让这种情况越发严重，那会导致很不好的结果。

要尽量控制工作节奏，或者给自己放个假，好好休息。可以通过泡澡、按摩等外部手段让身体放松。要保证睡眠时间充足，逐渐恢复体力。要适度运动，让血液循环畅通，慢慢消除疲劳。尽量不要常常吃药，这会让身体陷入疲劳——吃药——疲劳的恶性循环。

第四步，明显异变。

如果任由疲劳的第三步发展，就会到达危险的第四步。到这个阶段，身体已经产生明显的异变，就是已经生病了。

身体的变化包括颈、肩、背、腰部的疼痛，伴随着青春痘、口腔溃疡、牙周病、胃炎、便秘与食欲不振等状况。各种各样的毛病不间断，甚至还会在精神上出现轻度的忧郁症。

在这一阶段，就要就医检查，看看疲劳有没有引起更大的病症。切记每天要有足够的睡眠，做些和缓轻松的体操。这样调节一周后才可能有效果，一步步重拾健康生活的步调，这样才能恢复身体的机能。

第五步，癌症潜伏。

如果对疲劳的进程毫不重视，任由身体机能恶化加剧，就会到这个阶段。过于操劳，不好好保养身体，大病就会缠身。

一旦进入这个阶段，轻者需要几个月，重者需要几年的休养生息。因此，一定要让身体保持在疲劳进程的第三步，尽量不要加剧身体的疲劳感。请谨记调整生活节奏，为自己打造不疲劳的生活。

改变"癌症性格"

我在临床中发现，很多癌症患者其实有一些性格上的共性，比如抑郁内向，喜怒不溢于言表，自我感觉甚差，不易与别人发展诚挚、深厚的友谊，沉默寡言……有的专家把这种性格称为"癌症性格"。

性格与癌症的关系多年来一直被医学界和养生学界关注。美国有学者观察和分析了1300名医科大学毕业生的心理和健康状况后发现，凡与他人较疏远和易惹是非的人，比普通人更容易罹患消化系统和淋巴系统癌症，如胃癌、胰腺癌、结肠癌、淋巴腺癌等。调查结果还显示，那些性格忧郁、感情不外露的学生患癌的危险性比性格开朗的学生高出15倍。

法国一位心理学家曾对1000名居民进行了一项与上述内容类似的历时10年的调查研究，结果与美国学者的观察分析相仿。

当今社会，各种竞争相当激烈，人们的心理负荷相应加重。如果经常沉湎于负面情绪中，无疑会使身体的机能下降，让身体无法抵御疾病。对于具有"癌症性格"特征的人来说，更是一种不断叠加的精神重负。

因为此类人压抑自己的意识和欲望，表面看起来是宽容与大度，但在他们内心为自己的遭遇、冤屈和未曾获得的利益而愤愤不平，这种内心的冲突和不平衡会直接通过中枢神经系统或间接由内分泌系统影响免疫系统的功能，对癌症起着促发作用。而且性格内向的癌症患者，由于心理危机难以自行解脱，其治疗效果也往往差于那些乐观开朗的患者。

癌症性格包括那些特征呢？

1. 经常地自怜，惯于自我克制，压抑情绪，性格内向。

2. 缺乏自信心。对任何事情都甚觉没有希望，自觉事事无能为力。

3. 经不住打击。失去伴侣或其他亲人时无法摆脱痛苦的折磨。

4. 害怕不自觉地暴露感情，倾向于防缩和退却。

5. 怕相信别人和受别人约束，心里矛盾，有一种不安全感。

6. 怕被抛弃，怕无所依靠。

7. 长期精神紧张。

8. 机体长期超负荷地运转。

9. 总觉无所事事、无所依靠。

10. 情绪低落，甚至悲观失望。

要改性格不容易，但我们起码可以试着慢慢调节自己的心态，遇事不急不躁，向自己的亲人朋友敞开心扉，加强信心，不断提升自己的修养，让自己变得心胸宽广。

悲观的情绪只会导致坏结果，而乐观的情绪和充满希望的生活则可以动员体内的免疫力量，增强抗癌能力。因此，一定要改变不良性格，学会心理调适，减轻精神负担。

日常生活中廉价而有效的防癌处方

每个人都有可能得癌，因为我们身上有一种"原癌基因"，只要受到外因刺激，也许就会被激活。而这种外因，往往来自于我们的生活。国际抗癌联盟曾发表报告称，全球每年有1200万新发癌症病例，其中高达四成原本可以在生活中预防。

健康生活，这是防癌抗癌的最有效的方法。

首先，在膳食方面，要注意以下几点：

1. 食物多样化，谷物为主。多种食品应包括谷物与薯类、动物性食品、豆类及其制品、蔬菜与水果及纯热量食品等五大类。

2. 多吃蔬菜、水果与薯类，维护心血管健康，增加抗病能力，预防癌症，预防疾病。多吃点葱蒜。我国胃癌发病率最低的省份就是葱蒜种植大省山东。大蒜有抗氧化作用，有"地里长出来的青霉素"美称，可降低人体内致癌物亚硝酸盐的含量。有研究表明，多吃大蒜的人得胃癌的风险会降低60%。大蒜只有被碾碎和氧气充分结合后才会产生有益物质蒜素，而且非常不稳定，一旦遇热很快就会失去作用。因此最好将大蒜碾碎生吃，或剁成蒜泥放在凉拌菜中。

3. 每天吃奶类、豆类及其制品。我国膳食中钙普遍缺乏，仅为推荐供应量的一半。而奶类食品中含钙量高，并与豆类食品一样，是优质的蛋白质来源。美国癌症研究协会指出，常喝豆浆的女性患乳腺癌风险大大降低。这是因为豆浆中有一种很像雌激素的物质，叫"大豆异黄酮"，和抗癌药物的机理非常相像。它对所有和雌激素有关的癌症都有预防作用，比如乳腺癌、子宫内膜癌、宫颈癌和前列腺癌。

不过，已经患有这些癌症的人最好不要喝豆浆，以免对癌细胞形成刺激。此外，患有消化性溃疡、胃炎、痛风的人也要少喝。豆浆最好喝自己磨的，街上卖的豆浆多为豆浆粉冲的，或是兑了很多水，大豆异黄酮的含量很低。

4. 经常吃适量的鱼、禽、蛋、瘦肉，少吃肥肉与荤油。动物性蛋白的氨基酸组成全面，赖氨酸含量高；而鱼类的不饱和脂肪酸有降血脂、防血栓形成的作用。

5. 膳食与体力活动平衡，保持适当的体重。早、中、晚餐的供热量分别为 30%、40% 及 30% 为宜。

6. 吃清淡少盐的膳食。我国居民的平均食盐摄入量约每天 15 克，是世界卫生组织建议值的两倍以上。故应减少食盐量的摄入。

7. 少吃点糖。癌细胞最喜欢的"食物"就是糖。日本有本书叫《怎样预防癌症》，里面提到，当血液流过肿瘤时，其中约 57% 的血糖都会被癌细胞消耗掉，称为滋养它的营养成分。《美国临床营养学杂志》指出，每天只要喝两杯甜饮料，患胰腺癌的风险就会比不喝的人高出 90%。国际上一般认为，每人每天糖的摄入量应在 50 克以内。

8. 饮酒要节制。可在吃肉时喝杯红酒。因为红酒中的多酚可以防止肉在胃里分解为有害物质。

9. 吃清洁卫生、不变质的食品。叶菜在下锅之前，最好先在淡盐水中浸泡半小时。尽量选购绿色食品和符合卫生标准的食品。

其次，健康生活要在起居上也多注意，这样才能配合饮食，起到好的防癌效果。

1. 每天开窗至少半小时

装修污染除了甲醛这种众所周知的有害物质外，还有一种很强的致癌气体——氡及其子体。它一般藏在花岗岩、水泥、瓷砖里，沿着这些地方的裂隙扩散到室内，通过呼吸道进入人体，时间长了就会诱发肺癌。

其实，只要每天开窗半小时，氡的浓度就可以降低到与室外相同。另外，天然气燃烧后也会产生氡，所以厨房烧水时，最好打开窗户，关闭与居室相连接的门。

2. 每天走路 1 小时

美国的《读者文摘》杂志曾经告诉大家，每天饭后散步 30 分钟，或者每周散步 4 小时，能使患胰腺癌的风险减少一半。哈佛大学公共卫生学院针对 7 万人的长期研究也发现，每天只要走路一小时，就可以降低一半患大肠癌的几率。这是因为胰腺癌和身体热量过高有关，走路可以消耗热量，可直接预防胰腺癌。

此外，运动后出汗可以使体内的铅、锶等致癌物质随汗水排出体外，从而起到防癌作用。

3. 每天喝 6 杯水

世界上最权威的医学杂志之一《新英格兰医学杂志》研究表明，每天喝 6 杯水（每杯约 240 克）的男性，患膀胱癌风险将减少一半，女性患结肠癌风险将降低 45%。这是因为喝水可以增加排尿、排便次数，把其中可能刺激膀胱黏膜、结肠的有害物质，如尿素、尿酸等排出体外。过了四十岁之后，则要每隔两年查一下肠镜，如果有息肉，早点发现能减少癌变几率。

4. 晒 15 分钟太阳

这一招最为便宜并且有效。晒太阳可以通过增加人体维生素 D 的含量起到抗癌作用。维生素 D 不足会增加患乳腺癌、结肠癌、前列腺癌、卵巢癌及胃癌的风险。为避免暴晒增加皮肤癌风险，每天只要晒 15 分钟太阳就足够了。

5. 每天 4 杯绿茶

爱喝茶的日本人曾经花费 9 年时间做过一项调查，发现每天只要喝 4、5 杯茶，就能将癌症风险降低 40%。

中国疾病预防控制中心与食品安全所研究过茶的防癌作用。得出的结果是，乌龙茶、绿茶、红茶对口腔癌、肺癌、食道癌、肝癌都有不错的预防作用。其中，包括龙井、碧螺春、毛峰在内的绿茶效果最显著，其防癌成分是其他茶叶的 5 倍。不过，茶水最好不要喝太浓太烫的，否则会影响其防癌效果。最佳饮茶温度应该是 60 摄氏度左右，茶水浸泡 5 分钟后，其中的有效成分才能溶于水里。

6. 吃饭的时候多咀嚼一会儿

有个说法是一口饭要嚼 30 次。我其实不赞成含着一口饭还要数着嚼完再咽下去，但是的确是多咀嚼一会儿更有益于健康。有调查表明，吃饭老是囫囵吞枣的人，患胃癌的几率比较高。而多咀嚼可以减少食物对消化道的负担，降低患胃肠道癌的风险。

此外，美国佐治亚大学实验发现，唾液有很强的"灭毒"作用，能让导致肝癌的罪魁祸首黄曲霉素的毒性，在 30 秒内几乎完全消失。按照一秒钟咀嚼一次来计算，一口饭的确是嚼 30 次再咽下去更健康。因此，吃饭的时候还是细嚼慢咽，尽量多多咀嚼吧。

7. 睡够 7 小时

美国癌症研究会调查发现，每晚睡眠时间少于 7 小时的女性，患乳腺癌的几率高 47%。这是因为睡眠中会产生一种褪黑激素，它能减缓女性体内雌激素的产生，从而起到抑制乳腺癌的目的。

此外，德国睡眠专家支持，中午 1 点是人在白天一个明显的睡眠高峰，这时打个小盹，也能增强体内免疫细胞的活跃性，起到一定的防癌作用。

癌症虽然可怕，但只要我们树立了积极的防癌意识，在日常生活中多多注意，就能尽可能避免这一"健康杀手"。积极防癌，有问题早发现、早治疗，既是对自己的身体负责，也是对自己的家庭和亲友负责。

（六）女人四十二岁时的身体状态和保养方法

《黄帝内经》里说，女性"六七三阳脉衰于上，面皆焦，发始白"，三十五岁时的衰老迹象到此时更加严重，需要通过调养来保持自己由内而外的健康美丽。

1. 保养皮肤

无论心理多么健康明亮、追求修养与知性成长，女性在四十多岁时照镜子，难免还是会有些感慨岁月的匆匆。皮肤最能显露年龄的痕迹，并且，在这个阶段，女性朋友因为处于迈向更年期的过程中，往往比年轻时更在意外表。据美国宾州大学心理学教授诺薇指出，此时"可能是一个女性一生中最在意外表的时候"。反而女性到了六、七十岁时，因为要解决自己与配偶的健康恶化问题，而停止关注外貌。

事实上，老化的确在四十多岁以后具体表现在皮肤上，这个时候如何呵护皮肤，的确重要。皮肤下面的真皮层因为失去水分、弹性、加上地心引力的作用，逐随年龄渐长而萎缩，表皮随之松弛，造成皱折。20岁的人捏起皮肤约2秒钟即回复原位，四十多岁时需4～5秒钟，60岁以上时就要6～7秒才能回到原位。

皮肤老化另一问题是脸色暗沉、老化斑点不断冒出。晒太阳与荷尔蒙正是造成"黄脸婆"的原因。80％缘于20岁以前晒伤造成的。所以世界各国的皮肤科医生莫不呼吁妈妈们，"别任令孩子光溜溜在太阳下奔跑蹦跳。"

皮肤科医生认为，如果在20～30岁时就减少日晒、使用防晒的保湿保养品，到了70岁时比较不会看起来"像70岁"。

至于荷尔蒙发生变化、与退潮，都会留下痕迹，妇女怀孕期间脸上长出胎斑；停经后，又在脸上、手臂上与手上留下褐色与黑色的斑斑点点。

其实，只要你肯花时间和精力，多做一些注意与保养，即使到了四十多岁，依然可以享有健康风采的肤质。这些保养的原则是：清洁、保湿、保养以减少皱纹、避免晒太阳造成斑点。

（1）洗脸

皮肤专家提醒，不论你的皮肤是油性、干性或中性，洗脸只有一个原则，就是一定要轻柔。因为如果你用力搓、磨，会把皮下组织拉松，"你每多一次用力洗脸，就把脸多摧老一步。"宾州大学医学院皮肤科教授克里格曼说。

选择温和的美容产品。粗硬、刺激性强的洗脸用品、收敛化妆水与磨砂膏都会伤害皮肤。用温水洗脸。

用毛巾轻按，不要完全擦干，要让皮肤上留有像露珠一样的一层潮润。

因为毛孔下的毛囊被地心吸引力向下拉陷，所以毛孔在30岁以后会放大，使用温和的肌肤调理化妆水，可以关住毛孔45分钟，便于打上粉底。把化妆棉浸湿后挤掉水，沾上调理化妆水，以向上打圈圈的方式拍到脸上。

（2）洗澡

身体的皮肤老化得比脖子以上缓慢，因为较少晒太阳所致。不过大体说来，身体皮肤中年后会变得比较薄、干、粗糙，有些人甚而皮肤干到发痒。脸颊、脖子与手臂也难以控制地变得松软下垂，这跟老化失去水分、弹性，以及地心引力有关。不过经历剧烈减肥的人，会松弛得更厉害，所以减肥应持之以恒、循序渐进。

加速把老化堆积的暗沉皮肤角质擦除，可促使皮肤看来较年轻。建议大家用丝瓜络来擦澡，便宜又天然健康。

程序是：用丝瓜络从身体下端往上端揉搓到心脏部位。在揉搓手脚四肢时要用力，在擦臀部、腹部、胸部与肩膀时，要用打圈圈的方式。不久你就会发现血液循环变好、皮肤较有弹性、有光泽、滑润。

（3）保湿

不管广告怎么说，你都得先认清，保湿品不会在皮肤上增加湿度，它只是帮你在沐浴后，把水分保存在脸上身体上，因而填平皱纹的沟槽，使皮肤看起来平滑。

沐浴过后不需用毛巾把全身彻底擦干，轻拭一下，留下微潮就好了，然后擦保湿品，锁住细胞内的水分，每天有两次保湿，至于用什么牌子并不那么重要。

（4）好好睡一觉

睡眠充足，可去除脸上紧绷的线条与压力，使你看起来容光焕发。

（5）以下是睡前的清洁步骤

卸妆。绝对不可带着妆睡觉，卸妆要彻底。

每周三次用深层清洁品与毛刷清洁皮肤。

擦除皱霜与眼霜睡觉。

在嘴唇上擦些油或冷霜，因为嘴唇的皮肤很薄，血液在接近表皮部分运行，水分容易蒸发，造成嘴唇干裂。

（6）防晒

要让自己的肌肤保持年轻，最重要的一件事就是要擦防晒品。不管你过去多么邋遢，素着脸就出门，此刻立即开始擦，保证你未来几十年仍看来年轻。

· 简单方法，就是擦兼具防晒功效的保湿品。

· 确定防晒系数 15 以上。

（7）绝不抽烟

抽烟会阻隔血液送营养到皮肤，造成皱纹。

（8）有氧运动

有氧运动如快走、慢跑、骑脚踏车、游泳与跳舞，刺激血液循环到皮肤，使皮肤的胶原组织营养充足。胶原是一种蛋白质，帮助皮肤组织结实、平滑。"优雅女神"赵雅芝十七岁的照片甚至跟五十七岁时相差无几，据她自己说，就是因为习惯了每天都做一定时间的有氧体操。同样，美国著名的美女歌手麦当娜，已经年过五十了仍然魅力四射，因为她不管刮风下雨，每天都雷打不动地在健身房待够六小时！

（9）有助于皮肤年轻化的食物

延缓皮肤衰老的食物高蛋白类食物，如瘦肉、蛋类、鱼类、牛奶、大豆制品等。

蛋白质是人体的必须营养素之一，经常食用，可促进皮下肌肉的生长，使皮下肌肉丰满而富有弹性，对防止皮肤松弛、推迟衰老有很好的作用。

富含大分子胶体蛋白的食物，如猪蹄、猪皮等。食物中的大分子胶体蛋白可以使组织细胞变得柔软湿润。

富含维生素E的食物，如植物油中的芝麻油、麦胚油、花生油，莴苣叶，另外如奶油、鱼肝油中含量也较多。这类食物中的维生素E可以防止皮下脂肪氧化，增强组织细胞的活力，能使皮肤光滑而有弹性。

富含维生素和矿物质的食物，如萝卜、西红柿、大白菜、芹菜等绿叶蔬菜，以及苹果、柑橘、西瓜、大枣等。这些食物中的维生素和矿物质，可增强皮肤的弹性、柔韧性和色泽，对防止皮肤干裂粗糙有很好的作用。

2. 科学补充雌激素

女人要是想永葆青春的话，就得想法保住渐渐减少乃至消失的雌激素，月经停止得越晚越好。

雌激素赋予女人第二性征，比如乳房的丰满，月经按时来潮等等。也就是说，雌激素可以使皮肤中的水分保持一定含量，使皮肤看上去柔嫩、细腻。所谓更年期，就是雌激素的分泌量渐渐减少，到月经终止时降到最低，这个时候大约是女性 55 岁左右，此时的女性完全失去了生育功能。

事实上，从 45 岁开始，女人就进入了更年前期，卵巢机能逐渐下降，雌激素分泌减少，皮肤的含水量也随之递减，皱纹慢慢出现，皮肤失去以往光泽和弹性。在 50 岁之前，与男性相比，女性患心脑血管疾病的机会要少，这是因为雌激素的存在维护了血管的柔软，她们的血管不易硬化，但雌激素消失之后，女性患这类疾病的机会就增加了，同时，骨质疏松开始出现，妇女大多数的腰背痛是因为骨质疏松所致。

更年期来临前后，还有一点最常见的变化是脸面一阵阵轰热潮红，情绪激动，不能控制，种种这些都是卵巢分泌雌激素减少的缘故。这个时候，补充雌激素是当务之急。

但是，一定要强调的是：如果你患有子宫肌瘤、乳腺增生等妇科病，千万不可再服用雌激素，这会使病情更严重。人为的补充雌激素可能诱发一些癌症。比如乳腺癌和子宫内膜癌等。所以，市面上那些号称能丰胸、驻颜的产品，请一定要谨慎选购。

西方医学的先父希波克拉底说：人类离自然越远离疾病就越近，离自然越近离健康也就越近。他的这一古训已经体现在现代人回归自然的健康准则之中。如果没有上述疾病，也尽量通过食疗的办法来获取食物中天然的雌激素物质，这样的调养才更健康。

（1）服用或涂抹新鲜的蜂王浆

在蜜蜂中，吃蜂王浆长大的蜜蜂就是蜂王，它的一生都在产卵，而如此巨大的消耗之下，它的寿命却是一般蜜蜂的几十倍，现在发现，因为蜂王吃的是工蜂上腭腺分泌出的王浆。进入更年前期的妇女应该每天服用 10 克左右的蜂王浆，来补充雌激素，在国外治疗更年期综合征时，用蜂王浆涂抹的大腿内侧，一个疗程后潮红轰热渐渐消失。因为蜂王浆有保水的作用，所以不妨在成分简单的护肤品中每天加入黄豆大小的蜂王浆，拍打涂抹在脸上，不仅补充了雌激素，还起到了驻颜的作用。

（2）每天保证一杯浓豆浆

专家建议，妇女应该从年轻时起就特别重视大豆类食物的补充，进入 30 岁之后，每天应保证一杯浓豆浆或是一块豆腐的量，因为大豆对雌激素的补充不可能即刻体现出来，所以，大豆的补充应及早开始。

（3）补充雌激素的自制饮品

当更年期的前期症状，比如轻微的潮红已经渐渐出现，仅靠大豆就无效了，这个时期，用当归煎水，每天 10 克左右，当茶一样饮用，可以明显地改变雌激素减少带来的症状。当归，一直是中医治疗各种妇科疾病的"圣"药。另外一种用山楂、蒲公英和生姜泡茶，在进入 40 岁时就开始饮用，当成每天必喝的茶，循序渐进，自然地补充渐渐减少的雌激素。

3. 注意补钙

随着年龄的增加，人体内的钙流失更加严重。钙质对人体的作用极大，一般在 40 岁以后，钙吸收率逐年下降，易导致骨质疏松、心血管疾病、高血压等多种疾病。因此，男人 48 岁以后，女人 42 岁以后，都需要补钙。

（1）食补

日常生活中含钙较多的有牛奶、奶酪、鸡蛋、豆制品、海带、紫菜、虾皮、芝麻、山楂、海鱼，当然各位中年朋友可从中摄取充足的钙，但是生活中某些习惯很容易造成钙流失，研究显示，目前人体对补钙产品中钙的吸收率仅在 30% 左右。

（2）药补

药补可根据医生建议，选择适合的钙片来补充钙。但是一定要注意：心脏病人慎补钙。

现在各种钙剂的广告琳琅满目，钙剂的用途也是多种多样，既可防病又可治病。于是很多人都跟着广告走，买回一些随意吃。他们认为反正这都是营养保健品，多吃也无妨。

其实不然。医学研究发现，心脏病患者补钙过量，可因钙沉积而引起猝死。医学实验表明，当人体细胞内的钙浓度过高时，有一种叫磷脂酶 A2 的酶在细胞内被激活，这种酶能够破坏细胞内的结构，使细胞核中的 DNA 断裂，细胞质与细胞膜分离，进而导致细胞破裂死亡。美国学者克卢教授研究发现，美国每年有 20 万例致命性心脏病发作，主要是由于心脏缺血，造成钙离子大量涌入心肌细胞内，发生钙沉积而猝死。研究者认为，就心血管系统而言，钙代谢失调主要表现为血管平滑肌细胞中的钙含量增高，使血管张力增加而引起痉挛，血流减少甚至停止。因此，高血压、冠心病等心血管病患者应在专科医生指导下，合理摄取钙或服用钙剂来达到防病、治病的目的，不应盲目补钙。

4. 日常生活中需要注意的问题

（1）多吃核桃、松子、腰果一类的补脑食物。这个时期的女性因长期用脑过度，记忆力已大不如前，还会有反应迟钝、神经紧张以及心悸无力等症状。

（2）避免被动吸烟。不要在充满烟雾的环境里工作或生活，被动吸烟几乎和真正的吸烟一样有害健康。

（3）多一些大笑。大笑是一种全身的减压剂，它可以帮助减轻忧虑、紧张、压力。对增强免疫系统有奇效，既消耗热量，又改善自我感觉。有经历的你可以笑对生活。

（4）少吃油腻食物。食谱多选择瘦肉、鱼、脱脂牛奶和蔬菜水果。40岁的身体虽说要少吃脂肪，但并不是放弃美食，可以用点小技巧，例如用餐时，先吃凉菜、甜品或汤。

（5）降低你的胆固醇。

（6）增强耐力。每周做三次能够增强心率和吸氧的耐力训练，应该增加锻炼的强度到心跳达同龄人最大心率的70%，并且汗流浃背。

（7）建立社会关系网。孩子、生活的压力使你难以顾及家庭以外的世界，你已经多久没见老朋友了？放弃你的无微不至吧，想一想自己年轻时的好人缘，重新享受快乐人生。

（8）养花种草，培养一个兴趣爱好。这个时期情绪容易不稳定，植物可以磨去你的烦躁，让心态变平和。同时家里氧气充足，空气清新，对皮肤和肺部有利。

最后一点，所有人都应该做：坚持你的预谋计划。

5. 养颜食谱

1. 炒莴苣容光焕发

原料：莴苣500克，精盐、酱油、葱花、花生油各适量。

做法：

（1）将莴苣削去皮，洗净，切成长薄片，下沸水锅中炸一下，捞出，捞去水分。

（2）锅内放花生油烧热，放葱花煸香，放入莴苣煸炒，加酱油、精盐炒至莴苣入味即可出锅装盘。

特点：清淡，鲜嫩，酥脆。

功效：莴苣含钙、磷、铁较多，还含有多种维生素，特别是含有丰富的维生素E。此菜有减缓人体衰老、防止皮肤色素沉着的作用，从而延缓老年斑的出现，促进末端血管的血液循环，使皮肤滋润健康，尤其是面部皮肤润滑，起到良好的健美效果。

2. 莲实美容羹

做法：莲子30克、茨实30克、薏仁米50克、桂圆肉10克、蜂蜜适量。制作：先将莲子、茨实、薏仁米用清水浸泡30分钟，再将桂圆肉一同放入锅内，用文火煮至烂熟加蜂蜜调味食用。

功效：桂圆肉大补元气，莲子补脾养胃，薏仁米、茨实为健脾利水之品。

现代药理研究芡实中含有美容必需的维生素A、C、B，蜂蜜中含有胶原蛋白和酶类等物质，可刺激皮肤细胞的生长，促进新陈代谢。

另外，用桂圆肉10余粒，加枸杞泡茶饮，效果也不错。

（七）女人四十九岁时的身体状态和保养方法

《黄帝内经》里说，女性"七七任脉虚，太冲脉衰少，天癸竭，地道不通，故形坏而无子也。"指女性已经到达更年期，月经停止，不再具有生育功能。

在这个阶段，女性的保养请参考第三章的更年期。值得说明的是，在古代，女性被看做男性的附属品，生育功能是女性最被重视的功能，因此，一旦女性没有了生育能力，到了八七五十六岁、九七六十四岁等年龄，古书里连养生的记载都没有了。我们现在学习古代医书，自然要取其精华，去其糟粕。只借鉴其中有道理、符合科学精神的内容，那些封建的东西我们无需去理会。

女性四十九岁及以后，基本需要做的就是调理身体。有病就医，无病也要积极养生，做到未病先防。其实，不管是在你人生的哪一个阶段，只要好好保养身体，就是为下一个阶段的保养做出了最有效的支持。

女人五十岁巧养生

人到五十万事忙，其中是女性，上有双亲要赡养，下有孩子要抚养，虽然事业有成，风度翩翩，美丽依然，但此时机体已进入生理衰退期，或隐藏着某种疾病，五十岁的女性巧养生，有助于维护身心健康，保持旺盛的精力和体力。

1. 自寻快乐，增强免疫

人的情绪中，只有喜是有益人体健康的一种生理活动，研究发现，欢笑时，人体的各个器官能产生协调一致的振动，使神经处于兴奋状态，通过神经调节而促进人体分泌有益于健康的激素。开怀大笑有助于使心中的郁闷情绪得到疏导，使脸、颈、背、胸阔肌、腹肌反复收缩及放松，呼吸功能增强，使人吸入更多的氧气。肌肉、组织得到血氧的供应，功能得到正常发挥。

2. 追求新知，防脑衰老

追求新知识，不断学习，会使人感到心理上的满足和充实。追求新知，可不断刺激脑细胞，使思维活跃，反应迅速，有助于预防脑萎缩，减缓大脑的衰退速度。

3. 陶冶情操，调整心理

中老年女性生活节奏加快，难以保持内心的宁静和安怡，容易产生精神压抑，心情紧张，甚至发生神经衰弱，而精神活动与人体生理、病理变化有密切关系。音乐能调节身心，抚慰心灵，使机体新陈代谢旺盛，各种激素的分泌保持平衡。舞蹈、绘画、书法、赏石、集邮、剪报等，也有类似作用。

4. 调节饮食，防骨疏松

随着年龄的增长，骨密度降低，会出现弯腰驼背、腰腿疼痛、四肢无力等，因此，人到中年要注意调节饮食，预防骨质疏松，多吃含钙及维生素 D 丰富的食物，如鱼油、蛋黄、牛奶、瘦肉、禽类、水果等。此外，还要经常晒太阳，接受充足的阳光照射。

5. 充足睡眠，适当美容

睡眠充足可解除疲劳，产生活力，还可增强免疫力和抗病力。睡眠不足时，机体抵抗力和免疫力低下，容易导致多种疾病侵袭，增强患癌症和心脑血管病的机会。人到老年，皱纹已悄悄爬上眼角，适当美容，可使你青春焕发。对于中老年女性来说，充足睡眠比美容更重要。

6. 注重食疗，补益肾精

中医认为，肾藏精，主骨，肾精充足，则肢体强劲，身心健康，因此，人到中年，要注意补益肾精，使身体处于旺盛的状态，如燕窝、银耳、百合、莲米、芡实、黄精、苁蓉、山药、枸杞、元肉、大枣、核桃等，可根据自身状况，做成汤粥等食用，既可强身健体，又有利于美容。

7. 坚持运动，有益健康

要保持旺盛活力，身材匀称，头发亮泽，皮肤细嫩，运动是最好的办法。运动能促进血液循环，改善心肺、大脑功能，消耗多余脂肪，加快新陈代谢，使机体得到充足的血氧供应而青春焕发，身体健康。

此外，这个年龄段之后的女性朋友还要注意适当饮水，定时排便，防止视疲劳，不食霉变食物，戒烟戒酒。

学会心理调适，永远健康年轻

1. 谨防"气"出来的糖尿病

科学研究最新发现，不良情绪和精神因素也是糖尿病的重要致病"元凶"。糖尿病的发病病理在于体内胰岛素的分泌不足或相对不足。胰岛素分泌的多少除了受有关内分泌激素和血糖等因素的调节外，还直接受自主神经功能的影响。当人处于紧张、焦虑、恐惧或受惊吓等情绪时，交感神经兴奋，会直接抑制胰岛素分泌，同时交感神经还会促使肾上腺素分泌增加，也间接地抑制了胰岛素分泌。如果这种不良情绪长期存在，则可能引起胰岛β细胞的功能障碍，使胰岛素分泌不足的倾向被最终固定，进而导致糖尿病。

现代医学研究证明，一切忧虑、悲伤、烦恼、焦急等不良刺激及精神紧张和疲劳可使血糖升高，因此，糖尿病病人应该经常保持情绪稳定，乐观豁达，不患得患失，适当控制情绪，避免大喜和盛怒，这是保证血糖稳定的重要因素。

2. 九招心灵排毒妙方

悲伤、困惑、烦闷、迷茫……凡此种种不良情绪，就好像是心灵的"毒素"，影响着正常的生活节奏。学会控制自己的情绪，尽快排除生长在内心深处的"毒"，是平和、愉快地度过每一天的必做功课。

可是负面情绪不只是可以通过喋喋不休的倾诉才能得到排解，很多排除负面情绪的方法反而适合一个人独自完成。可以在家，也可以在旅途中，既不"扰民"，也会使自己在外人面前总是一副积极快乐、云淡风轻的样子。

（1）独自整理衣橱、书柜

很多人的衣橱和书柜是经常疏于整理的地方，日积月累中，习惯于只填不减，不知不觉就会积累很多不想被遗忘的"存货"。这些"存货"放在衣橱或者书柜中，不仅是家居的负担，也会因为凌乱、满当的状态而成为心理的负担。

（2）写一篇"独立"日记

当烦闷、抑郁的情绪充满内心的时候，如果还不想到处找人诉说而被冠以"祥林嫂"的称号，那就不如独自坐在家中，把不好的情绪都用文字的方式留在本子上。

有研究表明，"烦心事"可以随着输出的次数增加而"减重"，当你觉得某一件曾经让你痛苦的事情最后到了说都懒得说的地步，那就说明你已经彻底摆脱了它的阴影。而用写日记、博客或者录音的方式，可以帮助自己疏导不愉快的心情，有利于加速遗忘，从而只留下关于美好的记忆，重新变得开心，积极面对生活。

（3）阅读气质独立的书籍

不好的情绪也会"因人而异"。一个内心软弱的人往往很容易将坏情绪放大，长时间走不出阴影；而如果是一个内心坚强乐观的人，就没那么容易受到影响，可以继续自己正常的生活频率，保持从容、优雅的姿态。

所以如果感觉近期的负面情绪在暗暗增长，也许正是因为自己的内心正在变得脆弱。而通过阅读别人的故事和感悟使自己受到鼓励，让内心变得坚强、独立，就会让负面情绪跑远。

（4）计划独自出行的路线

找一条温暖、清新、闲散、安静、舒适的去处，一个人出行。和人们印象中的感受不同，一个人的旅程不仅仅是孤独的开始，也是与内心对话的绝好机会。喜欢拍照的带上相机，喜欢画画的带上画夹子，喜欢写字的带上心仪的本子。一边走一边用自己喜欢的方式记录，在回来的时候，也许会有比一组美图、几篇美文更大的收获。而此时你会发现，悲伤和难过早已在不知不觉中被丢在了山谷或者小河边，再也想不起来了。

（5）煮一道独自享用的羹汤

如果不仅仅是为了填饱肚子，那么做法就会成为需要发挥想象力和创造力的事。众所周知，美食是对抗不良情绪的超级武器，一餐可口美味的食物可以让人恢复对生活的信心。

在一个人选择烹饪食谱的时候，尽量选一些不需要起油锅的羹汤较好。这样不仅不会增加煮饭的负担，还会在享用美食的同时，减少摄入油脂的压力。

（6）勾掉身心疲惫的目标

人的不快乐在很大程度上是来自于比较，对照别人的生活，使得自己的生活坐标发生变化，导致内心的焦虑烦躁。

同样，不恰当的人生目标和不恰当的生活坐标也会让人疲惫不堪。如果一项计划已经让你心灵犹如陷入囹圄，仓皇失措的时候，不如在自己的计划目标中将它打一个大大的红叉，用这种方式告诉自己，这件事至少暂时不会去想了，等到时机更成熟的时候，再重新来过。以此来减轻心灵的负担，排解不好的情绪。而经过一段时间的沉淀，也许那项计划在不知不觉中已经转向了水到渠成的良好状态。

（7）尝试无伤害的"坏"事

疏导不良情绪和大禹治水蕴含着相同的道理，就是宜疏不宜堵，适当的发泄可以加速排解的过程，回复理想状态。

每个人心中都有一些小小的"坏"想法，比如在自家的墙上随意作画，或者故意高声歌一曲跑调的歌。它们是自己向往已久的"淘气"，总是因为已经成人、注意形象、影响等原因而有所顾忌，可是其实那些淘气的小主意无伤大雅，即便是实践了，也不会对别人造成伤害。

在做"坏"事的时候，人会获得不一样的体验，也会让自己觉得拥有小小刺激，仿佛摘掉一张刻板的面具，回归不用承担的本真，从而忘掉忧伤。

（8）静静安坐，感受身体

一个人在家的时候，如果情绪不好，可以将注意力从心理活动方面转移，而更多地关注自己的身体。静静安坐，关掉手机和吵闹的电视、音响，敲敲自己的身体；或者用一些简单的健康排查方法好好感受一下究竟哪里已经形成了一些小小不适。

比如在专注的时候，会发现僵直的脖子和腰部需要注意，腹腔的某个部位按起来不是那么柔软，膝盖偶尔会有一些酸痛，脚掌已经有了硬硬的茧子。

当人们注意自己的身体，看重健康的时候，会变得宽容和平和，不仅排解了不好的情绪，还会在第一时间发现自己身体的隐患，在需要就医的时候尽早治疗。

（9）专注于一项简单手工艺

不需要学习就能掌握的小手工艺也是打发不良情绪的好方法。

当心情不好注意力无法集中于手头工作的时候，不妨就此停下，选择一项简单的小手工活计，用缝缝补补、描描画画的方法来减轻精神上的压力，帮助自己度过最激动的时段，等到情绪平复了，也许还完成了一个手工艺品。

第五章 古人的美容养颜秘方

（一）百花百用

以花为食，在我国渊源颇深。屈原在《离骚》中曾撰"朝饮木兰之坠露兮，夕餐秋菊之落英"。北宋著名文学家苏东坡也曾写道："一斤松花不可少，八两蒲黄切莫炒，槐花杏花各五钱，两斤白蜜一起捣。吃也好，浴也好，红白容颜直到老。"骊姬、杨贵妃、武则天、慈禧等史上的名女人无一例外地喜欢食花，抑或是沐花。

大自然恩赐我们百花争艳，朵朵鲜花不仅给我们提供了赏心悦目的美景，也能为我们缓解身体、情绪上的小小不适，还能帮女性美容养颜。下面，我们就来介绍一些常见花朵的功效。

松花

宋代文人苏东坡称："一斤松花不可少，八两蒲黄切莫炒，槐花杏花各五钱，两斤白蜜一起捣。吃也好，浴也好，红白容颜直到老。"从中我们可以清楚地看出松花粉具有长期确切的美容功效。

也正是由于松花粉具有保健美容和延年益寿功能，在古代被列为贡品，为宫中丽人所宠爱，而普通百姓大多无缘。例如根据明朝刘若愚《酌中志》节选而成之《明宫史》一书中记载："天寿山守备太监，辖十二陵掌印等官，凡每年春季进贡香奈儿香水松花粉。"

唐朝女皇武则天十分喜欢松花，她常常喜食一种用松花制作的"小精糕"。清朝慈禧太后在老年仍保持美丽的容颜，苗条的体态，肌肤宛如处子，红润细嫩，富有弹性。现代营养学家认为其奥秘在于两大主要原因之首的是慈禧一生喜欢食用松花粉所制的食品。

在民间，关于松花粉的美容疗效也有一些记载。唐刘恂《岭表录异》、南唐张泌《妆楼记》都有明确记载：晋代白州双角山下，有一口"美人井"。凡饮此井水者，所生女孩都异常美丽。在《石崇重金买绿珠》的故事中，那位国色天香的美女绿珠，便出生于双角山下"美人井"处。井水美容的奥秘在哪里？原来此井周围长满青松，每年春天大量松树花粉飘落井中，长年累月，井里便积满了松花粉，使得井水具有了奇特的美容作用，而常常喝这井水的女人都美丽动人，绿珠便受益于此而成为美女。

松花粉的美容作用在历代本草学著作均有记载。如现存最早专著《神农本草经》中松黄（松花粉）被列为上品药（具有补养、延年作用的中药），认为久服松黄可强身、益气、延年。唐代的《新修本草》说："松花名松黄，拂取似蒲黄，久服轻身疗病。"明代著名的医药学家李时珍在《本草纲目》中指出："松黄，甘、温、无毒。润心肺，益气，除风止血，亦可酿酒。"清代名医叶天士谓："松花，其主润心肺者，饮食入胃，脾气散精，输于心肺。松花味甘益脾，气温能行，脾为胃行其津液，输于心肺，所以能润心肺也。脾统血，味甘和脾，所以止血也。"可见松花粉主润心肺。肺主气，司呼吸，其外合皮毛。皮指皮肤，毛指毛发。在中医学理论中皮、毛的功能由肺所主，心主血，皮肤的营养离不开卫气的温养护卫与血液的濡润滋养作用。气血的充足则皮肤红润、光滑，富有弹性。

皮毛的功能还与脾有关，脾虚湿盛导致气血生化无源而致皮肤干燥、苍白、瘙痒，或湿邪偏盛而皮肤糜烂，脓水淋漓，湿疹，皮肤瘙痒、黄水疮等。松花粉归脾、肝经，益脾气，燥湿气，祛风邪，故能作用于脾、肺、心，补益气血，扶助人体正气，祛除人体内湿邪、风邪等邪气，因此具有美容健肤的作用。

大家都知道健康人的皮肤（尤其是健康女孩）应是红润、有光泽、富有弹性，许多女人的皮肤还细嫩，光滑。但是现在有不少人尤其是一些女孩的皮肤萎黄、晦暗或苍白、粗糙、无光泽。怎么办？这的确是任何一个爱美女人都会遇到的难题，尤其是一些女孩。

目前市场上的化妆品、美容护肤之品无法美化出你的健康本色，大多治标不治本，而且其中不少是名不副实。好的化妆品、美容护肤之品，价格昂贵自不必言，令人害怕和忧虑的是化妆品、美容护肤之品，具有的毒副作用往往被大家所忽视。

行业专家指出，化妆品原料大部分属于化学合成原料和石油化工原料，比如香料、防腐剂、着色剂、化学合成油脂、石油化工产品等。经过多年实践证明，这些物质会形成人体皮肤的致敏源，具有光毒性，可引起化妆品皮炎，更严重的还会损害人体细胞中的脱氧核糖核酸，引起细胞发生突变致癌。如果化妆品要达到保湿、延缓衰老、除暗疮、美白等深层功效，一般情况下都加入添加剂，实际上世界级大型化妆品企业都在进行添加剂的研究。

2005 年 3 月 24 日，美国食品药品监督管理局要求境内的化妆品生产商在产品包装上应注明"警告——该产品未经安全鉴定"字样，否则将受到查处。健康是美丽的基础，美丽是健康的展示，松花粉纯天然，无污染，对消除皮肤萎黄、晦暗等有显著效果，能够还你健康，还有美丽，恢复皮肤的自然之美、健康之美。

松花粉富含多种氨基酸和天然维生素、天然微量元素，它们共同作用于皮肤，营养皮肤，从而决定了皮肤恢复健康本色。花粉，营养学家称之为"完全营养品"。因为是植物的精细胞，所以所含各种营养素较植株的根、茎、叶要高许多倍，花粉所含营养素种类之多以及其相互间的平衡是任何植物性食物无法比拟的。而且根据现代研究，松花粉中维持生命不可缺少的水溶性氨基酸高于蜂源花粉。

日本报道称，松花粉脂肪酸含量为蜂源花粉均值的 3 倍。人体健康需要 20 多种氨基酸，是蛋白质的水解产物和基本营养物质。其中有 3 种氨基酸在人体内不能合成，每日必须从膳食中摄入，为人体细胞组织的生长发育与修复所必需的材料，称为必需氨基酸。衡量食物的营养价值不仅要看氨基酸的含量，而且要看氨基酸的种类，尤其是 9 种必需的氨基酸的含量。松花粉富含 9 种必需氨基酸，这样保证了皮肤的营养充足，决定了皮肤的正常功能活动。

此外，松花粉是天然维生素丸，含有人体需要的全部维生素，尤其是富含与皮肤密切相关的维生素 A，具有直接保护表皮组织的作用，在生殖和血液生成上有显著功效，保证了皮肤的血液供应与营养。它还富含 β - 胡萝卜素，在体内可以转化为维生素 A。更可贵的是松花粉富含维生素 E，能阻止不饱和脂肪酸的氧化，保护皮肤细胞与维持其正常生长，促进毛发生长，抗自由基。松花粉还含有维生素 B1、烟酸，缺乏维生素 B1、烟酸时可引起皮肤粗糙，故能直接防治皮肤粗糙。所含的维生素 C 具有美化皮肤的作用。

松花粉是微量元素库，其所富含的锰，参与体内多种酶的代谢，提高蛋白质的吸收，更重要的是锰是超氧化歧化酶（SOD）必需的催化剂。体内缺锰，直接导致皮肤干燥，皮肤瘙痒，皮肤细胞衰老，失去弹性、光泽，失去细嫩、光滑。松花粉还富含锌，而锌与200多种酶的活性有关，具有保护皮肤、维护免疫，促进组织修复和性器官发育作用，具有抗衰老作用。缺锌会直接导致皮肤的衰老，皮肤粗糙，食欲低下，营养不良，皮肤晦暗、苍白。此外，松花粉还含有硅。硅在体内具有阻止脂肪在血管壁沉着，改善微循环作用，能够保持皮肤弹性。某些松花粉含核酸，而且核酸的含量极高。核酸可以促进细胞再生，预防衰老。这对于预防、治疗皮肤老化有重要作用。

松花粉还能够治疗黄褐斑、老年斑，这值得爱美的中年女士的关注。最新研究结果：自由基是细胞衰老的主要原因。细胞代谢产生的自由基如不能及时清除，则会加速皮肤老化。而担任清除自由基任务的超氧化歧化酶（SOD）的活性下降是造成自由基不能被及时清除、引起细胞衰老的重要原因。许多实验证明松花粉具有显著提高超氧化歧化酶活性的功效。临床也有不少服用松花粉的女士发现黄褐斑变淡，有的消失了。部分老年人意外发现老年斑基本消失。正说明松花粉能润肤祛斑，永葆青春本色。

玫瑰

象征爱情的玫瑰花，能缓解高血脂、肝气郁积不疏、气血不和，可以调节女性内分泌，滋养子宫，缓解女性荷尔蒙分泌低下、乳腺增生、痛经及更年期不适；还具有很好的美容护肤作用，可以淡化斑点，改善干燥皮肤，促进黑色素分解，恢复皮肤弹性，通过由内而外的保养让女性拥有白皙、充满弹性的健康肌肤，是最适宜女性美容保健的花朵。

玫瑰花在美容界可以算是最天然的香熏与护肤成分，同时也是所有天然花朵中最具有护肤价值的。加上玫瑰香气迷人，因此，无论是玫瑰精油、玫瑰水还是玫瑰花瓣，目前都已被美容界所大量运用，成为不折不扣的植物美容天后。玫瑰花适用于油性皮肤的女性，据说慈禧太后就命令宫女将玫瑰花汁制成胭脂供自己使用，所以当慈禧老年时肌肤仍然细腻光润，皮肤白嫩光滑如同少女一般。《本草纲目拾遗》中记载：玫瑰纯露气香而味淡，能和血平肝，养胃宽胸散淤。在夜晚睡前使用可以镇定、减压、安眠、催情，解愤怒忧伤，能使女人对自我产生积极正面的感受。

拿破仑美丽的妻子约瑟芬也很善于利用玫瑰来美容。约瑟芬自幼就酷爱玫瑰。她曾在法国巴黎的南边买下一个叫梅尔梅森的大庄园，在这个大庄园里，专门有一个种植玫瑰的花园。她为了管理好这个玫瑰花园，专门聘请了一位植物学家来为她培养玫瑰。另外，她还聘请了一位名叫雷杜德的画师，到玫瑰园来为她画玫瑰的素描，一画就是二十多年。雷杜德在玫瑰园里完成的这本画册叫《玫瑰图谱》，被人们推崇为"玫瑰圣经"，成为无人逾越的巅峰。约瑟芬还首创性地将玫瑰花汁用于养护皮肤，并且饮用名贵红玫瑰汁来进行养生。这些养生手段，不仅令她得以长驻美丽容颜，更增添了她高贵神秘、如红玫瑰一般优雅的气质。

为什么玫瑰花可以养颜呢？这与活血化淤有极大的关系。我们平时所说的脸色不好或者脸上长斑，追根溯源，就是因为身体内的血液没有很好地发挥功用所导致的。而玫瑰花的主要作用有两个，一个是行气，一个是活血化淤。中医上讲，气为血帅，因此行气可以让血液流动起来，而活血化淤则可以把沉积在身体里的垃圾化掉，相当于清洁剂的功效。因此，用了玫瑰花之后，等于是恢复了身体气血的正常运行。一旦气血运行正常了，肤色自然也就变得红润了。

而玫瑰花的花蕾也是一味传统的中药，玫瑰花花蕾具有行气活血的功效，可用于胸胁胃脘的胀痛，可以治疗女性经前期的乳房胀痛、外伤淤血疼痛以及消化不良、月经不调的疼痛。而玫瑰花瓣也可以制成药枕，将晒干的玫瑰花瓣制成药枕，睡眠时可以有预防感冒、消除疲劳的功效，达到催眠、保健的目的。

在这里向大家介绍一种简便易行的玫瑰花香精的制作方法，首先将半开的也就是含苞待放的玫瑰花花瓣用清水洗净，将花瓣放入醋中，以刚刚淹没为好，密封放置一周，取滤液，加入适量纯净水就可以制成美容液。此美容液擦洗皮肤可以美容洁肤，祛除粉刺、面疮、色斑等症，长久使用可以使皮肤细腻光滑。在工作场所喷洒可以驱赶睡意，思路清晰；在卧室喷洒可以提高睡眠质量，增添喜悦情趣，使爱侣更加恩爱；在浴室里使用可以使人轻松爽快，缓解疲劳。

还有一种玫瑰美容茶的制作方法，也非常简单易行：取 4～5 朵玫瑰花蕾放入杯中，其汤色清淡，它对雀斑有明显的消除作用；同时还可以养颜、消炎、润喉。玫瑰香气的挥发性较强，非常适合热水沐浴。放一池浴水，撒入玫瑰花瓣，有平衡滋润疲惫的肌肤、舒缓紧张情绪的作用。

民间还有用玫瑰花蕾加红糖熬膏的秘方。方法是：将 100 克玫瑰花蕾加入清水 500 克左右，煎煮 20 分钟后，滤去花渣，再煎成浓汁，加入 500～1000 克红糖，熬成膏状即可，具有补气养血之效。

在自然界的植物中没有什么比玫瑰更了解女人，更像女人，更能帮助女人，更能让女人欢心了。它的花型自然成心形，是爱情的代名词；它的颜色是经典的玫瑰红，代表着热情；它的味道高贵，浓郁，几乎所有女性都喜欢；它更是调节女性内分泌，保持女性特质的美容圣品。除此之外，它的香味可以让人产生自信和安定情绪，在内心深处给人以满足感，并可以高效缓解便秘，同时让你每天都能安静地入睡，每天都感觉神清气爽。

桃花

桃花的娇美常让人联想到生命的丰润。古人曾用"人面桃花相映红"来赞美少女娇艳的姿容，其实桃花确实有美颜作用。

桃花的美容作用，主要是源于花中含有山奈酚、香、豆精、三叶豆甙和维生素A、B、C等营养物质。这些物质能扩张血管，疏通脉络，润泽肌肤，改善血液循环，促进皮肤营养和氧供给，使促进人体衰老的脂褐质素加快排泄，防止黑色素在皮肤内慢性沉积，从而能有效地预防黄褐斑、雀斑、黑斑，达到美白祛斑的功效。中医也认为，桃花有利水、通便、活血之功效。所以，桃花无论外用还是内服都对滋养容颜有很好的效果。

桃花酒的制作：取桃花250克、白芷30克，用白酒1000毫升密封浸泡30天，每日早晚各饮15～30毫升。同时取其少许倒在手中，两掌搓至手心发热，来回揉擦面部，对黄褐斑、黑斑、脸色灰暗等面部色素有较好效果。

桃花猪蹄美颜粥：干桃花1克，猪蹄1只，粳米100克。将桃花研成细末备用。把猪蹄皮肉与骨头分开，置铁锅中加水，旺火煮沸，撇去浮沫，改文火炖至猪蹄烂熟时将骨头取出，加入粳米及桃花末，继续用文火煨粥，粥成时加入适量细盐、味精、香油、葱花、生姜末，拌匀，隔日一剂，分数次温服。本方有活血润肤、益气通乳、丰肌美容、化淤生新之功效，适用于面部有色斑的哺乳女子。产后服用此粥，既可通乳，又可美白祛斑，并滋润皮肤、补益身体。

桃花祛斑粉：桃花（干品）60克，冬瓜仁75克，橘皮45克，一起研成细末，置瓷瓶中备用，每次1克，饭后用温糯米酒送下，每日2～3次。本方有活血化淤、美白祛斑、润肤悦色之功效，可用于颜面较黑或面有黄褐斑者。

桃花丸：取初开桃花，烘干研磨过筛，炼蜜为丸，早晚各服6克。此丸对肝郁气滞、血行不畅所致面色黯黑或见粉刺、痤疮、蝴蝶斑者均有良效。

桃花茶：取干桃花4克，冬瓜仁5克，白杨树皮3克。于每年农历三月初三日采集桃花，晒干，保存。每天取桃花干品与冬瓜仁、白杨树皮置杯中，沸水冲泡，加盖，10分钟后可饮。

可反复冲泡 3～4 次，当茶水饮用，每日一剂。适用于有面部黑斑、妊娠色素斑、老年斑者，以及日照较强地区的皮肤较黑者。美白祛斑还是不错的哦。

桃花酒：桃花（农历三月初三日采集）及上等白酒各适量。将桃花倒入酒坛中，加上等白酒，以酒浸没桃花为度，加盖密封，浸泡 30 日之后启封，滗出药酒另放，每次取药酒 5～10 毫升饮用，早晚各 1 次。将桃花瓣放回酒坛，加适量白酒再浸 45 日，作为第二次药酒，每次服 10～20 毫升，早晚各 1 次。可以美白祛斑，丰肌美颜呢。不过月经量多者忌服。

桃花白芷酒：采集花苞初放的桃花 300 克，白芷 40 克同放于瓶中，加上等白酒 1000 毫升，密封，一个月后开封取用。每日早晚各饮桃花白芷酒 1 盅，同时倒少许药酒于手掌之中，双手对擦，待手心发热后，来回擦面部。本方能去除脸部黑斑，治疗面色无华、黑斑及产后脸色黯黑等，一般使用 40～60 天，可达到美白祛斑的效果。

菊花

"薄雾浓云愁永昼，瑞脑销金兽。佳节又重阳，玉枕纱厨，半夜凉初透。东篱把酒黄昏后，有暗香盈袖。莫道不消魂，帘卷西风，人比黄花瘦。"由于菊花开在深秋，赋得秋凉肃气。具有散风清热，平肝明目的功效，可用于治疗风热感冒，头痛眩晕，目赤肿痛，眼目昏花等病症。

在《神农本草经》中，菊花被列为上品，说它"主治诸风头眩、肿痛；目欲脱，沼出；皮肤死肌，恶风湿痹。久服利血气，轻身耐劳延年。"药王李时珍在《本草纲目》中对它更是推崇备至："菊春生夏茂，秋花冬实，饱经霜露，备受四时之气，叶枯不落，花槁不谢。其苗可蔬，叶可嚼，花可饵，根实可药，囊之可枕，酿之可饮，自本至末，罔不有功。"意思就是，菊花从头到脚都是有用之才。

菊花的入药功效很丰富，作为美容食物，它同样有很好的功效。它含有丰富的香精油和菊色素，能够有效地抑制皮肤黑色素的产生，并能柔化表皮细胞，因而能去除皮肤的皱纹，使面部皮肤白嫩，起到美容的效果。

功能：

内含菊甙、氨基酸、黄酮类及多种维生素和微量元素，具有止痢、消炎、明目、降压、降脂、强身的作用。可用于治疗湿热黄疸、胃痛食少、水肿尿少等症。菊花是清肝明目的佳品，口味清香，其作用平缓，很适合那些容易上火的人群。长期饮用对预防因上火引起的皮肤发干、眼睛肿胀、便秘等都有很好的效果。

菊花可以用于调理那些健康问题呢？

1. 粉刺

粉刺刚刚冒出来时，可用菊花、黄芩、枇杷叶、桑白皮煮水喝。用野菊花或白菊花效果更好。

2. 油性皮肤

油性皮肤者在夏天，皮肤经常油汪汪的，不清不爽，甚至导致脸上长粉刺，可以用菊花煎水洗面或调入面膜粉里敷面，效果还不错。

3. 美眼，保养眼睛

若肝经风热，目赤肿痛，可用菊花、桑叶、蝉蜕、夏枯草煮水喝。如果肝肾阴虚，目暗眼花或干涩，可以用枸杞和菊花每天泡茶喝或吃杞菊地黄丸。

4. 驻颜抗衰老

甘菊花，地黄膏（鲜生地制）、当归、覆盆子、牛膝各 100 克，让药店打碎，加工成粉末，每天直接用勺早晚各吃一勺，或用开水兑蜂蜜冲服（注：蜂蜜要等冲出来的糊糊不烫时才能加入，否则滚开水会破坏掉蜂蜜的大部分营养），此方抗衰老、驻颜效果非常卓著。

5. 头发脱落、瘙痒、头皮屑多

可用甘菊花、细辛、防风、白芷、皂荚、独活各 15 克，每天煮水，晾到合适的温度，然后用来洗头。

6. 轻微腋臭

白菊花、辛夷各 9 克，苞谷粉 60 克，滑石粉 30 克，冰片 60 克，研细末，外用涂抹腋臭处。

7. 去火解腻

在过年过节期间，大部分人都吃得很油腻，而且一高兴，什么辣的、麻的都吃，很容易上火。用菊花、野绞股蓝、芦荟、薄荷泡茶喝，去火、解腻、减肥。

菊花美容茶饮 DIY

【菊花茶】黄菊花或白菊花 5 克，作为香茗，放在盖杯中，用沸水冲泡，菊花茶香气浓郁，能美容明目、清热解毒。

【菊花粥】菊花 10 克，粳米 100 克。先将粳米用小火煮成稠粥，加入洗净的菊花，再续煮 5 分钟即成。《老老恒言》云："菊花粥养肝血，悦颜色。"菊花粥为美容佳肴。

【菊花延龄饮】菊花 30 克，加滚开水沏泡片刻后，加入少量蜂蜜，温服，当天饮完。具有益寿、美容、明目的功效。

【菊花酒】菊花 30 克，米酒 500 克，浸泡 2 周后，饮用。菊花酒具有滋补驻颜的效果。

【菊花洗发散】甘菊花 100 克，蔓荆子、千柏叶、川芎、桑白皮、白芷、旱莲草各 50 克，共研成粗末。每次用药末 100 克，豆浆水 3 大碗，煎至 2 大碗，用于洗发。可以去头屑止痒，促使白发变黑，治疗头发易落。

【菊花散】九月九日采集白菊花 1000 克，茯苓 500 克，共捣为细末。每次服用 6 克，每天 3 次，温酒调下。菊花散适合用于治疗头晕，"久服令人好颜色不老"。

【银耳菊花糯米粥】银耳 10 克，菊花 5 朵，糯米 50 克。将菊花洗净、银耳水发同糯米煮粥。粥熟后调入蜂蜜服用。每日 2 次。具有补气血，嫩皮肤，美容颜功效。适用于颜面苍老，皮肤粗糙干皱。常服可使人肌肉丰满、皮肤嫩白光润。

菊花其他美容妙法：

（1）材料：干菊花 10 朵，小西红柿 3～5 个，全脂奶粉 2 大匙，沸水适量。

做法：①将菊花泡在沸水中约 3 分钟后，用无菌滤布将残渣滤去，留取菊花水。②将小西红柿洗净，捣成泥状，与奶粉一同放入菊花水中，调匀。

用法：洁面后，将本款面膜均匀地涂于脸部，再盖上面膜纸，以防滴漏。约 15 分钟后，用清水洗净。

小提示：深层清洁肌肤，去除老化角质，减少黑色素沉淀。

适用肤质：各种肌肤。

（2）材料：干菊花 5 克，珍珠粉少许，鸡蛋 1 个。

做法：①先将干菊花研磨成粉末，鸡蛋敲破，滤取蛋清。②将干菊花粉珍珠粉蛋清搅拌均匀即可。

用法：洗净脸后，取少许此面膜涂于脸部及眼角处，20 分钟后用温水洗净。

美容小提示：

适用肤质：混合性及油性肌肤。

功效：润肤，淡化色斑和皱纹。

（3）材料：牛奶 1 杯，菊花 50 克。

做法：①菊花洗净，放入煮水锅，倒入清水，煎 15 分钟成菊花汁。②将菊花汁与牛奶混合，倒入面膜碗中，待冷却后倒入冰块模具，放入冰箱冷冻成冰块既可。

用法：彻底清洁脸部后，用消毒纱布包裹菊花牛奶冰块后，轻抹脸部，涂抹 10 分钟左右既可。

美容小提示：

适用肤质：各种肌肤。

功效：保持肌肤水油平衡，有效清洁皮肤，美白，抗痘。

每次涂抹 10 分钟左右，每天 2 次，治疗痘痘 1 周见效，长期坚持可防止痘痘复发。

禁忌：

气虚胃寒，食少泄泻者不宜服用。

参考菊花有甘菊、野菊之分；甘菊又有黄菊白菊之别。甘菊清肝明目，延年益寿；野菊苦寒清热解毒，洁肤疗疮。

另外：把野菊花和萱草放在一起，装入枕套缝合。用这样的枕头，一觉睡醒，不仅明目，还能使心情变得舒畅、开朗起来；同时也可以做个小药枕，放在车里，不仅能缓解驾驶疲劳，而且能使车内散发菊花的清香。

桂花

桂花又名九里香，味辛，性温，香味清新迷人，具有止咳化痰、养生润肺之功效，可以解除口干舌燥、胀气、肠胃不适。还可以美白皮肤，解除体内毒素；特别是能驱除体内湿气，舒畅精神，养阴润肺，可净化身心，平衡神经系统。芳香辟秽、除臭解毒。用于口臭、风火牙痛、胃热牙痛及龋齿牙痛等。香味清新迷人，令人神精舒畅，安心宁神。

桂花是优质蛋白质，内含有丰富矿质营养元素，尤其钾、锌明显高于一般植物样品。桂花具有美白肌肤、排解体内毒素、止咳化痰、养生润肺的作用。《食鉴本草》谈到桂花："益阳消阴，平肝补肾。"

古代著名美女骊姬深谙桂花酊制作技艺。新鲜的桂花不仅气味浓郁香甜，而且具有一定的药用价值。桂花入药主要是因为它有散寒破结、化痰生津的功效，所以用于咳嗽、痰结、牙痛等症。

用桂花来养生的方法有很多。

1）将鲜桂花放在器皿里，加些盐腌制，可以使味道更浓郁。然后再用糖"蜜"上一整晚，就可以制成桂花酱食用。用桂花子 3 克，煎水漱口，一日 3 次，有助于祛除口。桂花树皮 50 克，加入杜仲 20 克，水煎服，10 分钟后即可止牙痛。

2）排毒美颜的桂花茶

【材料】干燥桂花适量、绿茶一包、蜂蜜。

【做法】

1. 将桂花与绿茶包置于杯内，以热开水冲泡。

2. 约等三分钟，让桂花入味后，再加入蜂蜜即可。

【说明】

1. 此茶可热饮及冰饮；热饮可整肠健胃，冰饮则清凉消暑。

2. 除了具排毒的功效外，还可以去除口臭。

3. 另外若使用较多桂花（约 10 克），再加些许甜菊，即是一杯好喝的去脂减肥茶！

适用于皮肤干燥、声音沙哑、牙痛等症。

3）桂花减肥茶

材料：桂花 12 克，干姜 6 克，生甘草 4 克。

制作：将桂花、干姜、生甘草焙干为末，和匀，加入少许盐，泡茶喝。

4）桂花红豆养生茶饮

红豆能解酒、解毒，对心脏病和肾病有益；另有较多的膳食纤维，具有良好的润肠通便、降血压、降血脂、调节血糖、解毒抗癌、预防结石、健美减肥的作用。

说到减肥，可能很多人会怀疑，简单的喝喝红豆汁就能减肥吗？根据现代营养分析，红豆的维生素 B1 含量丰富，除了能防止疲劳物质沉淀在肌肉里、预防脚气病外，也能使糖分更容易分解燃烧。所以，常饮红豆汁具有预防肥胖的效果。

在香甜的红豆汁中融入桂花的香气，入口即给人一种幸福时光就停留在这里，非常值得慢慢细品。

茉莉

茉莉花是自古以来人们常用的美容花，人们用其花浸液做香水，芬芳可爱。茉莉味辛甘、性温，能帮助胃的消化吸收，缓和胃痛，还有防治腹痛、慢性胃炎、提神解乏、润肠通便、美容、调整荷尔蒙分泌、明目的功效。此外，茉莉还有安定精神的效果。

茉莉花含苯甲醇、芳樟醇酯、茉莉花素等有机物，有一定的美容作用。《本草纲目》载，以其"蒸油取液，做面脂头则泽"，可"长发润燥香肌"。另有一种素馨花，称大号茉莉，也是美容花。宋、元、明、清时，南国的妇女摘其花做花环，"以绕云鬓"，或"蒸油取液"，做面脂发油，香气袭人，具"长发润肌"之效。用素馨花美容之风一度盛行江南。

茉莉的养生方法：如果眼睛红肿，迎风流泪，可用适量茉莉花煎水熏洗；或配金银花

9克，菊花6克，煎水服；如接骨后疼痛，可把茉莉根捣碎，酒炒，包患处。茉莉花的花瓣可用来制作茉莉花茶，气味芳香。

茉莉花茶是在绿茶的基础上加工而成的，虽然在加工的过程中其保健功能有所影响，但绝没有完全消失。相反茉莉花茶除了具备绿茶的某些性能外，还具有很多绿茶所没有的保健作用。

茉莉花茶香气扑鼻，闻一口就已经心旷神怡，启盖泯茶，香气更是沁人心脾。茉莉花茶具有提神醒脑、镇静、防龋齿、抗衰老、防辐射损伤等功效。茉莉花茶可安定情绪、去除口臭，还有明目之功效。

根据我国中医学及现代药理学对茶叶的保健功效研究认为：茶叶苦、甘，性凉，入心、肝、脾、肺、肾、五经。茶苦能泻下、祛燥湿、降火甘能补益缓和凉能清热泻火解表。茶叶含有大量有益于人体健康的化合物。如：儿茶素、维生素C、A、咖啡因、黄烷醇、茶多酚等，而茉莉花茶也含有大量芳香油、香叶醇、橙花椒醇、丁香酯等20多种化合物。根据茶叶独特的吸附性能和茉莉花的吐香特性，经过一系列工艺流程加工窨制而成的茉莉花茶，既保持了绿茶浓郁爽口的天然茶味，又饱含茉莉花的鲜灵芳香，因此它是我国乃至全球现代最佳天然保健饮品。

《中药大辞典》中记载：茉莉花有"理气开郁、辟秽和中"的功效，并对痢疾、腹痛、结膜炎及疮毒等具有很好的消炎解毒的作用。常饮茉莉花，有清肝明目、生津止渴、祛痰治痢、通便利水、祛风解表、疗瘘、坚齿、益气力、降血压、强心、防龋防辐射损伤、抗癌、抗衰老之功效，使人延年益寿、身心健康。

茉莉花食谱

1. 茉莉鸡蛋汤

生鸡脯肉12克，茉莉花24朵，鸡蛋2枚。鸡蛋去黄留清鸡脯肉剔去筋，洗净，切成薄片，放入凉水内泡一下，捞起用干布压净，放盐及湿淀粉、鸡蛋清，调匀，拌鸡片。茉莉花择去蒂，洗净。火烧开，锅离火，把鸡片逐片下锅，再上火略汆，捞出烧开鸡清汤，用盐、味精、胡椒粉、料酒调好味，盛热汤把鸡片烫一下，捞入汤碗内，放入茉莉花，注入鸡清汤即成。此汤菜具有补虚强体的功效，适用于五脏虚损而具有虚火之人食之，尤适于贫血、疲倦乏力者。健康人食之能防病强身。

2. 茉莉玫瑰粥

茉莉花10克，玫瑰花5朵，粳米100克，冰糖适量。将茉莉花、玫瑰花、粳米分别去杂洗净，粳米放入盛有适量水的锅内，煮沸后加入茉莉花、玫瑰花、冰糖，改为文火煮成粥。适用于肝气郁结引起的胸胁疼痛，慢性肝炎后遗胁间痹痛，妇女痛经等病症。

3. 茉莉银耳汤

银耳 25 克，茉莉花 24 朵。将银耳放碗内用温水泡发，择洗干净，泡入凉水中。茉莉花蕾去蒂。洗净锅中加清水、精盐、味精烧开，撇去浮沫，倒入汤碗中，撒上茉莉花即成。此汤气味芳醇，具有疏肝解郁、滋阴降火的功效。适用于肝郁气滞、化火伤肺所引起的咳嗽、咯血、胸胁痛等病症。

4. 茉莉花糖饮

茉莉花 5 克，白砂糖适量。将茉莉花、白砂糖加水 1500 毫升煎好，去渣饮用。此饮甘甜芬芳，具有疏肝理气、止痢解毒的功效，适用于胸胁疼痛、下痢腹痛、疮疡肿毒病症。

5. 茉莉金桔饮

茉莉花 5 克，金橘饼 10 克，粳米 100 克。将茉莉花研为细末，金橘饼切成丁状，粳米淘洗干净，加水煮成稀粥，再入金橘饼煮二三沸，于粥中调入茉莉花末即可食用。此饮清香可口，具有疏肝理气、健脾和胃、止痢的功效，适用于梅核气、腹胀腹痛、痢疾等病症。

茉莉花磨成粉做面膜具有排毒、祛痘、镇静、养颜的作用。建议和金银花、野菊花调成面膜，也可与其他美容面膜粉调配起到镇静美白补水的作用。

月季

月季花又叫月月红，它是一味妇科良药。

在姹紫嫣红的百花园中，月季花千姿百色，花容秀美，芳香郁馥，四时常开，有"天下风流"和"花中皇后"的美称。由于其花期长达半年有余，能从 5 月一直开到 11 月，故有"月月红"、"月月开"、"长春花"、"四季蔷薇"等名称。苏东坡有诗称赞月季，曰："花落花开无间断，春去春来不相关、牡丹最贵惟春晓，芍药虽繁只夏初，惟有此花开不厌，一年长占四时春。"

月季花为蔷薇科常绿直立小灌木、花大型，有香气，外形似玫瑰，在英文中被称为"中国玫瑰"（Chinese Rose），广泛用于园艺栽培和切花，为世界各地所喜爱。月季花是我国原产品种，已有千年的栽培历史，在 17 ～ 18 世纪输入欧洲，通过与欧洲的几种蔷薇、月季进行反复杂交，培育出两万多个园艺品种，这些品种归纳起来分为六大类，即杂种香水月季、丰花月季、壮花月季、藤蔓月季、微型月季和灌木月季。由于月季花对生态环境的适应性十分强，所以其遍布全世界，北至严寒的北欧、加拿大，南至炎热的印度及北非，都能见到它的身影。月季除用于观赏、美化环境外，还可用于食品加工、香料提取、化妆品制造等。此外，它还是一种常用的药用花卉。可取新鲜花朵直接使用，也可在夏、秋季采摘半开放的花朵，晒干、阴干或烘干以备用。

月季花有何功效？属于哪一类中药？我们先听一段美丽的故事。

传说很久很久以前，神农山下有一高姓人家，家有一女名叫玉兰，年方18，温柔恬静，美丽大方，很多公子王孙前来求亲，玉兰都不同意。原因在于她的老母亲终年咳嗽、咯血，经多方用药，全无疗效，玉兰十分着急。无奈之下，玉兰背着父母，张榜求医："治好吾母病者，小女以身相许。"有一位叫长春的青年揭榜献方，玉兰母服其药后，果然康复。玉兰不负前约，与长春结为百年秦晋之好。洞房花烛之夜，玉兰询问长春，是何神方如此灵验，长春回答说："月季月季，清咳良剂、此乃祖传秘方；冰糖与月季花合炖，乃清咳止血神汤，专治妇人病。"

中医认为：月季花味甘、淡、微苦，性温，入肝经，有活血调经、疏肝解郁、消肿解毒之功效，主要用于肝血淤滞的月经不调、痛经、闭经，胸胁胀痛，跌打损伤，淤肿疼痛，痈疽肿毒，瘰疬等。正如《泉州本草》载："通经活血化淤，清肠胃湿热，泻肺火，止咳，止血止痛，消痈毒、治肺虚咳嗽咯血，痢疾，瘰疬溃烂，痈疽肿痛，妇女月经不调。"所以，月季花是一种活血调经药，与它同科同属的玫瑰则属于理气活血药，不能混同使用。

鲜月季花20克开水泡服，可治月经不调或经来腹痛；月季根30克，鸡冠花、益母草各15克，煎水煮蛋吃，能治痛经；月经过多、白带多，用月季花（或根）15克水煎服或炖猪肉食；月季花10克、大枣12克同煎，汤成后加适量蜂蜜服用，此方又香又甜，不像是药，对经期潮热很有效。此外，女性常用月季花瓣泡水当茶饮，或加入其他健美茶中冲饮，还可活血美容，使人青春常驻。

月季花不仅好看，也可以作为进行美白面膜的材料。月季花有着清新的香气，对美白效果和皮肤的保养也有重要的意义。

材料：月季花10克，橙子50克，蜂蜜10毫升。

工具：搅拌器、面膜碗、面膜勺。

美白面膜制作方法：把橙子洗净，去皮，与月季花、蜂蜜一同放入搅拌机中，充分搅拌，搅匀成稀薄适中糊状，待用。

敷用方法：温水清洁面部后，先用热毛巾敷脸5分钟，接着取适量本面膜均匀地涂抹在脸部与颈部上，避开眼部、唇部，等待约15分钟后，以温水再洗洁面，即可。

美白功效：月季花面膜具有美白、滋润肌肤的美容功效，适用于各种肤质的肌肤。

由于月季花制作的天然面膜不宜长久保存，所以要及时敷用，未用完的面膜可冷藏保存约一周。月季花的花季很长，在开花的季节都可以进行，所以，用月季花美白可以伴随你一个季节。

（二）护发，头等大事

一头乌黑浓密、光泽闪耀的头发，既漂亮，又显得人年轻有活力，精力充沛。但是在现代社会里，很多人因为工作、生活的压力而饱受脱发的困扰。近年来的脱发现象，已经有年轻化的趋势。

1）正确认识脱发的种类

脱发是指头发脱落的现象。正常脱落的头发都是处于退行期及休止期的毛发，由于进入退行期与新进入生长期的毛发不断处于动态平衡，故能维持正常数量的头发，以上就是正常的生理性脱发。

病理性脱发是指头皮一场或过度的脱落，其原因有很多。一般的脱发大体可分为两种类型：由于毛囊受损造成的永久性脱发，和由于毛囊短时间受损造成的暂时性脱发。永久性脱发多见于男性，女性则常出现暂时性脱发的问题。

暂时性脱发往往是由于得了发高烧的疾病引起的。不过，照 X 光、摄入金属（如铊、锡和砷）或摄入毒品，使用刺激性强的染发剂、烫发剂及劣质洗发用品，营养不良，某些带炎症的皮肤病，慢性消耗性疾病，以及内分泌失调等也可造成暂时性脱发。

2）防止脱发要均衡营养，合理饮食。

从现代医学看，粮食富含淀粉、糖类、蛋白质，各种维生素，是人类最基本最主要的营养源，故其主导地位不可动摇。头发的生长与脱落，润泽与枯槁，主要有赖于肾脏精气之冲衰及肝脏血液的滋养，故"发为血之余"，青壮年时肝气血充盈，故头发长得快而光泽荣华，年老体衰则精血多虚弱，毛发亦变白而枯落。此乃新陈代谢客观之规律。但未老先衰，发脱早白，则主要是肝肾中精血不足所致，中医术语称为肝肾阴虚。这直接原因是脾胃提供的主食营养不足造成的。

在饮食方面，我们应多补充以下几个方面的营养：

第一，补充铁质。经常脱发的人体内缺铁。铁质丰富的食物有黄豆、黑豆、蛋类、带鱼、虾、熟花生、菠菜、鲤鱼、香蕉、胡萝卜、马铃薯等。

第二，补充植物蛋白。头发干枯，发梢裂开，可以多吃大豆、黑芝麻、玉米等食品。

第三，多吃含碱性物质的新鲜蔬菜和水果。脱发及头发变黄的因素之一是由于血液中有酸性毒素，原因是体力和精神过度疲劳，长期过食纯糖类和脂肪类食物，使体内代谢过程中产生酸毒素。肝类、肉类、洋葱等食品中的酸性物质容易引起血中酸毒素过多，所以要少吃。

第四，补充碘质。头发的光泽与甲状腺的作用有关，补碘能增强甲状腺的分泌功能，有利于头发健美，可多吃海带、紫菜、牡蛎等食品。

第五，补充维生素 E。维生素 E 可抵抗毛发衰老，促进细胞分裂，使毛发生长。可多吃鲜莴苣，卷心菜、黑芝麻等。

（三）美牙也可吃出来

现在爱美人士对自己的要求很高，牙齿的雪白能为自己的魅力加分不少。想要有一口健康亮丽的牙齿，饮食习惯同样起着不可忽视的作用。这里给您介绍一些日常牙齿保养的食谱。健康美丽牙齿也可以"吃出来"。

加强钙、磷的摄入——乳酪、鱼肝油 钙是组成牙齿的主要成分，人体钙摄入充足则会令牙齿坚固。磷是保持牙齿坚固不可缺少的营养素，在食品中分布很广，只要不偏食，均能摄取丰富的磷。维生素 D 能促进人体对钙、磷的吸收，保证牙齿健康发育。在动物肝脏、鱼肝油中均含有丰富的维生素 D，可适当摄取。

摄入足量维生素 C——橘子、柠檬 足量的维生素 C 是预防牙病的重要措施，假如缺少维生素 C，就可能导致牙周病。必须天天从富含维生素 C 的食品中摄取。蔬菜含有多种微量元素和丰富的维生素 C，是不容忽视的护齿食品。天天补充适量的水果如橘子、柠檬等也是很重要的，必要时可加服维生素 C 片剂来补充。

多吃膳食纤维——芹菜、山芋 膳食纤维是广泛存在于蔬菜、粗粮中护齿的营养素。多吃适当硬度的粗糙性食品，如山芋、大豆等粗糖，其含磷量比细粮高，能促进牙齿正常发育。

多吃含氟食品——绿茶、薄荷 矿泉水满足了人体对氟的需求量。氟可以增加牙齿的釉质，坚固牙齿，保护牙齿免受微生物的腐蚀。大多数矿泉水每升中含 0.3 毫克的氟，但是也有的每升含量高达 8 毫克。在茶水中也含有氟质。另外，可以用茶水漱口。

后 记

在写这本书的过程中，我常常会想起我的母亲。她含辛茹苦地养育儿女，身体却也在岁月的磨砺中渐渐变得苍老；

在写这本书的过程中，我的妻子给予我很大的鼓励。经常是在我文思枯竭的时候，她在一边给予我安慰和鼓励；

在写这本书的过程中，我经常会看着年幼的女儿发呆。我想象着可爱的女儿在今后的人生中将要经历怎样的故事，想象着她们这一代的女性，必然会有更广阔、更自由的空间来施展自己的才干……

每一个女人都经历过女儿、妻子、母亲的角色转换，她们就像我们生活中最需要的一汪温润的泉水，带给我们爱、感动和温柔。我希望能用自己所掌握的那一点点知识、经验，来让她们生活得更健康，更美丽，更长寿。因为，一个女人的幸福，往往意味着她背后那个家庭最大的幸福。

希望每一个家庭里的成员都能认识到女人为生活做出的贡献和牺牲！再次祝愿普天之下的女性朋友都能健康、幸福地度过一生！